风湿性疾病诊断标准手册

Diagnostic Criteria Manual of Rheumatic Diseases

U0256700

风湿性疾病诊断标准手册

Diagnostic Criteria Manual of Rheumatic Diseases

主　编　孙　瑛

副主编　刘　栩　李　茹

北京大学医学出版社

图书在版编目（CIP）数据

风湿性疾病诊断标准手册 / 孙瑛主编 . —北京：北京大学医学出版社，2016. 10

ISBN 978-7-5659-1366-2

Ⅰ . ①风… Ⅱ . ①孙… Ⅲ . ①风湿病 - 诊断 - 手册 Ⅳ . ① R593.210.4-62

中国版本图书馆 CIP 数据核字（2016）第 069525 号

风湿性疾病诊断标准手册

主　　编：孙　瑛
出版发行：北京大学医学出版社
地　　址：（100191）北京市海淀区学院路 38 号　北京大学医学部院内
电　　话：发行部 010-82802230；图书邮购 010-82802495
网　　址：http：//www.pumpress.com.cn
E - m a i l：booksale@bjmu.edu.cn
印　　刷：北京佳信达欣艺术印刷有限公司
经　　销：新华书店
责任编辑：陈　奋　张立峰　责任校对：金彤文　责任印制：李　啸
开　　本：889mm×1194mm　1/32　印张：11.625　字数：373 千字
版　　次：2016 年 10 月第 1 版　2016 年 10 月第 1 次印刷
书　　号：ISBN 978-7-5659-1366-2
定　　价：46.00 元

编者名单

主　　编　孙　瑛

副 主 编　刘　栩　李　茹

编　　者　（按姓名汉语拼音排序）

安　媛　北京大学人民医院

陈　敏　北京世纪坛医院

何晓琥　首都医科大学附属北京儿童医院

李　春　北京大学人民医院

李　茹　北京大学人民医院

李彩凤　首都医科大学附属北京儿童医院

刘　田　北京大学人民医院

刘　栩　北京大学人民医院

任立敏　北京大学人民医院

孙　瑛　北京大学人民医院

吴　岳　美国得克萨斯州贝勒医学院

徐　婧　北京大学国际医院

姚中强　北京大学第三医院

叶　华　北京大学人民医院

张晓盈　北京大学人民医院

张学武　北京大学人民医院

赵　华　四川大学华西医院

编写秘书　张晓盈

前　言

　　风湿免疫性疾病是临床上最常见的一类病症。风湿病有多种多样的临床表现，可能有单一的或多系统的损害。即使是同一种疾病，也会因遗传背景、发病病因不同，病情轻重程度、病程长短、疾病的转归也不同，预后及对治疗的反应也不尽相同。很多时候会表现为慢性病程，多种风湿病从出现症状到确定诊断需要一年或更长的时间。根据疾病不同时期的不同的临床特点，制定"诊断依据""分类标准"和"诊断标准"。有些风湿性疾病在早期的临床表现可能无特异性和缺少共性，我们将临床表现不典型的风湿性疾病称为"未分化的结缔组织病"或"分类未定的脊柱关节病"，这类疾病随着病程的延长可转变为典型的风湿性疾病。

　　随着医学免疫学、分子生物学突飞猛进的发展，风湿免疫性疾病的诊治也在不断地更新和完善。为了更好地适应医疗、科研、教学以及国内、外学术交流的需要，不断提高诊治水平，我们编写了本手册。主要内容为国内、外常见风湿性疾病的诊断标准及相关指标，书中包含了相关领域的新进展，以期更有实用价值。

　　本书共分十章，分别为弥漫性结缔组织病、血清阴性脊柱关节病、血管炎、骨与软骨疾病、风湿热、感染性关节炎、结晶性关节炎、软组织风湿病、其他疾病和儿童风湿病。

　　本书初稿完成后，栗占国教授帮助修改并提出宝贵意见。贾园、刘燕鹰、朱佳鑫、杨月帮助检索、查找资料。李朴、张敏、佟云帮助打印。在此一并表示深深的感谢。

　　尽管作者力求本手册精准实用，对从事风湿病的医务人员有所裨益，但难免有疏漏和错讹之处，尚有一些未收集到或有待完善的内容，敬请同道们批评指正。

孙　瑛

2016 年 5 月

目　　录

第1章
弥漫性结缔组织病

第一节　类风湿关节炎

类风湿关节炎（rheumatoid arthritis，RA）是一种以关节滑膜炎症为特征的自身免疫性疾病。常从小关节起病，呈多发性、对称性，以双手、腕、肘、膝、踝和足关节受累最为常见。炎症持续或反复发作。可伴有发热、贫血、皮下结节、血管炎、心包炎及淋巴结肿大等关节外表现。病因不清，与感染、遗传等多种因素有关。病理改变为滑膜的慢性炎症、细胞浸润、血管翳形成，软骨及骨组织的改变，导致关节结构的破坏，关节畸形、功能障碍，甚至残废。

一、诊断标准

【诊断标准之一】［1958 年美国风湿协会（ARA）诊断标准］

1. 晨僵大于 1 小时

2. 至少 1 个关节活动时有疼痛或触痛

3. 至少 1 个关节有肿胀，软组织增厚或积液

4. 至少另外 1 个关节有肿胀

5. 相同的关节两侧同时有对称性关节肿胀

6. 骨骼突起部位、伸肌表面或关节的皮下结节

7. X 线片上有典型的类风湿关节炎改变

8. 类风湿因子阳性

9. 滑液中黏蛋白沉淀不良

10. 滑膜的特征性组织学改变具有下列 3 种或 3 种以上者：显著的绒毛肥大；滑膜表层细胞增生，常呈栅栏状；显著的慢性炎症细胞浸润，有形成"淋巴结"的倾向；表面或间质有致密的纤维蛋白沉淀坏死灶

11. 结节内特征性的组织学改变为肉芽肿，中心为坏死区，有单核细胞增生形成的栅栏围绕，外周是纤维化和慢性炎症细胞浸润

注：典型 RA：具备上述标准中的 7 条；在 1～5 条中，关节症状至少持续 6 周。

肯定 RA：需具备上述标准中的 5 条；在 1～5 条中，关节症状至少持续 6 周。

可能 RA：需具备上述标准中的 3 条；在 1～5 条中，至少有 1 条，关节症状持续 6 周。

可疑 RA：需具备下列条件中的 2 条，关节症状持续时间不少于 3 周：①晨僵；②关节压痛及活动时疼痛（医生所观察到），间歇或持续至少 3 周；③关节肿胀的病史或见；④皮下结节（医生所观察到）；⑤红细胞沉降率增快或 C 反应蛋白阳性；⑥虹膜炎。

该标准规定了排除条件，即符合以下排除条件中的一条，则不能诊断 RA。排除条件：

（1）系统性红斑狼疮的典型皮疹：蝶形红斑、毛囊阻塞和皮肤萎缩

（2）高滴度狼疮细胞

（3）结节性动脉炎的组织学表现：动脉节段性坏死伴结节性白细胞浸润，扩张到血管周围，并含有许多嗜酸性粒细胞

（4）具有皮肌炎的表现：颈部、躯干和咽部肌肉乏力，持续的肌肉肿胀

（5）肯定的硬皮病（不仅限于手指）

（6）风湿热的典型表现：游走性关节炎受累，心内膜炎的证据；伴有皮下结节，多形性红斑或舞蹈症（ASO 增高不能除外 RA 的诊断）

（7）痛风性关节炎的典型临床表现：单个或多个关节急性发作的红、肿、痛，秋水仙碱治疗有效

（8）痛风石

（9）急性感染性关节炎

（10）关节内找到结核分枝杆菌或关节结核的组织学证据

（11）Reiter 综合征的表现：尿道炎、结膜炎伴关节受累

（12）肩 - 手综合征的表现：单侧肩和手受累，手弥漫性肿胀，继而出现皮肤、肌肉萎缩

（13）肥大性骨关节病：杵状指或（和）长骨远端骨干的骨膜肥厚，伴肺部病变

（14）神经性关节病：受累关节骨硬化、破坏伴有神经系统病变

（15）结节病的组织学改变或 Kveim 试验阳性

（16）多发性骨髓瘤表现：骨髓中浆细胞增多，尿中检测到本周蛋白

（17）结节性红斑

（18）白血病和淋巴瘤

（19）无丙种球蛋白血症

【**诊断标准之二**】（1961 年修改的罗马标准和纽约标准）

罗马标准将 RA 分为活动性和非活动性 RA。

● **活动性 RA 的诊断条件**：

①晨僵；②≥ 1 个关节疼痛或者压痛；③≥ 1 个关节肿胀；④≥ 2 个关节肿胀；⑤对称性关节肿胀；⑥类风湿结节；⑦影像学检查异常；⑧类风湿因子阳性。

前 5 项要求病程≥ 6 周；≥ 3 条为可能 RA；≥ 5 条为确诊 RA；≥ 7 条为典型 RA。该标准去除了病理学检查的指标，更适合临床应用。

应除外：系统性红斑狼疮、结节性多动脉炎、皮肌炎、硬皮病、风湿热、痛风、感染性关节炎、关节结核、Reiter 综合征、肩 - 手综合征、肥大性骨关节病、神经性关节病、褐黄病、结节病、多发性肌炎、结节性红斑、淋巴瘤或白血病、无丙种球蛋白血症或强直性脊柱炎。

● **非活动性 RA 诊断条件**：

①多关节炎病史；②对称性外周关节畸形（关节强直或者关节半脱位且不能复位）；③至少有一侧手或足关节受累；④ RA 的影像学改变；⑤类风湿因子阳性。

符合上述条件中≥ 3 条可诊断为非活动性 RA。

【**诊断标准之三**】［1987 年美国风湿学会（ACR）修订的分类标准］

1．晨僵：关节及其关节周围晨僵持续至少 1 小时

2．3 个或 3 个以上关节区的关节炎：被医生看到的 14 个关节区（双侧近端指间关节、掌指关节、腕关节、肘关节、膝关节、踝关节和跖趾关节）中，至少 3 个关节区域有软组织肿胀或积液（而不是只有骨质增生）

3．手关节炎：腕关节、近端指间关节、掌指关节中，医生观察到至少有一个区域肿胀

4．对称性关节炎：同时累及左右两侧相同的关节区（如近端指间关节、掌指关节或跖趾关节），但并不要求绝对对称

5．类风湿结节：医生观察到骨突起部位、伸肌表面或关节旁的皮下结节

6．血清类风湿因子阳性：无论何种检测方法都应有对照，即该方法在正常对照组中阳性率＜5%

7．X线改变：后前位手和腕X线片有典型的类风湿关节炎改变，必须包括侵蚀，或关节局部或其邻近有明显骨质脱钙（仅有骨关节炎改变不够）

注：　以上7条中满足4条或4条以上，并排除其他关节炎，即可诊断RA。第1条至第4条至少存在6周。敏感性91%～94%，特异性89%。

（引自：Arthritis Rheum. 1988，31：315-324.）

【诊断标准之四】（2010年ACR/EULAR RA分类标准）

2010年，ACR和欧洲抗风湿病联盟（EULAR）提出了新的RA分类标准和评分系统，该分类标准用于至少1个关节肿痛并有滑膜炎的证据（临床或影像学），同时排除了其他疾病引起的关节炎患者，对关节受累情况、血清学指标、滑膜炎持续时间和急性时相反应物4个部分进行评分，总得分6分以上可诊断RA，见表1-1。

表1-1　2010年ACR/EULAR RA分类标准和评分系统（RA分类标准积分表）

累及关节数（0～5）	得分
1个中大关节	0
2～10个中大关节	1
1～3个小关节	2
4～10个小关节	3
＞10个关节（至少1个小关节）	5
血清学（0～3）	
RF和ACPA抗体均（-）	0
RF或ACPA低滴度（+）	2
RF或ACPA高滴度（+）	3
滑膜炎的病程（0～1）	
＜6周	0
≥6周	1
急性时相反应（0～1）	
CRP和ESR正常	0
CRP或ESR升高	1

注：6分或以上可确定诊断为RA

注:

1. 该分类标准针对的是新发病例。除此之外,存在典型 RA 的侵蚀性关节表现,既往符合 2010 年分类标准的患者应诊断为 RA;长期关节炎患者,包括疾病已稳定者(经过治疗或未治疗),如回顾病史,既往满足 2010 年标准也应诊断为 RA。

2. 不同临床表现的患者鉴别诊断不同,可能包括系统性红斑狼疮、银屑病性关节炎和痛风等。如不清楚应鉴别的疾病,需就诊于风湿病专科医生。

3. 尽管积分 < 6 分不能确诊为 RA,这部分患者在随诊过程中再次评分可能满足诊断。

4. 关节受累指的是关节肿胀或压痛,影像学证实的滑膜炎。远端指间关节、第一腕掌关节和第一跖趾关节不计数。

5. 大关节指的是肩、肘、髋、膝和踝关节。小关节指的是掌指关节、近端指间关节、第 2 ~ 5 跖趾关节、拇指指间关节和腕关节。

6. > 10 个关节(至少 1 个小关节)是指至少累及 1 个小关节,其他关节可以包括大、小关节的任意组合,以及其他未特别列出的关节(如颞颌关节、肩锁关节和胸锁关节等)。

7. 抗体低滴度阳性指的是滴度高于正常,但在 3 倍以内;高滴度阳性指的是滴度高于正常 3 倍以上。如 RF 未测滴度,阳性应按低滴度 RF 计分。

8. ACPA:抗瓜氨酸化蛋白抗体。

【早期 RA 的诊断标准】

早期 RA 无明确的定义,人们曾把病程 < 5 年的患者视为早期 RA,20 世纪 90 年代多认为病程 < 2 年。2003 年 EULAR 提出将病程少于 12 周的 RA 称为非常早期 RA(very early RA,VERA),而将病程在 12 周和 2 年之间的 RA 称为早期 RA(early RA,ERA),见表 1-2。

表1-2 早期RA的诊断/预测标准(2002年 Visser 等)

	持续性 / 自限性关节炎	侵蚀性 / 非侵蚀性关节炎
	分值	分值
1. 初次就诊时病程的长短		
≥ 6 周,< 6 个月	2	0
≥ 6 个月	3	0

表1-2 早期RA的诊断/预测标准（2002年 Visser等）（续表）

	持续性/自限性关节炎	侵蚀性/非侵蚀性关节炎
	分值	分值
2. 晨僵 ≥ 60 分钟	1	1
3. ≥ 3 个关节炎症	1	1
4. 对称性跖趾关节（MTP）压痛	1	2
5. IgM-RF ≥ 5IU	2	2
6. 抗 CCP 抗体阳性	3	3
7. 手或足出现 X 线片显示的侵蚀性破坏	2	∞

改良的 RA 分类标准见表 1-3。

表1-3 改良的RA分类标准（2008年Liao等）

1. 晨僵 > 1 小时
2. 至少 3 个以上关节部位的关节炎
3. 手部关节的关节炎：腕、掌指或近端指间关节至少 1 处关节肿胀
4. 对称性关节炎
5. 类风湿因子（RF）阳性
6. 抗 CCP 抗体阳性

注：前 4 项中要求病程 ≥ 6 周，符合以上 6 项中的 3 项可以分类为 RA

中国早期 RA 分类标准见表 1-4。

表1-4 中国早期RA分类标准（China Early RA，CERA）

1. 晨僵时间 ≥ 30 分钟
2. 14 个关节区中至少 3 个以上受累
3. 抗 CCP 抗体阳性
4. 腕、掌指或近端指间关节至少 1 处受累
5. RF 阳性

注：满足以上 5 条中的 3 条可诊断为早期 RA，敏感性为 84.4%，特异性为 87.4%

［赵金霞，苏茵. 早期类风湿关节炎分类标准及其诊断意义的探讨. 中华风湿病学杂志，2012，16（10）：651-656.］

二、类风湿关节炎病期分类标准

Ⅰ期（早期）

1．X线片无破坏性改变[*]

2．X线片可有骨质疏松

Ⅱ期（中期）

1．X线片骨质疏松伴（或）不伴轻度软骨下骨破坏，轻度软骨破坏[*]

2．关节活动受限，无关节变形[*]

3．受累关节附近肌肉萎缩

4．关节外软组织病变，如类风湿结节和腱鞘炎

Ⅲ期（严重期）

1．X线片除有骨质疏松外，还有软骨和骨破坏

2．关节变形，如半脱位，尺侧偏斜或关节过伸，但无骨纤维化或骨性强直[*]

3．广泛肌肉萎缩

4．关节外软组织病变，如类风湿结节和腱鞘炎

Ⅳ期（终末期）

1．骨纤维化或骨性强直[*]

2．具备Ⅲ期中的标准

注：[*] 表明在分类的某一时期是必须具备的。

三、类风湿关节炎X线分期标准

Ⅰ期：关节或关节面下骨质疏松

Ⅱ期：关节面下骨质疏松，偶见关节面囊性破坏或骨质侵蚀破坏

Ⅲ期：明显关节面破坏或骨质侵蚀破坏，关节间隙狭窄

Ⅳ期：除Ⅱ、Ⅲ期病变外，并有纤维性或骨性强直

四、类风湿关节炎功能状态分类（通过关节炎功能状态来判断病情轻重）

Ⅰ级：胜任日常生活中各项活动（包括生活自理、职业和非职业活动）

Ⅱ级：生活自理和工作、非职业活动受限

Ⅲ级：生活自理，但职业和非职业活动受限

Ⅳ级：生活不能自理，且丧失工作能力

注：生活自理活动包括穿衣、进食、沐浴、整理内务和上厕所。非职业［娱乐和（或）休闲］和职业（工作、上学、持家）。活动和病人的需要与其年龄、性别有关。

五、类风湿关节炎疾病活动指标

（一）临床活动判断

判断类风湿关节炎活动性的项目包括疲劳的严重性、晨僵持续的时间、关节疼痛和肿胀的程度、关节压痛和肿胀的数目、关节功能受限程度、急性炎症指标（如红细胞沉降率、C 反应蛋白和血小板计数）等。

【类风湿关节炎疾病临床活动指标】

1．休息时有中等程度疼痛

2．晨僵时间 ≥ 30 分钟

3．3 个以上关节肿胀

4．关节压痛 ≥ 5 个关节

5．ESR 或 CRP 较正常值升高 20%

RA 患者有不同的亚型、病情轻重不同，预后也不同，在治疗上亦有区别对待。在临床上可有不同的指标反映疾病的活动性、严重性及疾病的转归，包括病死率及功能残废。

【病情活动性评价】　ACR 推荐的 RA 病情活动性评价（Core set）

RA 的病情活动性评价见表 1-5。

表1–5　RA的病情活动性评价及方法

疾病活动度评价	评估方法
1．压痛关节数	记录查体时 68 个关节中有压痛的关节数，只记录有无压痛，其他不计
2．肿胀关节数	记录检查 66 个关节肿胀关节数，只记录肿或不肿
3．患者对疼痛的评价	10cm 直线视觉评估（10 cm）或 Likert 评分法评估目前疼痛程度
4．患者对疾病活动性的综合评价	可用 AIMS 提问写出目前状况如何，应提供视觉评估，10 cm 标尺（直线），在标尺的相应位置上划"×"，也可用 Likert 表
5．医生对疾病活动性的综合评价	用视觉评估及 Likert 表由医生记录

表1-5　RA的病情活动性评价及方法（续表）

疾病活动度评价	评估方法
6. 患者对体力功能的评价	在类风湿关节炎中经验证可靠的方法有 AIMS、HAQ、MHIQ 及 MACTAR 等
7. 急性时相反应物指标	魏氏法测红细胞沉降率和(或)C反应蛋白水平

注：AIMS：关节炎影响程度测量（arthritis impact measurement scale）；HAQ：健康评估调查问卷（health assessment questionnaire）；MHIQ：麦克麦斯特健康指数调查问卷（MeMaster health index questionnaire；VACTAR：麦克麦斯特多伦多关节炎病人认可残废调查问卷（MeMaster Toronto arthritis patient preference disability questionnaire）*。68 个关节指颞颌（2）、胸锁（2）、肩（2）、肘（2）、腕（2）、掌指（10）、拇指指间（2）、远端指间（8）、远端指间（8）、髋（2）、膝（2）、踝（2）、踝跖（2）掌趾（10）、拇指趾间（2）、近／远端趾间关节（8）。68 个关节可简化为 28 个关节，28 关节指双侧近端指间、掌指、腕、肘、肩、膝关节。

如 1、2 项各改善 20% 以上及（3～7 项）中有 3 项以上改善 20% 以上称病情有所改善。

Likert 评分：分为 5 级

1= 无症状；2= 轻度；3= 中度；4= 重度；5= 极重度

（引自：DT Eelson. Arthritis Rheum，1993，36：729.）

关节炎影响程度的测定见表 1-6。

表1-6　关节炎影响程度的测量（arthritis impact measurement scale，USA）

　　请全面阅读下述各项后，综合地对你自己目前的情况作出判断，并在目测标尺上标出你现在情况所处的位置：

1. 活动能力：

你因健康原因一天大多时间都在床上或椅子上吗？

你能利用公共交通工具吗？

你在本社区活动时，有人因你健康原因必须协助你吗？

你因健康原因一天大部分时间都留在室内吗？

2. 体力活动：

你能走路不用他人协助，或须用手杖、拐、撑架或人工肢体？

因健康原因你上一层楼或走一个楼距有困难吗？

你弯腰、低头、举臂有困难吗？

你的健康限制你做剧烈活动如跑步、举重物、参加用力的体育项目吗？

3. 灵活性：

你能轻松地用铅笔、钢笔书写吗？

你能轻松地用钥匙开锁吗？

你能轻松地扣衣服纽扣吗？

你能轻松地开罐头食物吗？

表1-6   关节炎影响程度的测量（arthritis impact measurement scale，USA）

（续表）

4. 社会功能：

如你必须服药、你能把你的药都服下吗？

如你有电话你能用它吗？

你能自己处理你的钱吗？

如你有厨房你能自己做饭吗？

如你有洗衣机你能洗自己的衣服吗？

你如有交通工具你能去购物吗？

你如有家用设备，如拖把、扫帚、吸尘器，你能用它们做家务吗？

5. 社交活动：

每个月你有多少次给好友、近亲打电话？

上个月你性生活次数、质量上有改变吗？

上个月有几次你亲友到你家来？

上个月有几次你与亲友间有社交活动？

上个月你有几次去你亲友家拜访？

6. 自理能力：

上厕所需要多少帮助？

你动来动去感觉好吗？

你穿衣需要多少帮助？

你洗澡无论是淋浴、盆浴、擦身，需要多少帮助？

7. 疼痛：

上个月你有几次关节剧痛？

上个月你如何描述你经常出现的关节疼痛？

上个月从醒来算，你晨练有多长时间？

上个月你有多少次是两个或更多关节同时痛？

8. 抑郁：

上个月你有多少次觉得你死了别的人会更好一些？

上个月有几次你觉得很沮丧，早晨时也高兴不起来？

9. 焦虑：

上个月有多少时候你感觉紧张或是像上紧了的弦一样？

上个月有多少时候你觉得为神经状态所干扰？

上个月有多少时候你觉得安静不下来？

上个月有多少时候你觉得平静和谐？

上个月有多少时候你觉得松弛，毫无紧张？

根据上述提问，标出你现在情况所处的位置：

```
|——————————————|——————————————|
0（正常）                5                10（很不好）
```

（二）疾病活动度评分

疾病活动度评分（Disease activity score，DAS）是用来帮助临床医生判断疾病活动情况，以调整 DMARDS 的治疗。

● **DAS28**：

包括人体 28 个关节的压痛数，肿胀数，ESR 或 CRP 的水平以及病人的自身综合评估四个项目，应用一个复杂的公式加以运算，最后得出一个分数，用来评估类风湿关节炎的疾病活动性。一般使用专用的 DAS 计算器或者运用互联网上提供的方法来计算 DAS28 的分数。

28 个（组）关节包括：颞颌（2）、胸锁（2）、肩锁（2）、肩（2）、肘（2）、腕（2）、掌指（2）、近端指间（2）、拇指指间（2）、髋（2）、膝（2）、踝（2）、跖趾（2）和第一趾间（2）关节（见图1-1）。一侧的所有掌指，近端指间和跖趾关节为一组算作一个关节，而其他的关节均单独计算，凡有压痛或肿胀的关节为 1，有压痛同时又有肿胀的关节为 2，将所有的数目加起来，代入公式计算。

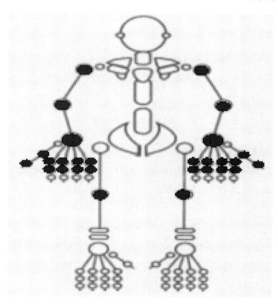

图 1-1　28 个关节示意图

计算方法：

DAS28(4)=(0.56*sqrt(t28)+ 0.28*sqrt(sw28)+ 0.70*Ln(ESR)+ 0.014*GH

DAS28（3）=［0.56*sqrt（t28）+0.28*sqrt（sw28）+0.70*Ln（ESR）］*1.08＋0.16

DAS28-CRP（4）= 0.56*sqrt（TJC28）+0.28*sqrt（SJC28）+0.36*ln（CRP+1）+0.014*GH+0.96

DAS28-CRP（3）=［0.56*sqrt（TJC28）+0.28*sqrt（SJC28）+0.36*ln（CRP+1）］* 1.10＋1.15

DAS28 将疾病的活动性分级：

- 缓解（＜2.6）
- 轻度活动（2.6～3.2）
- 中度活动（3.2～5.1）
- 重度活动（＞5.1）

（引自：MLL Prevoo. Arthritis Rheum，1995，38：44.）

EULAR 制定的 RA 病情改善评估：

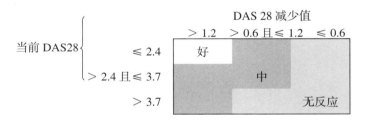

（引自：AMvan Gestel.Arthritis Rheum，1996，39：34.）

● CDAI 和 SDAI 标准

CDAI（clinical disease activity index）和 SDAI（simplified disease activity index）是在 DAS 标准的基础上提出的新的评价 RA 活动性的标准，计算方便、快捷，无需计算器。其中 CDAI 更为简便，不需要提供急性时相反应物指标。但该两种标准中主观性指标即患者和医师对病情的总体评价所占权重较大，对病情的客观评价受到一定程度的影响。尽管目前尚无证据提示其可以取代目前普遍使用的 DAS28，但临床医生可以根据具体情况适当选用。

CDAI 计算公式：SJC28+TJC28 +PTglobal+Mdglobal

CDAI 评分≤ 2.8 为病情缓解

SDAI 计算公式：SDAI= SJC28+TJC28+PTglobal+MDglobal+CRP

SDAI 评分≤ 3.3 为病情缓解

注：PTglobal：患者对疾病的总体评估（VAS：0～10 cm）；

MDglobal：医生对疾病的总体评估（VAS：0 ～ 10cm）；CRP：C- 反应蛋白（mg/dl）

● 类风湿关节炎疾病活动度评估指标

见表 1-7。

表1–7　类风湿关节炎疾病活动度评估指标

工具	评分范围	疾病活动度阈值		
		低	中	高
28 关节疾病活动度评分（DAS28）	0 ～ 9.4	≤ 3.2	> 3.2 ～ ≤ 5.1	> 5.1
简化疾病活动度指数（SDAI）	0.1 ～ 86.0	≤ 11	> 11 ～ ≤ 26	> 26
临床疾病活动度	0 ～ 76.0	≤ 10	> 10 ～ ≤ 22	> 22
类风湿关节炎疾病活动度指数（RADAI）	0 ～ 10	< 2.2	≥ 2.2 ～ ≤ 4.9	> 4.9
常规患者评估指标数据（RAPID）	0 ～ 30	< 6	≥ 6 ～ ≤ 12	> 12

● **RAPID3 标准**：RAPID 评分＜ 1.0 为疾病缓解

RAPID3（Routine Assessment of Patient Index Data）是对患者进行多维健康评估问卷（MDHAQ）调查，得出 3 个数值：FN（功能评分：0 ～ 10）、PN（疼痛评分：VAS：0 ～ 10cm）、PTGL（患者对自己病情的总体评估：VAS：0-10cm），然后计算 3 部分数值的算术平均值（介于 0 ～ 10 之间）。评分 ≤ 1.0 视为基本缓解。最早应用的是健康评估问卷（Health Assessment Questionnaire，HAQ），但由于 HAQ 填写繁琐，1983 年提出了 MHAQ（modified HAQ），1985 年提出了 MDHAQ（multi-dimensional HAQ），将 HAQ 中的 20 项日常活动减至 10 项，并加了 3 项心理健康评分作为功能评分（FN）。该问卷填写简便，绝大多数患者不需要他人帮助，从而减少了数据差异，可重复性强，可信度高。该标准的另一个特别之处在于它无需医师对病情的评估、对关节的检查和急性时相反应物指标，仅依靠患者提供的资料就能得出结果，患者在候诊时即可完成。医师计算简便，在 10 秒钟就可以得出数值，便于快捷地评估、监测、记录患者的疾病状态。另外还有 RAPID4、RAPID5 标准，RAPID4 较之RAPID3 增加了患者自述的肿痛关节数，而 RAPID5 增加了医师对患者病情的总体评估，后两者计算方式同 RAPID3。研究显示，这三个标准在区分活动性 RA 和缓解期 RA 给出相似的结果，与 DAS28 明显相关。

（三）功能状态评价

HAQ（Health assessment questionnaire）即斯坦福健康评估问卷，用来评估患者的功能状态（表 1-8）。

表1-8　残废指数调查问卷（美国健康评定调查问卷，HAQ）

问题	得分			
	无困难 0分	有些困难 1分	很困难 2分	不能进行 3分
穿衣和修饰 是否能：				
自己穿衣，包括系鞋带和纽扣？	☐	☐	☐	☐
自己洗头发？	☐	☐	☐	☐
站立 是否能：				
从无扶手的椅子上站起？	☐	☐	☐	☐
上下床	☐	☐	☐	☐
饮食 是否能：				
自己切肉？	☐	☐	☐	☐
端一满杯水送到嘴边？	☐	☐	☐	☐
自己打开新的牛奶盒？	☐	☐	☐	☐
行走 是否能：				
到户外平地上行走	☐	☐	☐	☐
上 5 个台阶	☐	☐	☐	☐

请选择您平常用于辅助上述活动通常使用的辅助设施或器具：

☐ 手杖　　　　　　　　　☐ 衣着用具（纽扣钩、拉链把、长把
　　　　　　　　　　　　　　　手的鞋拔等）

☐ 步行器　　　　　　　　☐ 组合或特殊器具

☐ 拐杖　　　　　　　　　☐ 特殊或组合椅

☐ 轮椅　　　　　　　　　☐ 其他（请注明：＿＿＿＿＿＿）

请选择您通常需要别人帮助才能完成的类别：

☐ 穿衣和修饰　　　　　　☐ 饮食

☐ 起立　　　　　　　　　☐ 行走

表1-8　残废指数调查问卷（美国健康评定调查问卷，**HAQ**）（续表）

问题	得分			
	无困难 0分	有些困难 1分	很困难 2分	不能进行 3分
卫生 是否能：				
洗澡并擦干全身？	☐	☐	☐	☐
用浴盆洗澡？	☐	☐	☐	☐
上下马桶	☐	☐	☐	☐
伸手取物 是否能：				
够到并取下头顶上方2～2.5公斤 重的物品（如一个糖袋）？	☐	☐	☐	☐
弯腰拾起地上的衣服？	☐	☐	☐	☐
抓握 是否能：				
打开车门？	☐	☐	☐	☐
打开曾开启过的罐子？	☐	☐	☐	☐
开关水龙头？	☐	☐	☐	☐
活动 是否能：				
做事和购物？	☐	☐	☐	☐
上下汽车？	☐	☐	☐	☐
做家务，如打扫卫生、吸尘或清 理庭院？	☐	☐	☐	☐

请选择您平常用于辅助上述活动通常使用的辅助设施或器具：

☐ 抬高的马桶座　　　　　　　　☐ 浴缸把手

☐ 浴缸座　　　　　　　　　　　☐ 用于取物的长柄器具

☐ 开罐器（用于以前开过的罐子）　☐ 浴室用长柄器具

　　　　　　　　　　　　　　　☐ 其他（请注明：＿＿＿＿＿＿＿＿＿）

请选择您通常需要别人帮助才能完成的类别：

☐ 卫生　　　　　　　　　　　　☐ 抓握

☐ 伸手取物　　　　　　　　　　☐ 活动

记分方法：

1．每个提问选：无困难（0），有困难（1），需要别人帮助（2），不能做（3）。

2．以上日常活动共分为 8 大类，每一类别的最高分的平均数（0～3）即为该病人的得分；若需要辅助设施、器具或别人帮助，该项活动自动记为 2 分（除非已选了 3 分的选项）

（引自：Fries JF. J Rheumatol，1982，9：789-793.）

由于上述问卷中问题比较多，临床医生没有时间进行，目前已把它简化修订成 8 个提问：（1）自己穿衣服，包括系鞋带和纽扣？（2）上床、下床？（3）端一满杯水送到嘴边？（4）在室外的平地上行走？（5）自己洗澡，且擦干身体？（6）蹲下，拾起地上的衣服？（7）开关水龙头或者瓶塞？（8）上下车？计算方法同上。

（四）生存质量评分（Quality of Life，QoL）

生命质量问卷评价

健康调查简表 SF-36（medical outcomes study-short from，MOS SF 36）

1．总体来讲，您的健康状况是：

①非常好　②很好　③好　④一般　⑤差（得分依次为 1，2，3，4 和 5），下同

2．跟 1 年前相比，您觉得您现在的健康状况是：

①比一年前好多了　②比一年前好一些　③和一年前差不多④比一年前差一些　⑤比一年前差多了

3．以下这些问题都与日常活动有关。您的健康状况是否限制了这些活动？如果有限制，程度如何？（在相应位置打√）

	有很多限制（1）	有一点限制（2）	根本没限制（3）
（a）重体力活动（如跑步、举重物、激烈运动等）	□	□	□
（b）适度活动（如移桌子、扫地、做操等）	□	□	□
（c）手提日杂用品（如买菜、购物等）	□	□	□
（d）上几层楼梯	□	□	□
（e）上一层楼梯	□	□	□
（f）弯腰、屈膝、下蹲	□	□	□
（g）步行 1500m 左右的路程	□	□	□
（h）步行 800m 左右的路程	□	□	□
（i）步行约 100m 的路程	□	□	□
（j）自己洗澡、穿衣	□	□	□

4．在过去 4 个星期里，您的工作和日常活动有没有因为身体健康的原因而出现以下这些问题？（在相应位置打√）

每个问题回答有或没有

	有（1）	没有（2）
（a）减少了工作或其他活动时间	☐	☐
（b）本来想要做的事情只能完成一部分	☐	☐
（c）想要做的工作或活动种类受到限制	☐	☐
（d）完成工作或其他活动有困难（比如需要额外的努力）	☐	☐

5．在过去4个星期里，您的工作和日常活动有没有因为情绪（如感到消沉或忧虑）而出现以下问题？（在相应位置打✓）

每个问题回答有或没有

	有（1）	没有（2）
（a）减少了工作或其他活动时间	☐	☐
（b）本来想要做的事情只能完成一部分	☐	☐
（c）做工作或其他活动不如平时仔细	☐	☐

6．在过去4个星期里，您的身体健康或情绪不好在多大程度上影响了您与家人、朋友、邻居或集体的正常社交活动？

①根本没有影响　②很少有影响　③有中度影响　④有较大影响　⑤有极大影响

（得分依次为5，4，3，2，1）

7．在过去4个星期里，您有身体上的疼痛吗？

①根本没有疼痛　②有很轻微疼痛　③有中度疼痛　④有严重疼痛　⑤有很严重疼痛

（得分依次为6，5.4，4.2，3.1，2.2，1）

8．在过去4个星期里，身体上的疼痛影响您的正常工作吗（包括上班工作和家务活动）？

①根本没有影响　②有一点影响　③有中度影响　④有较大影响　⑤有极大影响（如果7无8无，得分依次为6，4.75，3.5，2.25，1.0；如果为7有8无，则为5，4，3，2，1）

9．以下这些问题有关过去1个月里您的感觉如何以及您的情况如何。（在相应位置打✓）

在过去 1 个月里持续的时间	所有的时间	大部分时间	比较多时间	一部分时间	小部分时间	没有此感觉
(a) 您觉得生活充实吗?	6	5	4	3	2	1
(b) 您是一个精神紧张的人吗?	1	2	3	4	5	6
(c) 您感到垂头丧气,什么事都不能使您振作起来吗?	1	2	3	4	5	6
(d) 您觉得平静吗?	6	5	4	3	2	1
(e) 您精力充沛吗?	6	5	4	3	2	1
(f) 您的情绪低落吗?	1	2	3	4	5	6
(g) 您觉得筋疲力尽吗?	1	2	3	4	5	6
(h) 您是个快乐的人吗?	6	5	4	3	2	1
(i) 您感觉疲劳吗?	1	2	3	4	5	6
(j) 您的健康限制了您的社交活动(如走访亲友)吗?	1	2	3	4	5	6

10.总体健康情况:请对下面的每一句话,选出最符合您情况的答案。(相应位置打√)

	绝对正确	大部分正确	不能肯定	大部分错误	绝对错误
(a) 我好像比别人容易生病	1	2	3	4	5
(b) 我跟我认识的人一样健康	5	4	3	2	1
(c) 我认为我的健康状况在变坏	1	2	3	4	5
(d) 我的健康状况非常好	5	4	3	2	1

评分标准:

难度	条目最后题值的累加(按重新编码后值)	最低和最高可能分数	可能分数范围(最高可能分数~最低可能分数)
生理功能(PF)	3a + 3b + 3c + 3d + 3e + 3f + 3g + 3h + 3i + 3j	10, 30	20
生理职能(RP)	4a + 4b + 4c + 4d	4, 20	16
躯体疼痛(BP)	7 + 8	2, 11	9
总体健康(GH)	1 + 11a + 11b + 11c + 11d	5, 25	20

续表

难度	条目最后题值的累加 （按重新编码后值）	最低和最高 可能分数	可能分数范围 （最高可能分数～ 最低可能分数）
活力（VT）	9a + 9e + 9g + 9i	4，20	16
社会功能（SF）	6 + 10	2，10	8
情感职能（RE）	5a + 5b + 5c	3，15	12
精神健康（MH）	9b + 9c + 9d + 9f + 9h	5，25	20

转换分数 =（原始分数 – 最低可能分数）/（最高可能分数 – 最低可能分数）×100；
原始分数 = 每项得分总和。

（引自：Ware JE. Boston：The HealthInstitute. New England Medical Center，1993.）

（方积乾. 生存质量测定方法及应用. 北京：北京医科大学出版社，2000.）

六、影像学关节损害评价

类风湿关节炎的影像学分级有多种标准，公认的有 Sharp 评分系统、修改的 Sharp 评分（Sharp/van der Heijde 评分系统）、Lasen 分级法及 Steinbrocker 分级法等。

（一）Sharp 评分系统及修改的 Sharp 评分（Sharp/van der Heijde 评分系统）

Sharp 评分主要是评价类风湿关节炎患者的手腕部骨破坏的情况。手和腕部的 27 个部位被作为评分点，以下 2 项分别打分相加：

（1）侵蚀（如图 1-2a）：无骨侵蚀为 0 分；广泛骨侵蚀和丢失为 5 分；介于两者之间为 1 ~ 4 分。

（2）关节腔变窄（如图 1-2b）：无狭窄为 0 分；局部狭窄 1 分，弥漫狭窄但面积 < 50% 为 2 分，弥漫狭窄、面积 > 50% 为 3 分，强直为 4 分。

由于以上评价部位比较多，由 van der Heijde 推荐修订的 Sharp 评分的关节数量较前减少，糜烂处（如图 1-3a）和关节间隙处（如图 1-3b）分别为 17 处和 18 处，其优点是缩短了评估时间，更准确地反映异常范围。

手和足关节狭窄（JSN）评分

0 分：正常，无狭窄

1 分：部分狭窄，非对称或很小的狭窄，狭窄程度 < 25%

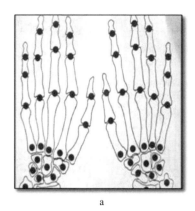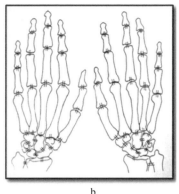

a　　　　　　　　　　　　　　　　b

图 1-2　Sharp 评分类风湿关节炎手和腕部骨破坏示意图

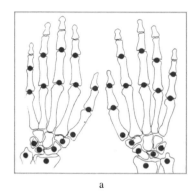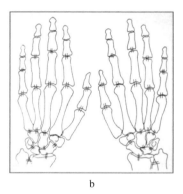

a　　　　　　　　　　　　　　　　b

图 1-3　修订的 Sharp 评分类风湿关节炎手和腕部骨破坏示意图

2 分：普遍狭窄，狭窄程度 25% ～ 49%

3 分：普遍狭窄，狭窄程度 50% ～ 99%，或关节半脱位

4 分：关节强直或关节脱位，关节间隙消失

手关节骨侵蚀（ERO）评分

0 分：正常

1 分：散在的骨皮质破坏侵蚀

2 分：< 50% 的任何一侧关节面的骨侵蚀

3 分：≥ 50% 的任何一侧关节面的骨侵蚀

5 分：关节完全侵蚀破坏

* 每个关节两侧关节面的骨侵蚀（ERO）评分总和最多为 5 分

足关节骨侵蚀（ERO）评分

0 分：正常

1 分：散在的骨皮质破坏侵蚀

2 分：< 50% 的任何一侧关节面的骨侵蚀

3 分：≥ 50% 的任何一侧关节面的骨侵蚀

4 分：关节完全侵蚀破坏

* 每个关节的最高 ERO 分数是 10 分，且单侧关节面的最高分是 5 分。

SHS 系统的最高分数是 448 分，JSN 最高为 168 分，ERO 最高为 280 分。

（引自：Vander Heijde D. J Rheumatol，1999，26：743-745）

（二）Lasen 法 RA 的 X 线分级

0 级：无异常，即 X 线平片上没有阳性的影像学发现

1 级：轻度异常，即出现关节周围软组织肿胀，关节骨端骨质疏松及轻度的关节间隙狭窄

2 级：明确的早期异常，即出现明确的除承重关节外的骨质侵蚀及关节间隙狭窄

3 级：中度的破坏性异常，即出现明确的所有关节的骨质侵蚀及关节间隙狭窄

4 级：重度的破坏性异常，即出现承重关节的骨质侵蚀，关节间隙狭窄及关节畸形

5 级：毁损性异常，即出现骨性强直及严重的承重关节畸形

（引自：Lasen A. Acta Radiol Diagn，1977，18：481-491）

（三）Steinbrocker 法 RA 的 X 线分级

Ⅰ级：骨质疏松，无明确的破坏性改变*

Ⅱ级：骨质疏松*，无或轻度的骨及关节破坏，关节周围肌肉萎缩

Ⅲ级：骨质疏松，严重的肌肉萎缩，骨及关节破坏*，关节畸形*

Ⅳ级：骨质疏松，严重的肌肉萎缩，骨及关节破坏，关节畸形，纤维性或骨性强直。

* 为分级的必备条件

（引自：Steinbrocker OJ.，Am Med A Ssoc，1949，140：596-662.）

七、类风湿关节炎临床缓解标准

（一）ACR 病情缓解评估

ACR20/50/70/90 是美国风湿病学会（American College of Rheumatology，ACR）制定用于评价 RA 疗效的临床体征和症状改善指数。

ACR 制定了 7 个主要观察项目：①关节肿胀数；②关节压痛数（28 个）；③医生对病情的总体评估（VAS）；④患者对功能状态的自我评估（VAS）；⑤患者对疼痛程度的自我评估（VAS）；⑥患者对病情的总体评估：健康评估问卷（HAQ）；⑦急性时相反应物（ESR 或 CRP）

ACR20 是指患者关节肿胀及触痛的个数（28 个）有 20% 的改善，以及下列 5 项参数中至少 3 项有 20% 的改善：

1．ACR20 需要同时满足以下 3 个条件

（1）触痛关节数改善 ≥ 20%

（2）肿胀关节数改善 ≥ 20%

（3）以下 5 条中有 3 条改善 ≥ 20%：

①患者疼痛评估

②患者对疾病活动性的总体评价

③医生对疾病活动性的总体评价

④患者对自己功能的评价

⑤急性时相反应物（ESR 或 CRP）

2．常用 ACR50、70、90：分别表示患者的关节肿胀数、压痛数，及其余 5 项指标中至少 3 项达到 50%、70%、90% 的缓解。

3．ACRN：与 ACR20 不同，ACRN 是一个计算病情改善的连续指数。

ACRN 计算举例：

（1）触痛关节数改善 =55%

（2）肿胀关节数改善 =48%

（3）患者疼痛评估改善 =49%

患者对疾病活动性的总体评价改善 =51%

医生对疾病活动性的总体评价改善 =52%　｝平均为 49%

患者对自己功能的评价改善 =22%

急性时相反应物（ESR 或 CRP）改善 =47%

计算时以 1 ～ 3 中最低者为改善百分数，因此 ACR N=48%

（引自：DT Felson. Arthritis Rheum，1993，36：729.）

（二）RA临床缓解标准

【缓解标准之一】 ACR

（1）晨僵时间＜15分钟

（2）无乏力；无疲劳感

（3）无关节痛（通过问病史得知）

（4）活动时无关节压痛或疼痛

（5）关节或腱鞘无软组织肿胀

（6）红细胞沉降率（魏氏法）：女性＜30mm/h，男性＜20mm/h

注：上述6条标准中有5条或5条以上，且持续时间至少2个月，考虑为达到临床缓解。

有活动性血管炎表现，心包炎、胸膜炎、肌炎和（或）近期无原因的体重下降或发热者，不能认为缓解。

（引自：Pinals RS. Arthritis Rheum，1981，24：1308.）

【缓解标准之二】 2011年ACR/EULAR联合发布新的缓解标准

当患者符合以下两种条件之一时，可判定其RA病情缓解。

第一种布尔式定义

在任何时间点，患者必须同时满足以下条件方可判为缓解：

关节压痛计数≤1、关节肿胀计数≤1、C反应蛋白（CRP mg/dl）≤1、患者总体评分（VAS　10 cm尺）均≤1；

第二种简化疾病活动度评分

在任何时间点，患者SDAI评分应≤3.3。

八、类风湿关节炎的预后指标

目前尚无准确预测预后的指标，通常认为：男性比女性预后好；发病年龄晚者较发病年龄早者预后好；起病时关节受累数多或有跖趾关节受累、或病程中累及关节数＞20个预后差；持续高滴度RF阳性、持续红细胞沉降率增快、C反应蛋白增高、血中中性粒细胞增多均提示预后差；有严重周身症状（发热、贫血、乏力）和关节外表现（类风湿结节、巩膜炎、间质性肺病、心包疾病、系统性血管炎等内脏损伤）顶后不良；短期糖皮质激素治疗症状难以控制，或泼尼松维持剂量不能减至10 mg/d以下者预后差。

【预后不良指标之一】

1．性别：男性比女性转归预后好

2．年龄：发病年龄晚者较发病年龄早者预后好

3．起病时受累关节数或以后积累涉及关节数＞20个预后差

4．骨侵蚀发生早（2年内），或积累骨侵蚀数多预后差

5．关节功能丧失出现早（起病一年后）并积累增加

6．治疗前病史已有5年

7．类风湿结节，尤其数目多

8．类风湿因子，效价高（如条件允许测得血中高免疫复合物）

9．有关节外表现

10．持续红细胞沉降率增快，C反应蛋白增高，血中嗜酸性粒细胞增高

11．跖趾滑膜炎（骨侵蚀）

12．严重周身症状（发热、贫血、乏力）

13．早期激素治疗（短期）症状不能获得完全缓解，并不能以泼尼松每日10 mg维持

【预后不良指标之二】

1．肿胀、疼痛、活动受限、畸形关节数增多者

2．实验室检查：RF阳性且滴度高，抗角蛋白抗体、抗核周因子、抗CCP抗体阳性，HLA-DR1、DR4阳性，CRP、ESR及CIC升高，尤其是持续升高者

3．X线检查：2年内发生骨侵蚀或积累侵蚀数增多者

4．功能减退：如握力降低，步行时间长，下蹲受限者

5．日常生活能力降低，疼痛积分高者

6．受教育水平低，经济地位差，精神状态不好者

九、类风湿关节炎临床分型

1．侵袭型：病情凶险，几乎无缓解过程，晨僵及关节肿痛明显；红细胞沉降率及C反应蛋白（CRP）持续不降，类风湿因子高效价，短期内，中、小剂量糖皮质激素不能控制症状，很快出现关节破坏，继而导致残废。

2．反复发作型：关节炎呈发作和缓解交替出现，病情日益加重，最终大部分发展至不同程度的功能障碍。

3．良性类风湿关节炎：发病虽有多关节受累，但1～2年病情可自限。不再复发，或经简单的药物治疗即可获得持续的临床缓解。

4. 恶性类风湿关节炎：以关节外表现为主，有严重的内脏损害，类风湿血管炎较突出（心包、心肌、心内膜炎症、冠状动脉炎症、肠系膜动脉栓塞等），高热、神经病变及眼部疾患等致命的临床征象。

十、类风湿关节炎的特殊类型

（一）血清阴性类风湿关节炎（seronegative RA，SNRA）

RF 是诊断 RA 的一个很重要的免疫指标，其特异性为 80% ～ 90%，敏感性为 75% ～ 85%。20% ～ 40% 的 RA 患者在整个病程中 RF 始终阴性，又符合 RA 的 ACR 的诊断标准，被称为血清阴性类风湿关节炎（SNRA）。此类患者关节外表现少（胸膜炎、心包炎、血管炎和干燥综合征），骨侵蚀少而轻。对症治疗（小剂量激素）反应较好，预后好。

【血清阴性类风湿关节炎类型】 1985 年 McCarty 提出

Ⅰ型：主要累及髋、肩大关节，非对称性，与 JRA 的 RF 阴性型相似

Ⅱ型：主要累及腕、肘和踝关节，有侵蚀性骨关节炎的征象存在，有骨性强直和骨赘形成

Ⅲ型：血清阴性滑膜炎综合征

【诊断标准】 1987 年 Gran 和 Husby 提出

1. 包括条件：

（1）符合原美国风湿病学会（ARA）1958 年 RA 诊断标准中的 5 项：①晨僵；②至少一个关节痛或活动痛；③至少一个关节肿胀（软组织肿胀或积液）；④至少另一个关节肿胀（两关节的无症状间期小于 3 个月）；⑤两侧同一关节对称性肿胀（远端指间关节不包括在内）

（2）有 RA 特征性 X 线骨侵蚀改变

（3）病程在 3 年或 3 年以上，RF 持续阴性（至少需作 3 次检测）

2. 除外标准条件

（1）X 线片示骶髂关节炎和（或）脊柱炎表现

（2）银屑病

（3）症状性炎性肠病

（4）1958 年 ARA 的 RA 诊断标准中"除外"项内的任何一种疾病

（5）其一级亲属为银屑病、强直性脊柱炎、赖特病或炎性肠病

患者

（二）老年类风湿关节炎

老年发病的 RA（elderly onset RA，EORA）　60 岁以上 RA 的发病率约为 2%。60 岁后发病的关节炎症状轻，皮下结节和关节外表现较少见，发病初期常表现为多发性肌痛和股肉发僵感，且严重。膝、肩、肘等大关节多见。RF 阴性，小剂量糖皮质激素治疗反应好，预后好。

（三）血清阴性滑膜炎综合征

又称缓解型、血清阴性、对称性滑膜炎伴凹陷性水肿综合征（syndrom of remitting seronegative symmetrical synovitis with pitting edema，RS_3PE 综合征），急性起病的对称性、水肿性、可缓解性关节病，RF 阴性，基本病变为滑膜炎，预后良好。

【诊断要点之一】

（1）发病年龄 > 55 岁，多见老年男性，偶见青壮年

（2）起病急骤，受累关节表现为夜间疼痛伴晨僵，多见手、足的关节附件，呈对称性，指（趾）肌腱背侧出现可凹性水肿

（3）RF 阴性

（4）实验室检查：红细胞沉降率加快，贫血，低蛋白血症等非特异性炎症表现

（5）滑液检查：白细胞数增加，未见焦磷酸钙盐、尿酸盐、磷灰石等结晶

（6）HLA-B7，CW7，DQW2 频率高，HAL-B27 一般为阴性

（7）X 线检查：无骨侵蚀改变

（8）治疗效果好：小剂量激素，非甾体类抗炎药、改善病情抗风湿药（羟氯喹或甲氨蝶呤或柳氮磺吡啶）。症状控制后即可停药，不主张长期用药

（9）自限性：临床症状及实验室指标，可凹性水肿可自限性逐步消失

（10）预后良好，不遗留功能损害，病程为 3 ～ 36 个月不等

【诊断要点之二】　1985 年 McCarty 描述，专家共识

（1）骤然起病

（2）累及年龄 > 50 岁的老年人

（3）对称性多关节炎伴肢端可凹性水肿

（4）病程多于 6 ～ 8 个月缓解，无侵蚀、畸形或其他形式的关节损害

（5）RF 和 ANA 阴性

（6）糖皮质激素治疗有效

（7）病情缓解后不再复发

（四）复发性风湿症（palindromic rheumatism）

一种反复发作的急性关节炎和关节周围炎，又称 Hench Rosenberg 综合征或回纹型风湿症。以关节红、肿、热、痛，间歇性发作为特征。

【诊断要点】

（1）发病年龄在 30 ～ 60 岁之间

（2）急性起病，多在午后或晚上发作，1 ～ 2 个关节，伴有剧痛，数小时达到高峰，通常持续 1 ～ 3 天或 1 周左右

（3）受累关节以膝、腕和肩关节最常见，受累关节及其周围可有红、肿、热等局部炎症表现

（4）发作期，（ESR、CRP）均升高，间歇期正常

（5）滑液（关节液）检查为无结晶的非特异性亚急性炎症性反应

（6）滑膜活检见微血管损伤

（7）X 线检查：除在发作期间显示局部软组织肿胀外，无骨侵蚀等异常发现

（8）无特异治疗：发作期对症处理，用小剂量激素及非甾体类抗炎药。发作频繁者可转变为典型 RA

多发性风湿症自然病程：

复发性风湿症：自然病程可分为三类：

（1）发作后临床缓解

（2）反复发作，但无持续性关节受累

（3）进展为慢性关节炎，如 RA、痛风、系统性红斑狼疮及其他疾病。此病需除外其他疾病，并须经过适当的长期观察

（五）费尔蒂综合征（Felty Syndrome）

RA 伴有脾、淋巴结肿大和白细胞减少三联征的患者。中性粒细胞少于 1.5×10^9/L，贫血、血小板减少、皮肤色素沉着、下肢溃疡等表现。见于病程长，全身症状较重，有明显病情活动的患者。有高滴度的 RF 和抗核抗体，与 HLA-DR4 高度相关，阳性率为 95%。脾切除后常不能纠正其白细胞减少及贫血。

（六）不典型类风湿关节炎

疾病早期及年龄较大发病的患者，关节受累和（或）实验室异常完全符合 RA 的特征，但又不能符合目前的诊断标准或分类标准。这类患者可诊断为不典型类风湿关节炎。临床表现有不对称性手（近端指间关节、掌指关节）或足（跖趾关节）的小关节、踝、腕关

节持续性肿痛或肘关节的屈曲畸形，伴个别近指关节或掌指关节持续性肿痛。首发症状持续半年以上甚至更久；逐渐出现其他关节受累和血清自身抗体阳性而确诊。须除外反应性关节炎、脊柱关节炎及银屑病关节炎等其他关节炎。

（七）健壮型类风湿关节炎（robust type rheumatoidarthritis，RRA）

多见于 50 岁以上的男性体力劳动者，其特点为增殖性滑膜炎患者，患者有间歇性中等程度的关节痛，肩胛带受累，无神经病变和血管炎的依据，无发热、乏力。疼痛不明显，无关节活动受限，很少致残。

皮下结节是 RRA 特征性的关节外表现，大小不等，质地坚硬，多在关节的伸侧。病理表现为典型的类风湿结节改变。

（八）类风湿狼疮（rhupus）

约有 1% 的系统性红斑狼疮患者可同时合并类风湿关节炎。

（见第一章第七节）

十一、需外科手术治疗的类风湿关炎

- 肌腱断裂或有断裂的危险
- 神经压迫或有压迫的危险
- 类风湿结节伴有疼痛
- 颈椎不稳，半脱位，伴有神经系统体征
- 严重畸形引起日常活动困难，如髋关节过度内收畸形
- 牙齿咬合困难，需行下颌关节髁状突切除术
- 持续性滑膜炎、长期慢性疼痛、关节僵硬而影响日常生活及关节畸形，经内科正规药物治疗半年无效，X 线检查未见关节软骨破坏或轻度破坏者

十二、甲氨蝶呤（MTX）肺炎的诊断标准

1. 突发气短
2. 发热 > 38℃
3. 呼吸急促（≥ 28 次 / 分）和干咳
4. X 线显示肺间质和肺泡浸润影
5. 白细胞 ≤ 15×10^9/L
6. 血及痰培养阳性（必备条件）
7. 肺功能测定提示限制性肺功能下降及弥散功能减低
8. 动脉血氧分压（PaO_2） < 7.33 kPa（55 mmHg）

9. 组织病理提示支气管肺炎或间质性肺炎

肯定诊断：具备上述 9 项中的 6 项或 6 项以上者

可能诊断：具备上述 9 项中的 5 项者

可疑诊断：具备上述 9 项中的 4 项者

（引自：Searles & Mckendry. J Rheum，1987，14：1164.）

十三、类风湿关节炎诊断流程图

见图 1-4。

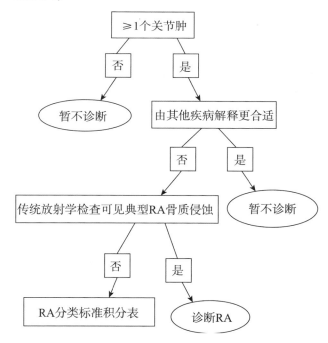

图 1-4　类风湿关节炎诊断流程图

注：RA，类风湿关节炎

（刘　栩　刘　田）

第二节　成人斯蒂尔病

斯蒂尔病（Still's disease）是发生于儿童的全身型慢性关节炎。而相似的疾病发生于成年人称为成人斯蒂尔病（Adult onset still's disease，AOSD）。该病曾被称为"变应性亚败血症""超敏性亚败血症"等。1987年，国际上统一称之为成人斯蒂尔病。

成人斯蒂尔病是一组病因不明、发病机理不清，以反复弛张高热、一过性皮疹、关节痛或关节炎为主要临床表现，伴有肝、脾及淋巴结肿大，周围血白细胞数升高的临床综合征。典型的临床表现为一种特殊的类风湿关节炎，但治疗不同于类风湿关节炎。目前已将此病作为一独立性疾病，因无特异的诊断标准，诊断较困难。

一、诊断依据

高热，关节炎持续6周以上，伴有一过性红色斑丘疹和（或）血白细胞升高，除外感染性、肿瘤性及其他风湿性疾病。

二、诊断标准

【诊断标准之一】 1987年ACR Reginato标准

● 主要标准：

1. 持续性或间歇性发热，一般 ≥ 39℃

2．一过性橙红色皮疹或斑丘疹

3．多或少关节炎

4．白细胞或中性粒细胞增高

● 次要标准：浆膜炎，咽肿痛，肝功能异常，淋巴结肿大，脾大，其他器官受累

● 确诊：具备4项主要标准

● 疑诊：具有发热、关节炎1项主要标准，加1项以上次要指标

【诊断标准之二】 1986年Calabr标准

1．无其他原因的高热（≥ 39℃）；每日1 ~ 2个高峰

2．关节炎或关节痛或肌痛

3．ANA和RF阴性

4．至少具备以下两项：典型的皮疹；全身性淋巴结、肝、脾大；一种心肺表现（心包炎、心肌炎、胸膜炎、肺炎）；血白细胞增高（≥ 15×10⁹/L）（中性粒细胞增加）

5．排除其他原因的高热、皮疹、关节炎或关节痛

● 确诊：满足5条。

【诊断标准之三】 1987年Cush标准

● 必备条件

1．发热 ≥ 39℃

2．关节痛 / 炎

3．RF ＜ 1 ∶ 80

4．ANA ＜ 1 ∶ 100

- 其他条件：① WBC ≥ 15×10⁹/L；② Still 皮疹；③胸膜炎或心包炎；④肝大或脾大或全身淋巴结肿大

诊断：必须具备 1 ～ 4 项和①、②、③、④中的两项。

【诊断标准之四】 1992 年日本成人 Still 病研究委员会诊断标准（Yamaguchi 标准）

- 主要标准：发热 ≥ 39℃，并持续 1 周以上；关节痛持续 2 周以上；典型皮疹；白细胞增高 ≥ 10×10⁹/L，包括中性 ≥ 80%
- 次要标准：咽痛；淋巴结和（或）脾大；肝功能异常；RF（－）和 ANA（－）
- 需排除：①感染性疾病（尤其是败血症和传染性单核细胞增多症）；②恶性肿瘤（恶性淋巴瘤、白血病）；③其他风湿病（尤其是多发性动脉炎，有关节外征象的风湿性血管炎）

以上标准符合 5 项或 5 项以上，其中至少应有 2 项以上主要标准，即可诊断，但需排除所列其他疾病。

【诊断标准之五】 2002 年 Bruno 标准

- 主要标准：高峰热（≥ 39℃）；关节痛；一过性红斑；咽炎；多核白细胞比例≥ 80%；糖化铁蛋白≤ 20%
- 次要标准：斑丘疹；白细胞计数≥ 10×10⁹/L
- 诊断：具备 2 项及以上主要标准，或 3 项主要标准加 2 项次要标准即可诊断，无需排除诊断

成人斯蒂尔病的鉴别诊断见表 1-9。

表1-9 成人斯蒂尔病的鉴别诊断

肉芽肿性疾病	①结节病；②克罗恩病
各种感染	①病毒感染，如乙肝病毒、风疹病毒、微小病毒、EB 病毒、巨细胞病毒及 HIV；②细菌性心内膜炎；③败血症；④结核；⑤梅毒；⑥莱姆病
免疫性疾病	①系统性红斑狼疮；②混合性结缔组织病；③各种血管炎，如多动脉炎、韦格纳肉芽肿、大动脉炎、血栓性血小板减少性紫癜④反应性关节炎；⑤赖特综合征；⑥风湿热；⑦结节性红斑
骨髓增生性疾病 药物过敏	①白血病；②淋巴瘤；③血管免疫母细胞性淋巴结病

三、成人斯蒂尔病诊断流程图

见图 1-5。

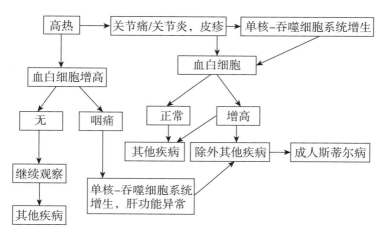

图 1-5　成人斯蒂尔病流程图

（刘　栩　刘　田）

第三节　系统性红斑狼疮

系统性红斑狼疮（systemic lupus erythematosus，SLE）是身体免疫异常而导致的一种以多器官、多系统受损，体内有多种自身抗体为特征的自身免疫性疾病，临床表现复杂，可有发热、皮疹、关节炎、浆膜炎、肾炎等表现，起病缓慢，病情迁延反复，缓解与发作交替出现。多见于 15 ～ 35 岁青年女性。

一、诊断

【诊断标准之一】　1982 年 ARA 标准

1. 颊部红斑固定红斑：扁平或凸起，遍布两颊隆起部位，不累及鼻唇沟

2. 盘状红斑：斑片状凸起的红斑，黏附有角化的鳞屑和毛囊栓，陈旧的病变可出现萎缩性瘢痕

3. 光过敏：从病史或医师的观察得知，皮疹是一种对阳光异常反应的结果

4. 口腔溃疡：经医师观察到的口腔或鼻咽部溃疡，一般为无

痛性

5．关节炎：非侵蚀性关节炎，累及 2 个或 2 个以上的周围关节，关节压痛肿胀或渗液

6．浆膜炎：①胸膜炎：明确的胸膜疼痛史或医生听到的摩擦音或胸腔积液；②心包炎：ECG 证实，或摩擦音或心包积液的证据

7．肾病变：①持续尿蛋白，尿蛋白定量一昼夜超过 0.5g/24h 或定性试验＞(+++)；②红细胞、血红蛋白、颗粒管型或混合管型

8．神经系统异常：①癫痫发作，非药物或代谢紊乱，如尿毒症、酮症酸中毒或电解质紊乱所致；②精神病，非药物或代谢紊乱，如尿毒症、酮症酸中毒或电解质紊乱所致

9．血液学异常：①溶血性贫血伴网织红细胞增多；②白细胞减少：2 次或多次低于 4 ×10⁹/L；③淋巴细胞减少：2 次或多次低于 1.5×10⁹/L；④血小板减少：无药物影响下低于 100×10⁹/L

10．免疫学异常：①红斑狼疮（LE）细胞阳性；②抗天然 DNA 抗体异常。③抗 Sm 抗体阳性。④梅毒血清试验假阳性，至少持续 6 个月，并经梅毒螺旋体固定试验或梅毒螺旋体荧光抗体吸收试验证实

11．抗核抗体：免疫荧光法或其他相应试验检测出抗核抗体滴度异常，排除药物诱导的"狼疮综合征"

符合上述 11 条标准中的 4 条或 4 条以上者（连续或同时出现），可确诊为 SLE。

【诊断标准之二】 1987 年我国风湿病学会诊断标准

1．蝶形红斑或盘状红斑

2．光过敏

3．口腔溃疡

4．非侵蚀性（畸形性）关节炎或关节痛

5．浆膜炎（胸膜炎或心包炎）

6．肾病变（蛋白尿或管型尿或血尿）

7．神经系统损害（抽搐或精神症状）

8．血象异常：白细胞减少（＜4×10⁹/L）或血小板减少（＜100×10⁹/L）或溶血性贫血

9．狼疮细胞或抗双链 DNA 抗体阳性

10．抗 Sm 抗体阳性

11．抗核抗体阳性

12．狼疮带实验阳性

13．补体低于正常

判断：上述 13 项中符合 4 项者 SLE 诊断可确定。

【诊断（分类）标准之三 】 1997 年美国风湿病学会（ACR）
SLE 分类标准（表 1-10）

表1-10　1997年美国风湿病学会推荐的SLE分类标准

1. 颊部红斑	固定红斑扁平或高起，在两颧突出部位
2. 盘状红斑	片状高起于皮肤的红斑黏附有角质脱屑和毛囊栓；陈旧病变可发生萎缩性瘢痕
3. 光过敏	对日光有明显的反应，引起皮疹，从病史中得知或医生观察到
4. 口腔溃疡	经医生观察到的口腔或鼻咽部溃疡，一般为无痛性
5. 关节炎	非侵蚀性关节炎，累及 2 个或更多的外周关节，有压痛、肿胀或积液
6. 浆膜炎	胸膜炎或心包炎
7. 肾病变	尿蛋白 > 0.5g/24h 或管型（红细胞、血红蛋白，颗粒管型或混合管型
8. 神经病变	癫痫发作或精神病除外药物或已知的代谢紊乱
9. 血液学疾病	溶血性贫血或白细胞减少，或淋巴细胞减少，或血小板减少
10. 免疫学异常	抗 ds-DNA 抗体阳性，或抗 Sm 抗体阳性，或抗磷脂抗体阳性（包括抗心磷脂抗体、或狼疮抗凝物、或至少持续 6 个月的梅毒血清试验阳性三者中具备一项阳性）
11. 抗核抗体	在任何时候和未用药物诱发"药物性狼疮"的情况下，抗核抗体滴度异常

【诊断（分类）标准之四 】 2009 年 SLICC 对 ACR 分类标准的
修订（表 1-11）

表1-11　2009年SLICC对ACR分类标准的修订

临床标准
1. 急性或亚急性皮肤狼疮
2. 慢性皮肤狼疮
3. 口腔或鼻咽部溃疡
4. 非瘢痕形成引起的脱发
5. 滑膜炎：医生观察到的两个或以上肿胀关节或者伴有晨僵的关节压痛
6. 浆膜炎
7. 肾：尿蛋白 / 肌酐异常（或 24 h 尿蛋白 > 500mg）或红细胞管型
8. 神经系统：癫痫发作、精神异常、多发性单神经炎、脊髓炎、外周或颅神经病、脑炎（急性精神错乱状态）
9. 溶血性贫血

表1–11 2009年SLICC对ACR分类标准的修订（续表）

10．白细胞减少（＜4×10⁹/L，至少一次）或淋巴细胞减少（＜1×10⁹/L
　　至少一次）
11．血小板减少（＜100×10⁹/L，至少一次）
免疫学标准
1．ANA 高于正常值
2．抗 ds-DNA 抗体高于正常值（ELISA 方法要两次均高于正常值）
3．抗 Sm 抗体
4．抗磷脂抗体
　　狼疮抗凝物
　　梅毒试验假阳性
　　抗心磷脂抗体（两次异常或中高滴度）
　　抗 -β2GP1
5．低补体： C3、C4、CH50
6．直接 Coombs 试验阳性（非溶血性贫血）
诊断：依赖于肾活检证实为狼疮肾炎，并且 ANA（＋）或抗 ds-DNA 抗体
　　（＋）或 满足4条标准（临床和免疫学标准至少各一条）

任何疾病都有早期、不典型或轻型的表现，ACR 推荐的 SLE 分类标准仅是一人为的标准。不满足分类标准4项者，也不能排除诊断此病的可能性。某些患者在疾病的某个阶段，可能有11项中的4项表现，但并不能诊断为 SLE。尤其是老年人，病程短、起病隐匿，病程发展较慢者，如医生认识不清，更易于漏诊或误诊。

临床应注意：①原因不明的发热；②不能用其他疾病解释的皮疹；③多发或反复发作的关节痛或关节炎；④持续性或反复发作的胸膜炎、心包炎；⑤抗生素不能治愈的肺炎；⑥雷诺现象；⑦肾病或蛋白尿；⑧血小板减少性紫癜或溶血性贫血；⑨梅毒血清反应假阳性；⑩出现不明原因的精神症状或癫痫发作。

如出现多系统损害，特别是伴有发热的多系统损害，也应高度怀疑 SLE 的可能性。对可疑患者应作 ANA 等自身抗体的筛查，必要时可做皮肤活检、肾穿及狼疮带的检查。

【早期不典型狼疮表现】
①原因不明的反复发热；②反复发作的关节炎；③持续性或反复发作的胸膜炎/心包炎；④原因不明的肺炎；⑤不能用其他疾病解释的皮疹、网状青斑、雷诺现象；⑥不明原因的蛋白尿；⑦血小板减少性紫癜或溶血性贫血；⑧不明原因的肝炎；⑨反复自然流产或深静脉血栓形成。

【隐匿型狼疮】 1989 年 Ganczarczyk 提出

1．1 条或 2 条 1982 年 ACR 的分类标准

2．淋巴结肿大；发热；头痛；皮下结节；干燥综合征；乏力；神经症；2 个关节受累；部分凝血酶时间延长；γ 球蛋白升高；红细胞沉降率增快；C3 或 C4 降低；水杨酸类药导致的肝毒性

3．5 年以上的随访

二、疾病活动的判断

【SLE 活动期判定标准之一】

1．发热

2．关节痛

3．红斑

4．口腔溃疡或大量脱发

5．红细胞沉降率增快（30mm/h 以上）

6．低补体血症

7．白细胞减少（4×10^9/L 以下）

8．低白蛋白血症（35g/L 以下）

9．LE 细胞阳性

判断：以上 9 项中 3 项或 3 项以上阳性，为 SLE 活动。

【狼疮活动判定标准之二】 1980 年 Urowitz 提出（表 1-12）

表 1–12　狼疮活动计算标准（lupus activity criteria count，LACC）

序号	项目	标准
1	关节炎	非侵蚀性关节炎，累及 2 个或多个外周关节，有典型的压痛、肿胀或水肿
2	实验室检查异常 狼疮细胞阳性 白细胞减少＜ 4×10^9/L CH50、C3 水平降低	CH50 或 C3 低于正常值的两个标准差
	抗 DNA 抗体	抗 dsDNA 抗体（Fan 氏法）≥ 25%
3	皮疹、黏膜溃疡、脱发	新发或已有的皮疹、黏膜溃疡或脱发加重
4	胸膜炎 - 心包炎	胸膜炎：胸膜疼痛或摩擦音或胸腔积液 心包炎：可闻及心包摩擦音、ECG 或其他心包炎的证据
5	癫痫、精神症状、器质性脑病表现	癫痫、精神症状或器质性脑病表现，需除外药物或代谢因素
6	血管炎	皮肤或指端溃疡，或活检证实为血管炎
7	血尿	血尿 RBC ≥ 5/HP

注：总分 7 分，≥ 2 分为病情活动。敏感性 94%，特异性 80%

【狼疮活动判定标准之三】（表 1-13）

表 1-13　系统性红斑狼疮疾病活动性指数（systemic lupus erythematosus disease activity index score，SLEDAI score）

计分	得分	临床表现	定义
8		癫痫样发作	近期发作，除外代谢、感染及药物因素
8		精神症状	严重的认知障碍、行为异常。包括：幻觉、思维散漫、缺乏逻辑性、行为紧张、怪异、缺乏条理。除外尿毒症及药物因素
8		器质性脑病综合征	大脑功能异常，定向力、记忆力及计算力障碍。包括意识障碍。对周围环境注意力不集中，加上以下至少两项：认知障碍、语言不连贯、嗜睡或睡眠倒错、精神运动增加或减少需除外代谢性、感染性及药物性因素
8		视力受损	SLE 的视网膜病变，包括絮状渗出、视网膜出血、严重的脉络膜渗出或出血及视神经炎。需除外高血压、感染或其他药物因素
8		颅神经异常	新发的包括颅神经在内的感觉或运动神经病
8		狼疮性头痛	严重持续的头痛，可为偏头痛，镇痛药无效
8		脑血管意外	新发的脑血管意外，除外动脉硬化
8		血管炎	溃疡、坏疽、痛性指端结节、甲周梗死、片状出血或检查或血管造影证实存在血管炎
4		关节炎	2 个以上关节疼痛及炎症表现，如压痛、肿胀及积液
4		肌炎	近端肌肉疼痛或无力，合并 CPK 或醛缩酶升高，或肌电图或肌活检存在肌炎
4		管型尿	出现颗粒管型或红细胞管型
4		血尿	RBC > 5/HP，除外结石、感染或其他因素
4		蛋白尿	新出现的蛋白尿 > 0.5g/24h 或近期增加 > 0.5g/24h
4		脓尿	WBC > 5/HP，除外感染
2		皮疹	新出现或再发的炎性皮疹
2		脱发	新出现或再发的异常片状或弥漫性脱发
2		黏膜溃疡	新出现或再发的口腔溃疡
2		胸膜炎	出现胸膜炎性疼痛、有胸膜摩擦音或胸腔积液或胸膜增厚
2		心包炎	心包疼痛，加上以下至少一项：心包摩擦音、心包积液或心电图或超声证实

表1-13   系统性红斑狼疮疾病活动性指数（systemic lupus erythematosus disease activity index score，SLEDAI score）（续表）

计分	得分	临床表现	定义
2		低补体	CH50、C3、C4低于正常范围最低限
2		抗DNA抗体	> 25%（Farr法）或高于检测范围
1		发热	> 38℃，需除外感染因素
1		血小板减低	< $100 \times 10^9/L$
1		白细胞减少	< 3×10^9L，除外药物因素

注：上述计分为前10日之内的症状和检查   总SLEDAI评分＝疾病活动性指数。判断：≤5分或4分为低度活动；5～10分为中度活动；> 10分为高度活动。上述指数的敏感性和特异性均超过90%

【狼疮活动判定标准之四】 SLEDAI-2000（由原SLEDAI改进而来）表1-14

表1-14   SLEDAI-2000积分表

积分	临床表现	定义
8	癫痫发作	近期发作，除外代谢、感染及药物因素
8	精神症状	严重的认知障碍，因而正常活动能力改变
8	器质性脑病综合征	大脑功能异常，记忆力、定向力及其他智能障碍
8	视力受损	SLE的视网膜病变
8	颅神经异常	新发的包括颅神经在内的感觉或运动神经病
8	狼疮性头痛	严重持续的头痛
8	脑血管意外	新发的脑血管意外
8	血管炎	溃疡、坏疽、痛性指端结节、甲周梗死
4	关节炎	两个以上关节疼痛及炎症表现
4	肌炎	近段肌肉疼痛或无力
4	管型尿	颗粒管型或红细胞管型
4	血尿	RBC > 5/HP
4	蛋白尿	尿蛋白> 0.5g/24h
4	脓尿	WBC > 5/HP
2	皮疹	炎性皮疹
2	脱发	异常片状或弥漫性脱发
2	黏膜溃疡	口、鼻溃疡

表1-14 SLEDAI-2000积分表

积分	临床表现	定义
2	浆膜炎	胸膜炎性疼痛
2	心包炎	心包疼痛
2	低补体	C3/C4 低于正常值低限
2	抗 ds-DNA 抗体增加	> 25%
1	发热	> 38℃
1	血小板减少	< 100×10^9/L
1	白细胞减少	< 3×10^9/L

注：积分≥6需要积极治疗

【狼疮活动判定标准之五】

【SLE 活动严重程度的判断】

1．全身症状，如发热（> 38℃）、疲倦、乏力

2．皮疹、皮肤血管炎、口腔黏膜溃疡

3．多关节炎、关节痛

4．蛋白尿、血尿、管型尿、血肌酐升高，肾活检示有肾组织的活动病变

5．浆膜腔炎症：胸膜炎、心包炎

6．溶血性贫血、血小板减少、血细胞减少、淋巴细胞绝对值减少

7．癫痫发作、精神异常、脑血管病

8．红细胞沉降率增快

9．抗双链 -DNA（ds-DNA）抗体升高

10．血清 C3、C4 水平下降

上述 10 项指标，需连续动态观察，才能准确地判断 SLE 的活动度，如上述指标恶化，表示 SLE 活动；如好转，表示 SLE 趋向缓解。SLE 活动程度的判断，可作为指导治疗和评估疗效的依据。

【狼疮活动评定组指数】 英岛狼疮评定组指数（British Isles lupus assessment group index，BILAG）由英国和爱尔兰研究中心提出

● 一般情况：回答①进步 ②无变化 ③加重 ④新发生

1．发热（有记录的）

2．体重下降（非有意识的，> 5%）

3．淋巴结肿大 / 脾大

4．疲倦 / 乏力 / 困倦

5．食欲缺乏 / 恶心 / 呕吐

● **皮肤、黏膜**：回答①进步　②无变化　③加重　④新发生

6．斑丘疹：重度，活动（盘状 / 大疱性）

7．斑丘疹：轻度

8．活动性盘状病变：周身，广泛

9．活动性盘状病变：局限，深在性红斑狼疮

10．脱发：重度活动性

11．脱发：轻

12．重度脂膜炎

13．血管性水肿

14．广泛黏膜溃疡

15．小黏膜溃疡

16．颊部红斑

17．皮下结节

18．冻疮样病变

19．甲床周围红斑

20．手指肿胀

21．硬指

22．钙化

23．毛细血管扩张

● **神经系统**：回答①进步　②无变化　③加重　④新发生

24．意识衰退

25．急性精神病或谵妄或神志混乱

26．抽搐

27．卒中或卒中综合征

28．无菌性脑膜炎

29．多发单神经炎

30．上行性或横贯性脊髓炎

31．周围或脑神经疾患

32．视神经盘肿胀

33．舞蹈症

34．小脑共济失调

35．头痛：剧烈、无间歇性

36．器质性抑郁症

37．器质性脑综合征，包括假性脑瘤

38．发作性偏头痛

● **骨骼肌肉**：回答①进步 ②无变化 ③加重 ④新发生

39．肯定肌炎

40．重多关节炎，有功能丧失

41．关节炎

42．肌腱炎

43．轻度慢性肌炎

44．关节痛

45．肌痛

46．肌健挛缩及固定性畸形

47．无菌性骨坏死

● **心血管及呼吸系统**：回答①进步 ②无变化 ③加重 ④新发生

48．胸膜、心包膜痛

49．呼吸困难

50．心力衰竭

51．摩擦音

52．积液（胸腔、心包）

53．轻度间歇性胸痛

54．进行性 X 线改变：肺

55．进行性 X 线改变：心脏

56．心电图：心包炎或心肌炎证据

57．心律不齐，包括不发热心动过速＞ 100 次 / 分

58．肺功能下降 20%

59．细胞组织学肺炎症证据

● **血管炎**：回答①进步 ②无变化 ③加重 ④新发生

60．重要皮肤血管炎

61．重要急腹症，由于血管炎

62．复发性血栓栓塞（卒中除外）

63．雷诺征

64．网状青斑

65．表浅静脉炎

66．次要皮肤血管炎（甲床、指端、紫癜、溃疡）

67．血栓栓塞（卒中除外）第一次发作

● **肾**：用数码、数值或有 / 无回答

68．收缩期血压

69．舒张期血压

70．血压进行性升高

71．尿蛋白试纸检测（–）=1、（++）=2、（+++）=3

72．24 小时尿蛋白定量（g）

73．新出现的尿蛋白＞ 1g/24h

74．肾病综合征

75．肌酐（血清 / 血浆）

76．肌酐廓清 / 肾小球滤过率（ml /min）

77．活动性尿沉渣

78．活动性肾炎组织学证据（近 3 个月内）

● **血液**：回答有 / 无或数字

79．血红蛋白（g/L）

80．白细胞总数（$\times 10^9$/L）

81．中性粒细胞（$\times 10^9$/L）

82．淋巴细胞 $\times 10^9$/L

83．血小板 $\times 10^9$/L

84．急性溶血证据

85．Coomb 试验阳性

86．循环抗凝物证据

分类说明：以上诸项皆可认为发生于活动性狼疮。如一新表现于上月内出现，即或以后进步或消失，仍应视为新发生。第一次评价时任何回答皆可认为是一基线，以后陆续评价则应记录相同（无变化）、加重或新发生，从而可记录某一特定表现第一次发生时间及某一特定表现对治疗反应。肾及血液项目需明确是活动性狼疮所致（例如非药物反应）。第一次评价患者时，某一系统可能无资料填入，此时应填 D 类或 E 类，D 类指患者过去曾有过，E 类指过去从未有过。如患者一旦某一系统分类为 A 或 B 或 C 或 D 后，以后追查至少为 D。E 指该系统从未受牵连。A 类指活动性足够强，需改变病情治疗（泼尼松＞ 20mg/d 或免疫抑制剂或联合）。B 类指活动性小于 A 类，属轻型可逆型只需对症治疗，如抗疟药、非甾体类抗炎药或泼尼松＜ 20mg/d。C 类指稳定轻型病例，D 类指该系统过去受累，现无活动性，E 类指该系统从未受累。

　　BILAG 按医生治疗意图设计 8 个器官系统，分别评分而不计总分数，各个系统分别以 A、B、C、D 区分。A 表示病情非常活动，需要积极治疗；B 表示病情有活动，需密切监测或对症治疗；C 表示病情稳定；D 表示无该系统受累。

　　为方便统计，计分如下：A=9；B=4；C=1；D=0

　　BILAG 敏感性 90% 以上，特异性可达 95% 以上。

　　1．一般非特异性表现：①发热；②体重下降、非有意的，1 个月内下降 > 5% 体重；③淋巴结病；④疲倦 / 乏力 / 虚弱；⑤饮食缺乏 / 恶心 / 呕吐。

　　A 类：发热 + 其他两项

　　B 类：发热或其他两项

　　C 类：任何其他发热加其他一项

　　D 类：过去有过

　　E 类：过去从无受累

　　2．皮肤黏膜

　　A 类：任何一项：①严重斑丘症、盘状或疱性皮疹，即活动性面部和（或）广泛（> 2/9 体面积）皮疹，结疤或致使残废；②血管水肿；③广泛口腔溃疡

　　B 类：任何一项：①颊红斑；②轻斑丘疹；③脂膜炎；④局限活动性盘状病变，包括深在性红斑狼疮；⑤严重急性脱发；⑥皮下结节；⑦冻疮样皮损

　　C 类：任何一项：①甲床周围红斑；②手指肿胀；③硬指；④钙化；⑤毛细血管扩张；⑥轻度脱发；⑦黏膜小溃疡

　　D 类：过去有过

　　E 类：过去从未受累

　　3．神经系统（第一次评价）

　　A 类：任何一项：①意识异常；②精神病或谵妄或精神混乱；③抽搐大发作；④卒中；⑤非化脓性脑膜炎；⑥多发性单神经炎；⑦上升或横断性脊髓炎；⑧周围或脑神经病；⑨舞蹈症；⑩小脑共济失调

　　B 类：任何一项：①剧烈无间歇性头痛；②器质性抑郁症；③慢性脑综合征，包括假性脑瘤；④视盘水肿

　　C 类：发作性偏头痛

　　D 类：过去有过

　　E 类：过去从未有过

神经系统（第一次以后评价）

A 类：任何一项记录为"加重"或"新发生"：①意识障碍；②精神病，谵妄或精神混乱；③抽搐大发作；④卒中或卒中综合征；⑤非化脓性脑膜炎；⑤多发性单神经炎；⑥多发性单神经炎⑦上行性或横断性脊髓炎；⑧周围或脑神经病；⑨舞蹈症；⑩小脑共济失调

B 类：任何一项记录为"加重"或"新发生"：①剧烈无间歇性头痛；②器质性抑郁症；③慢性脑综合征包括假性脑瘤；④视神经乳头水肿

任何一项记录为"无变化"或"进步"：⑤意识障碍水平；⑥精神病，谵妄或意识混乱；⑦抽搐大发作。

C 类：发作性偏头痛或上述 A 类 4 ～ 10 或 B 类 1 ～ 4 记录为"无变化"或"进步"

D 类：过去有过

E 类：过去从未有过

4．骨骼肌肉

A 类：以下一项或多项：①肌炎；②严重关节炎及功能丧失（对泼尼松 20mg/d、抗疟药、非甾体类抗炎药无效）

B 类：一项或多：①关节炎（肯定滑膜炎）；②肌腱炎

C 类：①肌痛；②关节痛；③肌腱挛缩及固定畸形；④无菌性坏死；⑤轻型慢型肌炎

D 类：过去有过

E 类：过去从未有过

5．心血管 / 呼吸系统

A 类：心力衰竭或症状性积液 + 以下两项或四项：①胸膜、心包膜痛；②呼吸困难；③摩擦音；④进行性 X 线改变：肺野；⑤进行性 X 线改变：心脏大小；⑥心电图：心包炎或心肌炎证据；⑦肺功能下降：＜ 20% 预期值或下降 ＞ 20%；⑧细胞组织学炎性肺病证据

B 类：以上 A 类项中至少任何两项

C 类：轻度间歇胸痛或以上任何一项

D 类：过去有过

E 类：过去从未有过

6．血管炎

A 类：任何一项：①重要皮肤血管炎（包括溃疡）伴有梗死，发生于上一个月；②重要急腹症，由于血管炎所致；③复发性血栓

栓塞（卒中除外）

B 类：任何一项：①次要皮肤血管炎（甲床、指端血管炎、紫癜、荨麻疹）；②浅表静脉炎；③血栓栓塞（卒中除外）：第一次发作

C 类：任何一项：①雷诺征；②网状青斑

D 类：过去有过

E 类：过去从未有过

7. 肾（第一次评价）

A 类：以下两项或多项，但应包括 4 或 5。①尿蛋白 > 1g/24h 或试纸：(++ +) 或（++++）；②高血压进行性加重；③肌酐清除率 < 50ml/min；④活动性沉渣（未离心标本）白细胞 > 5 /HPF，红细胞 > 5 / HPF 或红细胞管型（无感染情况下）；⑤活动性肾炎组织学证据（过去 3 个月内）

B 类：任何一项：① A 类项中之一项；②尿蛋白试纸检查（++）或更高；③ 24h 尿蛋白质 > 0.5g 但 < 1g

C 类：任 何 一 项：①尿 蛋 白 试 纸 检 查（+）；② 血 压 > 140/90mmHg（18.7/12kPa）；③肌酐 > 150μmol/L

D 类：过去肾曾受累

E 类：过去肾从未受累

肾（第一次以后评价）

A 类：两项或更多项，但应包括 1、4 或 5

1）尿蛋白：指①试纸检测增加两级或更多；② 24 小时尿蛋白增高由 > 0.2g 至 > 1g；③ 24 小时尿蛋白由 > 1g 增加 100%；④新发生尿蛋白 > 1g

2）高血压进行性加重

3）肾功能下降：指①血浆肌酐 > 130μmol/L，并比上次数字增加 130%；②肌酐清除率下降至前次值 < 67%；③肌酐清除率 < 50ml/min，而前次为 > 50ml/min 或未检查

4）活动性尿沉渣如上述

5）组织学活动性肾炎证据如上述

B 类：任何一项：

1）A 项中之一项

2）①尿蛋白试纸检查（++）或更高，或② 24 小时尿蛋白升高由 > 1g 升高 > 50% 但 < 100%

3）血浆肌酐 > 130μmol/L 或由前次水平升高 115%

C 类：任何一项：

1）24 小时尿蛋白＞ 0.25g

2）尿蛋白试纸检测（+）或更高

3）血压升高：指收缩压升高 ≥ 30mmHg 或舒张压升高 ≥ 15mmHg，但记录数字＞ 140/90mmHg

D 类：过去有过肾疾病

E 类：过去从未有过肾疾病

8．血液学

A 类：任何一项：①白细胞＜ 1×10^9/L；②血小板＜ 25×10^9L；③血红蛋白＜ 80g/L

B 类：任何一项：①白细胞＜ 2.5×10^9/L；②血小板＜ 100×10^9/L；③血红蛋白＜ 110g/L；④活动溶血证据（胆红素升高、网织红细胞及 Coomb 试验阳性）

C 类：任何一项：①白细胞＜ 4×10^9/L；②淋巴细胞＜ 1.5×10^9/L；③血小板＜ 150×10^9/L；④ Coomb 试验阳性，但无溶血；⑤功能测定示有循环狼疮抗凝物质

D 类：过去有过血液学异常

E 类：过去从无血液学异常

** 英国和爱尔兰研究中心提出，英国应用较多，世界其他地区应用较少。

【系统性狼疮活动性测定】（systemic lupus activity measure，SLAM）1989 年 Liang 提出

SLAM 无需特殊免疫学检查结果，凭借医师的临床检查进行计分，可应用于实验室检查欠缺的地区。该指数敏感性可超过 95%，特异性也相当高（表 1-15）。以病例记录为资料进行 SLAM 评分，可能造成分数的偏差，不能很好地反映真实的病情，在临床研究中应引起注意。

1980 年 Vrowitz 提出的狼疮活动性计算标准（LACC）（表 1-16）

表1-15　系统性狼疮活动性测定 (SLAM)

项目	分数			
	0	1	2	3
全身症状				
1. 体重下降	无	<10%		>10%
2. 乏力		乏力但不影响活动		功能受限
3. 发热		37.5℃~38.5℃		>38.5℃
皮肤黏膜				
4. 口/鼻黏膜溃疡或甲周红斑, 或蝶形红斑, 或盘状过敏性皮炎, 或鼻旁皱襞梗死		症状存在		
5. 脱发		脱发伴有损伤	自发性脱发	
6. 红斑样斑丘疹, 或盘状红斑, 或深部狼疮, 或大疱性皮损		<20%的全身体表面积受累	20%~50%的全身体表面积受累	>50%的全身体表面积受累或存在坏死
7. 血管炎(白细胞性血管炎, 等棕疹, 明显的紫癜, 网状青斑, 溃疡或脂膜炎)		<20%的全身体表面积受累	20%~50%的全身体表面积受累	>50%的全身体表面积受累或存在坏死
眼				
8. 细胞样体		存在		视力<20/200
9. 出血(视网膜或脉络膜)或巩膜外层炎		存在		视力<20/200
10. 视乳头炎或脑内假瘤		存在		视力<20/200

表1-15 系统性狼疮活动性测定（SLAM）（续表）

项目	分数			
	0	1	2	3
网状内皮系统				
11. 广泛的淋巴结肿大（颈部、腋窝、肱骨内上髁）		弹丸大小	>1cm×1.5cm	
12. 肝、脾大		吸气时可触及	不吸气时可触及	
肺部				
13. 胸膜渗出/胸膜炎		呼吸周期变短或仅在刺激时胸痛，体检正常或基本正常	呼吸周期变短或运动时胸痛，下肺呼吸音减弱、变低	呼吸周期变短休息时胸痛、中肺及下肺呼吸音减弱、变低
14. 肺炎		X线下仅有片状浸润影	运动时呼吸周期变短	休息时呼吸周期变短
心血管系统				
15. 雷诺现象		症状存在		
16. 高血压		舒张压 90～105mmHg	舒张压 105～115mmHg	舒张压>115mmHg
17. 心脏炎		心包炎：心电图异常和（或）超声示心包积液；无临床症状	心包摩擦音和（或）胸痛或心律失常	心肌炎，伴有血液动力学损伤和（或）心律失常

表1-15　系统性狼疮活动性测定（SLAM）（续表）

项目	分数			
	0	1	2	3
消化系统				
18. 腹痛（浆膜炎、胰腺炎、缺血性肠病等引起）		轻度不适	局限性疼痛	腹膜炎体征或腹水
神经系统				
19. 卒中综合征：包括多发性单神经炎、短暂脑缺血发作（TIA）、可逆性缺血性神经缺失（RIND）、脑血管意外（CVA）、视网膜血管栓塞		单发TIA	多发TIA/RIND，或多发性单神经炎或预神经病变，或舞蹈症	CVA/脊髓炎、视网膜血管闭塞
20. 癫痫样发作		1~2次/月	>2次/月	癫痫持续状态
21. 皮质功能障碍		轻度抑郁/人格障碍或认知功能缺陷	知觉改变或重度抑郁或认知功能障碍	精神病样反应或痴呆或昏迷
22. 头痛（包括偏头痛样症状）		有症状或短暂的神经缺陷	有时影响正常活动	致残状/无菌性脑膜炎
23. 肌痛/肌炎		轻度不适	一些活动受限	致残
关节				
24. 滑膜炎和（或）腱鞘炎所致关节疼痛		仅有关节痛	客观存在的疼痛	功能受限

表1-15 系统性狼疮活动性测定 (SLAM) (续表)

项目	分数			
	0	1	2	3
其他				
25. 自定确定和设定的尺度				
实验室检查				
26. 红细胞压积	>35%	30%~35%	25%~29.9%	<25%
27. WBC (×10⁹/L)	>3.5	3.5~2.0	2.0~1.0	<1.0
28. 淋巴细胞计数 (×10⁹/L)	1.5~4.0	1.499~1.0	0.999~0.5	<0.499
29. 血小板计数 (×10⁹/L)	>150	100~150	99~50	<50
30. ESR (mm/h)	<25	25~50	51~75	>75
31. 血肌酐或肌酐清除率	44.2~114.92mg/L 或正常肌酐清除率的80%~100%	123.8~176.8mg/L 或正常肌酐清除率的60%~79%	185.64~353.6mg/L 或正常肌酐清除率的30%~60%	>353.6mg/L 或<正常肌酐清除率的30%
32. 尿沉渣		RBC和(或)WBC>5/HP,和(或)1~3颗粒管型和(或)细胞型/HP,和(或)尿蛋白(+~++)和(或)24h尿蛋白定量<500mg	RBC和(或)WBC>10/HP,和(或)>3颗粒管型和(或)细胞型/HP,和(或)尿蛋白(+++~++++)和(或)24h尿蛋白定量500mg~3.5g	RBC和(或)WBC>25/HP,和(或)红细胞管型和(或)尿蛋白>(++++)和(或)24h尿蛋白定量>3.5g

注: 以上表现应出现在计分1个月内,根据各指标的严重程度分为1~3分,依据临床检查进行评分。敏感性95%,特异性较高

表1-16 狼疮活动性计算标准 (LACC)

判断标准	定义
1. 关节炎	非侵蚀性关节炎，常累及2个或更多的外周关节
2. 实验室检查异常	
LE细胞阳性	
白细胞计数 < 4 × 10⁹/L	
CH50、C3水平降低	CH50或C3低于正常值的2个标准差
3. 皮肤、黏膜溃疡、脱发	新出现皮疹或原有的皮疹加重，黏膜溃疡或脱发
4. 胸膜炎-心包炎	胸膜炎：胸膜疼痛的肯定病史或医师听到胸腔积液或摩擦音或存在胸腔积液的客观证据
	心包炎：医生听到心包摩擦音，ECG或心包积液的证据
5. 癫痫、精神症状、器质性脑病综合征、狼疮性头痛	非药物或其他代谢紊乱所致的癫痫，精神症状、器质性脑病综合征，狼疮性头痛-异乎寻常的难治性反复头痛，对常规治疗无效
6. 血管炎	血管炎—皮肤或手指溃疡或活检示血管炎
7. 血尿	血尿 ≥ 5 RBC/HP

注：总分7分，计分 ≥ 2分时提示病情活动

无特殊免疫检查（适用于基层边远地区）

*LACC-Lupus activity criteria count

引自：郑毅，袁威羚，王志宏，等. 系统性红斑狼疮的临床. 见：蒋明，David Yu，林孝义，等主编. 中华风湿病学. 北京：华夏出版社，2004，937.

三、系统性红斑狼疮损伤指数

【系统性红斑狼疮损伤指数】 表 1-17 由系统性红斑狼疮国际临床协作组（Systemic Lupus International Collaborating Clinic，SLICC）和美国风湿病学会提出.

表1-17　系统性红斑狼疮损伤指数 （SLE damage index）

受损的脏器	计分
眼（任何一眼，临床确定）	
任何白内障病史	1
视网膜改变或视神经萎缩	1
神经精神	
认知能力减退（如记忆减退、计算困难、集中力差、讲话或书写语言困难，行为水平损害）或严重的精神病	1
癫痫样症状需治疗 6 个月以上	1
脑血管意外病史（如多于 1 次记 2 分）	1 或 2
脑或周围神经疾病（除外视神经）	1
横断性脊髓炎	1
肾	
评估的或测量的肾小球滤过率＜ 50%	1
尿蛋白质≥ 3.5g/24h	1
终末期肾疾病（不考虑是否透析或移植）	3
肺	
肺动脉高压（右心室肥厚或第 2 心音亢进）	1
肺纤维化（体征或影像学证实）	1
肺萎缩（shrinking lung）（影像学证实）	1
胸膜纤维化（影像学证实）	1
肺梗死（影像学证实）	1
心血管	
心绞痛或冠状动脉搭桥	1
有过心肌梗死（如多于一次记 2 分）	1 或 2
心肌病（心室功能异常）	1
瓣膜病（舒张期或收缩期杂音＞ 3/6）	1
心包炎持续 6 个月或心包剥离术	1
周围血管	
跛行持续 6 个月	1
轻度组织丢失（牙髓腔）	1
明显组织丢失（如手指或肢体丢失，如＞ 1 处，记 2 分）	1 或 2
静脉血栓并肿胀，溃疡或静脉淤滞	1

表1–17　系统性红斑狼疮损伤指数（SLE damage index）（续表）

受损的脏器	计分
消化系统	
任何原因的十二指肠下段、脾、肝、胆囊梗死或切除病史（＞2处，记2分）	1 或 2
肠系膜动脉供血不足	1
慢性腹膜炎	1
上胃肠道狭窄或手术病史	1
骨骼肌肉	
肌萎缩或无力	1
侵蚀性关节炎或畸形（包括可纠正的畸形，除外缺血性坏死）	1
骨质疏松并骨折或脊椎塌陷（缺血性坏死除外）	1
缺血性坏死（如多于1处记2分）	1 或 2
骨髓炎	1
皮肤	
慢性瘢痕性脱发	1
广泛的黏膜瘢痕形成（除外头皮和肉质部分）	1
皮肤溃疡（血栓除外）6个月以上	1
性腺早衰	1
糖尿病（不论是否治疗）	1
恶性肿瘤（如＞1处，记2分）	1 或 2

注：①该损伤指数用于测量疾病的转归；②该指数为一积累的损伤统计，不论损伤是由狼疮本身或高血压、血管粥样硬化、高凝状态或治疗等原因；③该指数不考虑狼疮活动性、治疗种类和时间以及残废程度；④该指数由发病后统计，一项计分至少存在已6个月。如相隔至少6个月又有发作始能计分为2，一项只能计分一次。损伤（不可逆的改变，与急性炎症无关）有临床评价确定，除非特殊规定存在＞6个月。反复发作必须间隔6个月以上，记2分。相同损伤不能同时记分

【系统性红斑狼疮反应指数】

见表1-18。

表1-18 SLE反应指数（SRI）

轻度或中度发作	重度发作
SELENA SLEDAI 评分改变 ≥ 3 分，但总分 ≤ 12 分	SELENA SLEDAI 评分改变至总分 ≥ 12 分
新发 / 恶化： 盘状病损、光敏感、深部狼疮、皮肤血管炎 大疱性狼疮 鼻咽溃疡 胸膜炎 心包炎 关节炎 发热（SLE）	新发 / 恶化： CNS（中枢神经系统）-SLE 血管炎 肾炎 肌炎 血小板 < 60×10^9/L 溶血性贫血：Hb < 70g/L 或减少 > 30g/L
泼尼松剂量增加，但不超过 0.5mg/kg 体重 / 日	泼尼松剂量增加至 > 0.5mg/kg 体重 / 日
由于 SLE 活动，加用 NSAID（非甾体类抗炎药）或羟氯喹	新加环磷酰胺、硫唑嘌呤、甲氨蝶呤或霉酚酸酯治疗 SLE 活动
PGA（医生总体评估）分数增加 ≥ 1.0，但总分不超过 2.5	住院治疗 SLE 活动
	PGA 分数增加至 > 2.5

SLE 反应指数（SRI），是用于评价治疗终点时与基线的比较。符合以下标准：（1）SELENA-SLEDAI 评分减低 ≥ 4 分；（2）无新的英伦三岛狼疮性评估组（BILAG）一种器官结构评分或 2 项新 BILAG B 器官结构评分；（3）在医生全面评估（PGA）评分中无恶化（增加 < 0.30 点）。

四、重要脏器损害的狼疮

狼疮肾炎

（一）狼疮肾炎的临床类型

1．隐匿型红斑狼疮

病程早期患者仅有蛋白尿等肾病变，而无其他系统病变，自身抗体（ANA，抗 ds-DNA 抗体）均为阴性。这类患者经数月至数年后才发展成为典型的系统性红斑狼疮。

2．亚临床型狼疮肾炎

疾病的早期，患者无肾损害的临床症状（如水肿、少尿、蛋白尿、血尿、白细胞尿、管型尿及肾功能损害等），肾活检有狼疮肾炎的特征性的病理表现。病理类型多为Ⅰ、ⅡA、ⅡB及Ⅲ型狼疮肾炎，少数为Ⅳ狼疮肾炎。随着病程的进展，组织学损害加重，出现肾损害的临床表现及实验室异常。

3．临床有肾表现的狼疮肾炎

患者既有狼疮的各种症状又有肾损害的临床表现，出现不同程度的水肿、蛋白尿、血尿、管型尿、肾功能受损，伴继发性高血压等。又有肾外表现和实验室检查异常。

（二）诊断

【狼疮肾炎诊断标准】

1．符合系统红斑狼疮的分类诊断标准

2．持续2周以上的蛋白尿合并镜下血尿（细胞管型）和（或）肾功能不全；尿蛋白≥（+++）或24小时尿蛋白定量＞0.5g

3．排除其他疾病引起的尿和肾功能异常

【狼疮肾炎活动期的临床指标】

1．狼疮疾病活动：发热、皮疹、脱发、关节痛/炎、浆膜炎等

2．实验室指标：蛋白尿（尿蛋白定量≥0.5g/24h），血尿或镜检有RBC＞5/HP或WBC＞5/HP（除外感染）、细胞管型，血清学异常、低补体血症

3．肾活检示有活动性病变

【狼疮肾炎病理分型】

世界卫生组织（WHO）将狼疮肾炎按光学显微镜、免疫荧光和电子显微镜检查将其分为6型：

Ⅰ型：正常肾组织或微小病变

Ⅱ型：系膜增殖性肾小球肾炎：光镜下可见弥漫性系膜增宽及轻、中度细胞增殖；免疫荧光镜下可见肾小球系膜区有颗粒性免疫球蛋白及补体沉积

Ⅲ型：局灶性节段性肾小球肾炎：光镜下可见弥漫性系膜增殖伴局灶性节段性加重，节段性坏死和硬化；免疫荧光镜下可见肾小球系膜区及内皮下有节段性免疫球蛋白及补体沉积

Ⅳ型：弥漫增殖性肾小球肾炎：光镜下可见在Ⅲ型基础上，形成苏木素小体及新月体；免疫荧光镜下显示与Ⅲ型相似，但损伤较广泛，几乎累及50%以上的肾小球

Ⅴ型：膜型肾小球肾炎：光镜下可见轻度系膜细胞增殖，膜上沉积形成钉突，肾小球基底膜增厚

Ⅵ型：进展性硬化性肾小球肾炎：光镜下可见在Ⅳ、Ⅴ型的基

础上伴有节段性及球型硬化

　　参见表 1-19。

表1-19　　国际肾病学会/肾脏病理学会（INS/RPS）2003年LN分型

WHO分型	疾病名称	病理改变
I 型	微小系膜性 LN	光镜下正常，但免疫荧光和电镜可见系膜区免疫复合物沉积
II 型	系膜增生型 LN	光镜下单纯的系膜区细胞或基质增生，伴系膜区免疫复合物沉积；免疫荧光或电镜可有少量上皮下或内皮下沉积，但光镜下上述区域无异常发现
III 型	局灶型 LN	活动性或非活动性之局灶性，节段性或球性血管内皮或血管外肾小球肾炎（＜50%的小球受累），通常伴有局灶性内皮下免疫复合物沉积，伴或不伴系膜改变
	III（A/C）	活动性 + 慢性病变；局灶增生性 + 硬化性 LN
	III（C）	慢性非活动性病变伴肾小球瘢痕：局灶硬化性 LN
IV 型	弥漫性 LN	活动性或非活动性之弥漫性，节段性或球性血管内皮或血管外肾小球肾炎（＞50%的小球受累），通常伴有弥漫性内皮下免疫复合物沉积，伴或不伴系膜改变。其中弥漫节段性 LN（IV-s）是指 ≥50% 的小球存在节段性病变，节段性是指 ＜1/2 的小球血管襻受累；弥漫性球性 LN（IV-G）是指 ≥50% 的小球存在球性病变，包括弥漫的"金属圈"而无或少有小球增生改变者
	IV-S（A）	活动性病变：弥漫新节段性增生性 LN
	IV-G（A）	活动性病变：弥漫性球性增生性 LN
	IV-S（A/C）	活动性 + 慢性病变：弥漫性节段性增生性 + 硬化性 LN
	IV-G（A/C）	活动性 + 慢性病变：弥漫性球性增生性 + 硬化性 LN
	IV-S（C）	慢性非活动性病变伴肾小球瘢痕：弥漫性节段性硬化 LN
	IV-G（C）	慢性非活动性病变伴肾小球瘢痕：弥漫性球性增生性 LN

表1-19　国际肾病学会/肾脏病理学会（INS/RPS）2003年LN分型

（续表）

WHO 分型	疾病名称	病理改变
Ⅴ型	膜性 LN	球性或节段性上皮下免疫复合物沉积的光镜及免疫荧光或电镜表现，伴或不伴系膜改变。Ⅴ型 LN 可合并于Ⅲ型或Ⅳ型 LN，应予分别诊断；Ⅴ型 LN 可有严重的硬化表现。
Ⅵ型	晚期的硬化性 LN	≥ 90% 的小球表现为球性硬化，且不伴残余的活动性病变

注：应列出小管萎缩、间质炎症和纤维化的程度（轻、中、重），及动脉硬化或其他血管病变的程度。

【狼疮肾炎分型简化版】 2003 年 ISN/RPS（表 1-20）

表1-20　2003年狼疮肾炎病理分型（简化）

分型	定义
Ⅰ型	微小系膜性 LN
Ⅱ型	系膜增生性 LN
Ⅲ型	局限性 LN（应列出活动性、硬化性病变及其程度）
Ⅳ型	弥漫节段性（Ⅳ-S）或弥漫性球性（纤维素样坏死、新月体及其程度）
Ⅴ型	膜性 LN（如可合并于Ⅲ型或Ⅳ型 LN，应分别诊断）
Ⅵ型	晚期的硬化性 LN

注：应列出小管萎缩、间质炎症和纤维化的程度（轻、中、重），及动脉硬化或其他血液病变的程度

［引自：顾越英，叶霜. 狼疮肾炎病理分型新进度的启示. 中华风湿病杂志，2004，8（9）：513-514.］

（三）狼疮肾炎病理分类标准

【WHO 肾病理学分类标准】 1982 年 WHO

Ⅰ类　正常或很少改变疾病（1% ~ 4%）

（a）无改变（所有方法检查）

（b）普通显微镜正常，但电镜或免疫荧光检查有沉积

Ⅱ类　系膜性肾小球肾炎（20%）

（a）系膜增宽和（或）轻度细胞增加

（b）中度细胞增加

Ⅲ类　局灶增殖性肾小球肾炎（25%）

（a）"活动"坏死性病变

（b）"活动"及硬化性病变

（c）硬化性病变

Ⅳ类　弥漫性增殖性肾小球肾炎（37%）

（a）无节段性病变

（b）有"活动"坏死性病变

（c）有"活动"及硬化性病变

（d）硬化性病变

Ⅴ类　膜性肾小球肾炎（13%）

（a）纯膜性肾小球肾炎

（b）伴Ⅱ类（a）或（b）病变

（c）伴Ⅲ类（a）或（b）或（c）病变 *

（d）伴Ⅳ类（a）或（b）或（c）或（d）病变 *

* 此两亚类亦可定为Ⅳ类

（见表 1-21　狼疮肾炎分型及光镜、电镜、荧光表现）

【狼疮肾炎活动性及慢性肾损害】

狼疮肾炎活检分为活动性肾损害和慢性肾损害，根据受累程度可进行积分比较。

1．活动性肾损害（0 ～ 24 分）

（1）肾小球损害：①肾小球细胞高度增多；②纤维素样坏死 / 核破裂；③透明性栓塞；④细胞性新月体；⑤白细胞渗出。

（2）肾小管间质损害：单核细胞浸润。

2．慢性肾损害（0 ～ 12 分）

（1）肾小球损害：①硬化；②纤维性新月体。

（2）肾小管间质损害：①肾小管萎缩；②间质纤维化。

以上各指标根据受损程度分 0、1、2、3 分（无、轻、中、重），对有肾小球坏死 / 纤维化和细胞新月体均将积分分别乘以 2，活动性是进展为肾衰竭的危险因素，活动性肾损害最高积分为 24 分。轻度或中度增加代表治疗后疾病可逆转。多数慢性肾损害患者将进入终末期尿毒症。性别（男）、年龄（年轻）及血肌酐水平是发生肾衰竭的危险因素。年龄较小、慢性肾损害积分大于 3，肾存活率降低。

【临床与病理关系】

【狼疮肾炎临床与病理分型的关系】（表 1-22）

表1-21 WHO狼疮性肾炎分型及光镜、电镜、免疫荧光表现（1982年）

WHO 分型		光镜	电镜 电子致密物沉积	免疫荧光 （Ig/c 沉积）
正常肾组织	Ⅰ 型	正常	—	—
系膜增殖性狼疮性肾炎	Ⅱ 型 Ⅱ a	正常	系膜反应＋＋ 系膜反应＋＋ 内皮下± 上皮下 0	系膜反应＋＋ 系膜反应＋＋＋ 毛细血管襻壁± 内皮下± 上皮下 0
	Ⅱ b	弥漫性系膜增觉及细胞增殖		
局灶增殖性狼疮性肾炎	Ⅲ 型	弥漫性系膜增殖伴局灶性节段性 坏死，透明栓子	系膜反应＋＋＋ 节段性 内皮下＋ 上皮下 0	系膜反应＋＋＋ 毛细血管襻壁＋ 内皮下＋ 上皮下 0
弥漫增殖性狼疮性肾炎	Ⅳ 型	显著的弥漫性细胞增殖，系膜插入，内皮下沉 积，形成银耳环，节段性坏死，透明栓子，苏 木素小体，细胞浸润，新月体形成	系膜区 ＋＋＋ 内皮下＋＋＋ 上皮下＋＋＋	系膜区 ＋＋＋ 毛细血管襻壁＋＋ 内皮下＋＋＋ 上皮下＋＋＋ 肾小球外小管及同质＋

表1-21　WHO狼疮性肾炎分型及光镜、电镜、免疫荧光表现（1982年）（续表）

WHO分型	光镜	电镜 电子致密物沉积	免疫荧光 (Ig/c 沉积)
膜性狼疮性肾炎 V型	轻度系膜细胞增殖，膜上沉积，钉突形成	系膜区＋＋＋ 内皮下＋ 上皮下＋＋＋	系膜区＋＋＋ 毛细血管襻壁 ± 内皮下 ± 上皮下＋＋＋
硬化性狼疮性肾炎 VI型	IV、V型的表现，伴节段性及球型硬化	系膜区＋ 毛细血管襻壁 ±	系膜区＋ 毛细血管襻壁 ±
狼疮性间质性肾炎	显著的急性或慢性小管间质炎症，肾小球损害较轻	小管基底膜＋＋ 不同程度的小球沉积	小管基底膜＋＋ 不同程度的小球沉积

表1-22　狼疮性肾病临床与病理分型的关系

	WHO	临床症状	
病理分型	尿沉渣	蛋白尿	肾功能
I	阴性	无	正常
II	阴性或活动	正常或轻度 （＜ 2g/24h）	正常～中度受损 （Scr ＜ 176.8mg/L）
III	活动性	程度不一，25% 为 肾病性	正常～中度受损 （Scr ＜ 176.8mg/L）
IV	活动性	程度不一，50% 为 肾病性	正常～中度受损 （Scr 可 ＞ 442mg/L）
V	阳性或活动	程度不一，70% 为 肾病性	正常～中度受损 （Scr ＜ 176.8mg/L）

注：活动性尿沉渣包括红细胞、白细胞、细胞性及非细胞性管型；肾病性蛋白尿指 24 小时尿蛋白定量在 3g 以上；Scr= 血清肌酐

【肾活检活动性和慢性损伤指数】　1984 年 Austin 提出（表 1-23）

表1-23　肾活检活动性和慢性损害指数

活动性指数（最高分 24 分）	
肾小球增殖性病变	节段性或全小球性毛细血管内细胞增多，毛细血管襻循环容量减少 [a]
白细胞渗出	≥ 3 个多形核白细胞 / 肾小球 [a]
核碎裂 / 纤维素样坏死（计分时 ×2）	核碎裂指细胞核固缩或碎裂。纤维素样坏死指伴有固缩毛细血管的无定形，嗜酸性、无胶质的残骸 [b]
细胞性新月体（计分时 ×2）	毛细血管外上皮细胞增生及巨噬细胞浸润引起大于 1/4 的鲍曼囊超过 2 层细胞 [b]
透明性沉积	线圈样损害，嗜酸性物质沿毛细血管襻在管腔内均匀沉积。透明栓子：更多球状的 PAS 阳性物质阻塞整个毛细血管管腔 [a]
间质炎症	单个核细胞（淋巴细胞、浆细胞、巨噬细胞）在肾小管及间质浸润 [a]
慢性损害指数（最高分 12 分）	
肾小球硬化	肾小球毛细血管萎陷伴有系膜基质固化膨胀 [b]
纤维性新月体	鲍曼囊结构为纤维组织替代 [b]
肾小管萎缩	肾小管基底膜增厚，伴有或不伴小管上皮细胞蜕变，可见分隔开的残余小管 [a]
间质纤维化	肾小球及肾小管周围纤维组织沉积 [a]

注：带有 a 标记：记分 0 ~ 3 分别代表无、轻、中和重度病变；带有 b 标记：记分 0 ~ 3 分别代表肾小球受累范围无、＜ 25%、25% ~ 50% 和 ＞ 50

（四）肾穿刺活检

【目的】

确定疾病的诊断；评估疾病活动度，可逆改变或不可逆改变；判断预后；评估疗效，制订治疗方案。

【肾活检的适应证】

1. 肾炎型尿沉渣（肾小球性血尿和细胞管型）

2. 肾小球性血尿伴有蛋白尿 > 0.5 ~ 1g/d

3. 肾小球性血尿伴有蛋白尿 < 0.3 ~ 0.5g/d，伴补体 C3 降低或抗 ds-DNA 抗体阳性

4. 蛋白尿 > 1 ~ 2g/d（尤其当补体 C3 降低和（或）抗 ds-DNA 抗体阳性时）

【重复肾活检的指征】

1. 无法解释的蛋白尿加重（如：非肾病性自基线水平增加 > 2g/d 或肾病性增加 > 50%）

2. 无法解释的肾功能恶化（血清肌酐反复增高 > 30%）

3. 持续的肾小球性血尿伴有蛋白尿 > 2g/d，或蛋白尿 > 3g/d（当补体 C3 降低时）

4. 肾炎或肾病性复发

（引自：孙凌云. 系统性红斑狼疮临床特征与治疗. // 栗占国，唐福林主译. 凯利风湿病学. 8 版. 北京：北京大学医学出版社，2011：1350-1351.）

神经精神性狼疮

系统性红斑狼疮可合并中枢神经系统及周围神经系统的损害，引起多种神经及精神症状，其中中枢神经系统的神经、精神症状，称为神经精神性狼疮。

神经精神性狼疮的神经系统病变表现多种多样，从轻度到重度损害，各个部位（脑、脊髓、周围神经）均可受累，临床出现神经精神障碍。神经病变包括癫痫、脑血管病变、出血、血栓、偏瘫、截瘫、颅神经麻痹，少数患者可有脊髓病变和周围神经病变，颅内高压等。精神症状包括不同程度的思维障碍（幻视、幻听、迫害妄想）及意识、情感、行为、定向力及计算力障碍等。

【狼疮神经精神表现】

1. 中枢神经系统症状　无菌性脑膜炎；脑血管疾病；脱髓鞘综合征；头痛（偏头痛和良性高血压）；运动障碍（舞蹈病）；脊髓病；

癫痫发作；急性意识障碍；焦虑；认识障碍；情绪障碍；精神障碍。

2. 周围神经系统症状：急性炎性脱髓鞘性多神经炎（吉兰 - 巴雷综合征）；自主神经系统紊乱；单神经病变；重症肌无力；颅神经病变；神经丛病变；多发性神经病变。

【 神经精神性狼疮的检测 】

见表 1-24。

表1-24　神经精神性狼疮的实验室及特殊检查

检查项目	异常阳性率（%）	说明
血清学		
抗神经元抗体	30 ~ 92	弥漫性表现，无中枢神经系统表现，狼疮 14% ~ 20% 阳性
抗神经纤维丝抗体	58	弥漫性表现
抗核糖体 -P 抗体	45 ~ 90	精神病 / 抑郁症、一般性狼疮 12% ~ 28% 阳性
抗磷脂抗体	45 ~ 80	局限性表现，脑卒中
脑脊液检查		
细胞增加	6 ~ 34	除外感染及非甾体类抗炎药引起的脑膜炎
蛋白质增加	22 ~ 50	非特异性
葡萄糖减低	3 ~ 8	
抗神经元抗体	90	除外感染，横断性脊髓炎
Q 白蛋白增高	8 ~ 33	弥漫性表现，亦可见于 40%
IgG/IgM 指数增高	25 ~ 66	局限性表现
寡克隆带（≥ 2 带）	20 ~ 82	反映血脑屏障异常
影像学检查		
脑电图	54 ~ 84	弥漫性表现 无特异性异常，无中枢神经系统症状的狼疮患者
脑扫描	8 ~ 19	可有 48% 异常
CT 扫描	27 ~ 71（萎缩）	萎缩可由于肾上腺皮质激素
	10 ~ 25（梗死或出血）	20% ~ 25% 临床肯定梗死 CT 扫描查不出

表1-24 神经精神狼疮的实验室及特殊检查（续表）

检查项目	异常阳性率 (%)	说明
磁共振成像		
所有神经精神狼疮	77	无特异病变，萎缩 28% ~ 71%
神经精神狼疮，指弥漫性症状	< 5	
局限症状	几乎 100	
狼疮患者，神经精神症状与狼疮无关	31	
狼疮患者，年龄 < 45 岁，无中枢神经症状病史	< 5 ~ 11	
血管造影	10	血栓性卒中更多异常

狼疮合并妊娠

【妊娠期狼疮活动指数】

妊娠期狼疮活动指数（lupus activity index in pregnancy，LAI-P）主要包括的内容见表1-25。

表1-25 妊娠期狼疮活动指数

积分	临床表现
1	发热：体温 > 38℃，排除感染和药物因素，分值为 1
2	红斑：炎性皮疹，要除外瘢痕、一过性皮肤病变和妊娠斑，分值为 2 分，不计血管炎
2	关节炎：累及 2 ~ 5 个关节
3	累及 5 个以上关节
1	浆膜炎：胸膜炎或心包炎引起疼痛
2	超声或 X 线片证实有渗出或心电图证实心包炎
3	大量胸腔积液或心包填塞
内脏受损表现	
3	神经症状：有下列一项者，分值为 3 分
	（1）精神病；（2）器质性脑病综合征；（3）癫痫发作；（4）脑血管病变；（5）视网膜病变、巩膜炎和纤层巩膜炎，需除外子痫、先兆子痫、抗磷脂综合征和药物所致
2 ~ 3	肾受累：尿蛋白 > 0.5g/d 或为妊娠前的 2 倍

表1-25　妊娠期狼疮活动指数（续表）

积分	临床表现
2 ~ 3	排除其他原因：伴炎性尿沉渣或补体降低、抗 ds-DNA 抗体增高，对激素加量疗效好
2	肾穿刺：Ⅱ或Ⅴ型狼疮肾炎
3	Ⅲ型或Ⅳ型
3	管型或肾衰竭
3	肺受累：肺部浸润、咯血或间接证明肺泡出血，应排除肺部感染
1	血液系统：血小板 < 100×10^9/L，或白细胞 < 3.0×10^9/L
2	血小板 < 50×10^9/L，白细胞 < 1.0×10^9/L 或淋巴细胞 < 0.1×10^9/L
3	血小板 < 20×10^9/L 或溶血性贫血，血红蛋白 < 80g /L
3	血管炎
2	肌炎
治疗药物的改变	
1	增加泼尼松（≤ 0.25mg/kg·d）或羟氯喹或非甾体类抗炎药加量
3	增加泼尼松：≤ 0.5mg/kg·d
3	≥ 0.5mg/kg·d
3	增加免疫抑制剂，计 3 分
实验室指标	
1	蛋白尿：> 0.5g/d
2	1g ~ 3g/d
3	> 3g/d
1	抗 ds-DNA 抗体：>正常值的 25%
2	>正常值的 50%
1	补体 C3 和 C4：正常值的 50% ~ 70%
2	<正常值的 50%

总积分 =（一组平均值 + 三组平均值 + 四组平均值 + 二组最高值）除以 4，总分值为 0 ~ 2.6 分。在取得怀孕前的基线值，同时每次随诊时，增加 ≥ 0.25 分则为病情活动

药物性狼疮

　　药物性狼疮（drug-induced lupus）是指服用某种药物所致的狼疮样疾病。长期服用一些药物不仅可诱发机体的超敏反应，诱导狼疮，还可加重狼疮病情。常见药物有：氯丙嗪、肼苯哒嗪、抗结核药（异烟肼）、青霉胺、甲基多巴、普鲁卡因胺、辛伐他汀、胺碘酮等。随

着生物制剂（依那西普、英夫利西单抗等）的应用、诱导狼疮样疾病的病例不断增多。药物性狼疮常发生于持续使用诱发狼疮药物至少1个月或以上。症状常在停药后几天或几周内改善或消失，虽有血清学改变（如抗核抗体阳性）可能需几个月才能恢复正常。其特点：

1．全身症状：发热、乏力、体重下降、关节痛及关节炎、过敏性皮疹、浆膜炎（胸膜炎和心包炎）等，但症状较轻，停药后症状逐渐消失。

2．血清学或其他实验室指标异常：抗核抗体阳性、狼疮细胞阳性、抗组蛋白抗体阳性、轻度白细胞减少、贫血及血小板减少，抗ds-DNA抗体及抗ENA抗体阳性少见。

3．重要脏器损伤少见。

4．患病年龄比系统性红斑狼疮患者的年龄大，性别无明显的差别。

5．不能完全符合ACR的诊断标准。

五、皮肤狼疮带试验

应用直接免疫荧光技术可以检查皮肤表皮和真皮交界处有无免疫球蛋白（Ig）和补体沉积带，此实验称为皮肤狼疮带试验（LBT）。

通常取前臂暴露部分皮肤（腕关节上7～10cm，袖口处），无需取皮损部位皮肤，角膜钻取少量皮肤活检，损伤小，不需缝合，操作方便，不会留有瘢痕。

LBT试验阳性为表皮与真皮交界处有线型草绿色荧光，根据荧光强度可判断出（+++）～（+）；正常皮肤无草绿色荧光沉积。

临床意义：

（1）LBT的阳性率及特异性高，"正常"皮肤部位LBT（+）者，高度提示SLE，有助于诊断早期仅有单器官或单系统损害的SLE；

（2）LBT中免疫球蛋白（Ig）的类别、数目和荧光强度与疾病活动性和肾损害相关联。如仅有IgG沉积者比仅有IgM沉积者疾病活动性大，肾病变程度重。多种免疫球蛋白（IgG、IgA、IgM）同时沉积，其活动性更大，病情更重。由此可估计疾病的预后；

（3）LBT与SLE的活动程度有关，疾病活动期时LBT为阳性，疾病缓解期LBT可转为阴性，但转阴时间较抗ds-DNA抗体滴度降低的时间发生的晚；

（4）除SLE外，有些疾病如固定性药疹、麻风、酒糟鼻、多形性日光疹、各型血管炎患者皮损部位的LBT也可呈阳性。这些患者的荧光明亮度较 SLE 差，且不规则。患者亦无 SLE 的其他系统性损害，以资鉴别。

（安　媛　赵　华）

第四节　系统性硬化症

系统性硬化症（systemic sclerosis，SSc）是一种原因不明，皮肤变硬和增厚为主要特征的结缔组织病。以局限性或弥漫性皮肤及内脏器官结缔组织纤维化、硬化及萎缩的结缔组织病。又称硬皮病。主要特点为皮肤、滑膜、骨骼肌、血管和食管出现纤维化或硬化。有些内脏，如肺、心脏、肾和大、小动脉也有类似病变。女性多见，大多数发病年龄在 30 ～ 50 岁。

一、分类

1．局限性硬化症　①硬斑病：包括广泛性硬斑病、深部硬斑病；②带状硬化症；③点滴状硬化症。

2．系统性硬化症　①肢端硬化症；②弥漫性硬化症；③ CREST 综合征：皮下钙质沉积（calcinosis）；雷诺现象（raynaud sphenomenon）；食管功能障碍（esophageal dysmobility）；指（趾）端硬化（sclerodactyly）；毛细血管扩张（telangiectasis）。

3．嗜酸性筋膜炎（eosinophilic facitis）　嗜酸粒细胞增多性弥漫性筋膜炎。

4．硬皮病样疾病：①与环境相关的硬化症；②流行性硬化病；③其他的硬化症样疾病。

二、诊断

【分类标准之一】　1980 年美国风湿病协会（ACR）提出

1．主要条件　近端硬皮病：手指及掌指（跖趾）关节近端皮肤增厚、紧绷、肿胀。这种改变可累及整个肢体、面部、颈部和躯干。

2．次要条件

（1）指硬化：上述皮肤改变仅限于手指。

（2）指尖凹陷性疤痕，或指垫消失：由于缺血导致指尖凹陷性疤痕，或指垫消失。

（3）双肺基底部纤维化：在立位 X 线胸片上，可见条状或结节状致密影，以双肺底为著，也可呈弥漫斑点或蜂窝状肺。要除外原发性肺病所引起的这种改变。

判定：

（1）具有主要条件或两个及以上次要条件者，可诊为硬皮病。

（2）有雷诺现象，多发性关节炎或关节痛，食管蠕动异常，皮肤活检示胶原纤维肿胀和纤维化，血清有 ANA、抗 Scl-70 抗体和着丝点抗体均有助于诊断。

应除外局限性硬皮病、嗜酸性筋膜炎和各种假性硬皮病。

【轻度 SSc 诊断标准】 LeRoy & Medsger 建议

雷诺现象 ＋下列两项：

甲皱微循环异常；

SSc 特异性抗体（抗着丝点抗体，抗 Scl-70 或抗 PM-Scl 等）。

【分类标准之二】 Leroy 标准

1．弥漫性皮肤硬化症

雷诺现象发生于皮肤改变的 1 年之内（水肿和皮肤绷紧）；躯干和指端皮肤受累；出现肌腱端摩擦音；早期发生明显的肺间质病变，少尿、肾衰竭。

2．弥漫性胃肠道疾病和心肌受损

抗着丝点抗体阴性；甲皱毛细血管膨大伴损伤；抗拓扑异构酶Ⅰ抗体（Scl-70）（30% 患者）。

3．局限性皮肤硬化症

雷诺现象持续数年（偶有数十年）；有（或）无手、脸、脚和前臂皮肤受累；新近发生明显的肺动脉高压，有（或）无肺间质病变、三叉神经痛、皮肤钙质沉着、毛细血管扩张；高滴度抗着丝点抗体（70% ～ 78%）；甲皱毛细血管样扩张，通常无毛细血管萎缩。

【分类标准之三】 日本厚生省制定的诊断标准

1．主要症状　①皮肤症状：初期，手臂及上眼睑发生原因不明的水肿及对称性弥漫性硬化。晚期，皮肤硬化和手指屈曲挛缩。②四肢症状：雷诺现象，指、趾末端溃疡和瘢痕形成。③关节症状：多关节疼或关节炎。④肺部症状：肺纤维化。⑤消化道症状：食管功能低下。

2．病理所见　①前臂伸侧皮肤活检：胶原纤维肿胀或纤维化。②血管壁显示上述类似变化。

判断：

1．疑诊：①具备主要症状中的第一项；②具备主要症状 2 ～ 5

项中的两项，且能排除其他结缔组织病者。

2．确诊：①主要症状中具备三项以上者；②疑诊病例具备病理所见一项者。

【分类标准之四】

见表 1-26。

表1–26　2013年ACR/EULAR系统性硬皮病诊断标准

主项	亚项	权重／积分
双手手指皮肤增厚至掌指关节近端		9
手指皮肤增厚（仅取较高分）	手指肿胀	2
	指端硬化（掌指关节以远近至近端指（趾）间关节）	4
指尖病变（仅取较高分）	指尖溃疡	2
	指尖凹隔性瘢痕	3
毛细血管扩张	–	2
甲壁毛细血管异常	–	2
肺动脉高压和（或）间质性肺疾病	肺动脉高压	2
	间质性肺疾病	2
雷诺现象	–	3
SSc 相关的自身抗体	抗着丝点抗体、抗拓扑异构酶 I 抗体（抗 Scl-70）、抗 RNA 聚合酶Ⅲ抗体	3

注：总分＞9分者为明确的SSc。

（引自：Van den HF, et al. Ann Rheum Dis，2013，72：1747-1755.）

【CREST 综合征】

CREST 为 SSc 的一种亚型，属肢端硬皮病，此综合征同时还可有内脏受累的表现。其临床表现包括：①皮下钙质沉积；②雷诺现象；③食管功能障碍；④指（趾）端硬化；⑤毛细血管扩张。

符合 CREST 综合征临床表现中 3 条或 3 条以上者及抗着丝点抗体阳性，可确诊。

【早期硬皮病诊断标准】　2009 年欧洲硬皮病临床试验和研究协作组（EULAR sleroderma trail and research group，EUSTAR）提出

主要标准：

雷诺现象；手指肿胀；抗核抗体阳性，应高度怀疑，需进一步

检查；如存在下列 2 项中的任何一项即可确诊为早期硬皮病：

①甲床毛细血管镜检查异常；或

②硬皮病特异性抗体，如抗着丝点抗体阳性或抗 Scl-70 抗体阳性

早期硬皮病不易与未分化结缔组织病、混合性结缔组织病鉴别。

【极早期 SSc 初步诊断标准】 2009 年 EUSTAR

极早期 SSc 早于器官损伤

主要指标：雷诺现象；

- 抗体阳性：ANA、抗着丝点抗体（ACA）、抗拓扑异构酶 1 抗体（Scl-70）

- 诊断性甲皱毛细血管镜图像：巨毛细血管，微出血

次要指标：钙质沉着

- 手指肿胀

- 肢端溃疡

- 食管括约肌功能低下

- 毛细血管扩张图像

- 胸部高分辨 CT 毛玻璃状

＊具备上述标准中的三个主要标准或两个主要标准加一个次要标准者，可诊断。用于 SSc 出现不可逆器官损伤之前。

（引自：Avouae J Ann Rheum Dis.2010.11. 医学参考报风湿免疫

频道 2009.11.18 A）

三、硬皮病肾危象

硬皮病患者出现肾损害症状为一恶性征兆，是患者死亡的主要原因。硬皮病肾病变临床表现不一，15% ～ 20%的患者在发病早期就有肾损害，表现为蛋白尿、镜下血尿、高血压、肌酐清除率下降、氮质血症等。少数患者突然发生急剧进展的恶性高血压，患者有严重的头痛、恶心、呕吐、视力下降、抽搐和（或）急进性肾衰竭（少尿、无尿），临床称此为硬皮病肾危象（renal crisis）。特点为：

（1）发病较急剧

（2）血压升高明显，舒张压 ≥ 130mmHg

（3）患者有明显的头痛、恶心、呕吐、视物模糊，眼底检查示：眼底水肿、渗出、出血和视乳头水肿

（4）持续蛋白尿、血尿及管型尿和（或）急性肾衰竭

（5）进展迅速，治疗不及时，预后差

肾危象是因肾受损小动脉狭窄，使肾血流量减少促使肾素的释

放，肾素通过血管紧张素Ⅱ加重血管的收缩，这样的恶性循环构成肾缺血坏死而出现肾危象。

预测肾危象的因素：

（1）系统性硬皮病

（2）病程＜4年

（3）疾病进展快

（4）抗RNA多聚酶Ⅲ抗体阳性

（5）服用大量激素

（6）血清肾素水平突然升高

应用环孢素新发贫血、心脏受累（心包积液、心力衰竭）。

四、肺间质纤维化和肺动脉高压

（见第九章第十一节）

五、皮肤受累程度衡量指标

皮肤受累的面积和程度是评定病情和治疗效果的一个有用的指标。Steen等提出把皮肤受累程度分为0：正常；1：轻度；2：中度；3：重度；4：极重度五个等级，再结合受累部位求出积分，作为衡量指标，具体方法见表1-27。

表1-27 皮肤受累面积程度

右		左	右		左
01234	手指	01234	01234	腹部	01234
01234	手	01234	01234	上背	01234
01234	前臂	01234	01234	下背	01234
01234	上臂	0123	01234	大腿	01234
01234	肩	01234	01234	小腿	01234
01234	颈	01234	01234	足	01234
01234	面	01234	01234	脚趾	01234
01234	乳房	01234			

（李 春 安 媛）

第五节 特发性炎性肌病

特发性炎性肌病（idiopathic inflammatory myopathies，IIM）是

一组以四肢近端肌肉受累为突出表现的异质性疾病。其中以多发性肌炎（polymyositis，PM）和皮肌炎（dermatomyositis，DM）最为常见。多侵犯四肢近端肌、颈项肌及咽部肌肉，肌纤维出现变性、坏死及炎细胞浸润。临床表现为肌肉疼痛、无力和一定程度的肌萎缩，常累及多个系统和器官，也可伴发肿瘤和其他结缔组织病。仅有近端肌无力、肌萎缩者为PM；伴有特发性皮疹者为DM。女性多于男性，DM比PM更多见。

一、分类

1．1975年，Bohan和Peter将多发性肌炎（PM）/皮肌炎（DM）分为五类：

（1）原发性特发性多发性肌炎

（2）原发性特发性皮肌炎

（3）合并肿瘤的皮肌炎（或多发性肌炎）

（4）与血管炎有关的儿童肌炎

（5）合并其他胶原病的多发性肌炎和皮肌炎（重叠综合征）

2．1982年，Witaker在上述分类基础上增加了：

包涵体肌炎和其他（结节性、局灶性及眶周性肌炎、嗜酸性肌炎、肉芽肿性肌炎和增生性肌炎）

3．1986年，Baken和Engel将多发性肌炎（PM）/皮肌炎（DM）分为七类：

（1）成人多发性肌炎

（2）成人皮肌炎

（3）儿童和青年（青少年）皮肌炎

（4）皮肌炎合并其他结缔组织病（重叠综合征）

（5）多发性肌炎合并其他结缔组织病

（6）皮肌炎合并恶性肿瘤

（7）多发性肌炎合并恶性肿瘤

4．1991年Dalakas提出将特发性炎性肌病（IIM）分为3类：

DM、PM和IBM

5．2004年欧洲神经肌肉疾病中心和美国肌肉研究协作组（ENMC）IIM分类：

（1）将IIM分为5类：PM、DM、包涵体肌炎（inclusion body myositis，IBM）、非特异性肌炎（nonspecitlc myositis，NSM）和免疫介导的坏死性肌炎（immune-mediated neerotizing myopathy，IMNM）

（2）对无肌病性皮肌炎（amyopathic dermatomyositis．ADM）提出了较明确的诊断标准。但应注意的是：ADM 并不是固定不变的，部分患者经过一段时间可发展成典型的 DM。另外，AMD 可出现严重的肺间质病变及食管病变，也可伴发肿瘤性疾病（表 1-28）。

表1-28　炎性肌病的推荐分类方法

分类
单纯多发性肌炎（PM） 单纯皮肌炎（DM） 重叠肌炎（OM）：至少具有一项临床重叠症状或一种重叠抗体 恶性肿瘤相关性肌炎（CAM）：具备临床类肿瘤特征而无重叠抗体或抗 Mi-2
Bohan 和 Peter 对肌炎的定义
1．对称性近端肌无力 2．血清肌酸肌酶升高 3．肌电图出现肌源性损害：低幅、短时限、多相波的运动单位电位；纤颤、正锐波和插入活动增加；自发性高频率放电 4．肌活检示：肌肉出现坏死、再生、变性及间质单核细胞浸润 5．典型的皮肌炎皮损：向阳疹、Gottron 征和 Gottron 斑丘疹 确诊肌炎：具有 1～4 项者可确诊多发性肌炎，1～4 项中具备 3 项并有皮疹可诊断皮肌炎 可能肌炎：1～4 项中具备 3 项诊断多发性肌炎，1～4 项中具备 2 项并有皮疹可诊断皮肌炎 怀疑肌炎：1～4 项中具备 2 项怀疑多发性肌炎，1～4 项中具备 1 项并有皮疹可怀疑皮肌炎
临床重叠综合征的定义
炎症性疾病合并至少一项或多项下述表现：多关节炎，雷诺现象，指端硬化，掌指关节近端硬皮病，典型 SSc 样手指皮肤钙化，食管下端及小肠蠕动减慢，DLCO 低于正常预计值 70%，胸部 X 线片或 CT 示肺间质纤维化，盘状狼疮，抗 ds-DNA 阳性合并补体降低，具备美国风湿病学会对系统性红斑狼疮的诊断标准 11 项中的 4 项或更多项，抗磷脂综合征
对重叠综合征自身抗体的定义
抗合成酶抗体（Jo-1、PL-7、PL-12、OJ、EJ、KS），硬皮病相关的自身抗体 [硬皮病特异性自身抗体：抗着丝粒抗体、抗拓扑异构酶Ⅰ抗体、抗 RNA 多聚酶Ⅰ或Ⅲ抗体、抗 Th 抗体，以及与系统性硬化重叠综合征相关的自身抗体：U1-RNP、U2-RNP、U3-RNP、U5-RNP、Pm-Scl、Ku，以及其他自身抗体（信号识别颗粒抗体，核孔蛋白抗体）]
副肿瘤综合征的定义
确诊肌炎 3 年内的肿瘤，无其他多种临床重叠综合征的特点；肿瘤治愈后肌炎亦治愈

二、诊断

【**诊断标准之一**】 1975 年，Bohan/Peter 建议的诊断标准（简称 B/P 标准）

1．对称性近端肌无力表现：肩胛带肌和颈前伸肌对称性无力，持续数周至数月。或不伴食管或呼吸道肌肉受累

2．肌肉活检异常：肌纤维变性、坏死，细胞吞噬、再生、嗜碱变性，核膜变大，核仁明显，筋膜周围结构萎缩，纤维大小不一，伴炎性渗出

3．血清肌酶升高：如 CK、醛缩酶、ALT、AST 和 LDH

4．肌电图示肌源性损害：肌电图有三联征改变：即时限短、小型的多相运动电位；纤颤电位，正锐波；插入性激惹和异常的高频放电

5．典型的皮肤损害：

（1）眶周皮疹：眼睑呈淡紫色，眶周水肿

（2）Gottron 征：掌指及近端指间关节背面的红斑性鳞屑疹

（3）膝、肘、踝关节、面部、颈部和上半身也可出现的红斑性皮疹

判定标准：

确诊 PM 应符合所有 1～4 条标准

拟判定标准：

确诊 PM 应符合 1～4 条中的任何 3 条标准；可疑 PM 符合 1～4 条中的任何 2 条标准：

确诊 DM 应符合第 5 条加 1～4 条中的任何 3 条

拟诊 DM 应符合第 5 条及 1～4 条中的任何 2 条

可疑 DM 应符合第 5 条及 1～4 条中的任何 1 条标准

（引自：N Engl J Med，1975，292：344.）

【**诊断标准之二**】 1982 年 Maddin 标准

1．肢带肌（肩胛带肌、骨盆带肌及四肢近端肌肉）和颈前屈肌呈现对称性软弱无力，有时伴吞咽困难或呼吸肌无力，症状持续进展几周至几个月

2．肌肉活检显示，病变的横纹肌纤维变性、坏死、被吞噬、再生以及单个核细胞的浸润等，并有嗜碱性粒细胞增多、大泡状内膜的核及明显的核仁，常在血管周围可见肌束的萎缩、纤维开头的变异及炎性渗出物

3. 血清肌酶谱增高，肌酸磷酸激酶增高明显，其他还有醛缩酶、谷草转氨酶、谷丙转氨酶和乳酸脱氢酶

4. 肌电图有肌源性损害，运动电位时间短，波幅小和多相三联表现；纤颤波，正锐波，插入激发，异常重复高频发电

5. 皮肤特征性皮疹，包括眼睑紫红色斑和眶周为中心的水肿性紫红色斑；手背鳞状红斑；掌指关节和指关节伸面的 Gottron 丘疹，还可累及膝、肘、内踝、面部和躯干上部

判断：符合前4项中的3项加皮肤改变可确诊为 DM；

符合1、2、3、4项，无皮肤改变者可确诊为 PM。

前4项中2项加皮肤改变很可能为 DM；

前4项中3项并无皮肤改变很可能为 PM。

【分类标准之三】 1995 年 Tanimoto 标准

1. 近端肌无力（上肢或下肢和躯干）

2. 血清肌酸激酶或醛缩酶水平增高

3. 握拳时肌肉疼痛或酸痛

4. 肌电图示肌源性损害（短时限、多向运动电位伴有自发的纤颤电位）

5. 抗 J_{0-1} 抗体（组氨酰 tRNA 合成酶）阳性

6. 无破坏性的关节炎或关节痛

7. 系统性炎症体征：发热 $\geq 37^\circ C$（腋下）、血清 CRP 升高或 ESR 增快 $\geq 20mm/h$（魏氏法）

8. 病理显示符合炎性肌炎表现，横纹肌炎细胞浸润伴有肌纤维坏死、退化（中性粒细胞吞噬作用或活动性再生）

符合上述标准的4条或4条以上可确诊。敏感性98.9%，特异性95.2%。

【分类标准之四】 WHO 标准

1. 主要标准：①典型皮肤病变（眼睑皮疹），末稍血管扩张；②肌力下降；③肌活检；④肌电图；⑤血清酶

2. 次要标准：①钙沉着；②吞咽困难

判定：主要标准中3项或主要标准2项加次要标准2项可诊为皮肌炎（无皮肤症状为 PM）。只有主要标准中第1项或主要标准2项，或主要标准1项加次要标准2项时，疑诊为皮肌炎。

【分类标准之五】 2004 年国际肌病协作组建议的 IIM 分类诊断标准

诊断要求

1．临床标准

● 包含标准：

A．常＞18岁发作，非特异性肌炎及DM可在儿童期发作

B．亚急性或隐匿性发作

C．肌无力：对称性近端＞远端，颈屈肌＞颈伸肌

D．DM典型的皮疹：眶周水肿性紫色皮疹，Gottron征，颈部V型征，披肩征

● 排除标准：

A．IBM的临床表现：非对称性肌无力，腕/手屈肌与三角肌同样无力或更差，伸膝和（或）踝背屈与屈髋同样无力或更差

B．眼肌无力，特发性发音困难，颈伸＞颈屈无力

C．药物中毒性肌病，内分泌疾病（甲状腺功能亢进症、甲状旁腺功能亢进症、甲状腺功能低下），淀粉样变，家族性肌营养不良病或近端运动神经病

2．血清CK水平升高

3．其他实验室标准

A．肌电图检查

● 包含标准：

（1）纤颤电位的插入性和自发性活动增加，正相波或复合的重复放电

（2）形态测定分析显示存在短时限，小幅多相性运动单位动作电位（MUAPs）

● 排除标准：

（1）肌强直性放电提示近端肌强直性营养不良或其他传导通道性病变

（2）形态分析显示为长时限，大幅多相性MUAPs

（3）用力收缩所募集的MUAP类型减少

B．磁共振成像（MRI）

STIR显示肌组织内弥漫或片状信号增强（水肿）

C．肌炎特异性抗体

4．肌活检标准

A．炎性细胞（T细胞）包绕和浸润至非坏死肌内膜

B．CD8$^+$T细胞包绕非坏死肌内膜但浸润至非坏死肌内膜不确定或明显的MHC-1分子表达

C．束周萎缩

D．小血管膜攻击复合物（MAC）沉积，或毛细血管密度降低，或光镜下见内皮细胞中有管状包涵体，或束周纤维 MHC-1 表达

E．血管周围，肌束膜有炎性细胞浸润

F．肌内膜散在的 CD8⁺T 细胞浸润，但是否包绕或浸润至肌纤维不肯定

G．大量的肌纤维坏死为突出表现，炎性细胞不明显或只有少量散布在血管周，肌束膜浸润不明显

H．MAC 沉积于小血管或 EM 见烟斗柄状毛细管，但内皮细胞中是否有管状包涵体不确定

I．可能是 IBM 表现：镶边空泡，碎片性红纤维，细胞色素过氧化物酶染色阴性

J．MAC 沉积于非坏死肌纤维内膜，及其他提示免疫病理有关的肌营养不良

【诊断标准】

多发性肌炎（PM）

确诊 PM：

1．符合所有临床标准，除外皮疹

2．血清 CK 升高

3．肌活检包括 A，除外 C、D、H，I

拟诊 PM（probable PM）：

1．符合所有临床标准，除外皮疹

2．血清 CK 升高

3．其他实验室标准中的 1/3 条

4．肌活检标准包括 B，除外 C、D、H、I

皮肌炎（DM）

确诊 DM：

1．符合所有临床标准

2．肌活检包括 C

拟诊 DM：

1．符合所有临床标准

2．肌活检标准包括 D 或 E，或 CK 升高，或其他实验室指标的 1/3 条

无肌病性皮肌炎

1．DM 典型的皮疹：眶周皮疹或水肿，Gottron 征，V 型征，披

肩征

2．皮肤活检证明毛细血管密度降低，沿真皮 - 表皮交界处 MAC 沉积，MAC 周伴大量角化细胞

3．没有客观的肌无力

4．CK 正常

5．EMG 正常

6．如做肌活检，无典型的 DM 表现

可疑无皮炎性皮肌炎（possible DM sine dermatitis）

1．符合所有临床标准，除外皮疹

2．血清 CK 升高

3．其他实验室指标的 l/3 条

4．肌活检标准中符合 C 或 D

非特异性肌炎

1．符合所有临床标准，除外皮疹

2．血清 CK 升高

3．其他实验室指标的 1/3 条

4．肌活检包括 E 或 F，并除外所有其他表现

免疫介导的坏死性肌病

1．符合所有临床标准，除外皮疹

2．血清 CK 升高

3．其他实验室指标的 1/3 条

4．肌活检标准包括 G，除外所有其他表现

【分类标准之六】

见表 1-29。

表1-29　成人和青少年特发性炎性肌病分类标准　（2014年ACR建议）

变量	得分 无肌活检	得分 有肌活检
首发症状的年龄 ≥ 18 岁，但 < 40 岁	1.3	1.5
首发症状年龄 ≥ 40 岁	2.1	2.2
临床肌肉损害特征		
客观对称性肌无力，通常呈进展性，近端上肢肌肉	0.7	0.7
客观对称性肌无力，通常呈进展性，近端下肢肌肉	0.8	0.5
颈部屈比伸相对更加无力	1.9	1.6
双下肢近端肌肉相对远端更无力	0.9	1.2

表1-29 成人和青少年特发性炎性肌病分类标准 （2014年ACR建议）
（续表）

变量	得分	得分
	无肌活检	有肌活检
皮肤症状		
向阳疹	3.1	3.2
Gottron 疹	2.1	2.7
Gottron 征	3.3	3.7
其他临床损害		
吞咽困难或食管功能异常	0.7	0.6
实验室检查		
血清肌酸激酶增高 或	1.3	1.4
血清乳酸脱氢酶增高 或		
血清谷草转氨酶增高 或		
血清谷丙转氨酶增高		
抗 J_{0-1} 抗体阳性	3.9	3.8
肌活检指标		
肌内膜单核细胞浸润，但不是侵入肌纤维		1.7
肌束膜和（或）血管周围单核细胞浸润		1.2
束周萎缩		1.9
边缘空泡		3.1

注：得分7分以上考虑诊断

［引自：多发性肌炎和皮肌炎诊断及治疗指南. 中华风湿病杂志，
2012，2（16）：33-36.］

三、肌肉功能的分度测定法

在治疗肌炎过程中决定药物种类和剂量除肌酶谱等实验室的参数外，患者的临床症状，肌肉功能状态是一个极为重要的观察指标，尤其在肌酶谱已恢复正常，肌力的测量可达4级或4级以上的患者。这些患者可根据肌肉功能的分数来判断肌炎的严重度并进行相应的药物加减。

1．肌肉功能的分度（表1-30）

表1-30 肌肉功能的评分表

活动的种类	分数
1 由平卧到坐位	0～3
2 由坐位到站位	0～3
3 走路	0～3
4 上楼梯	0～3
5 头面部清洁（刷牙、梳头）	0～3
6 穿衣	0～3
穿上衣或系扣子	0～3
穿裤子	0～3
7 举物过头（伸肘）	0～3
轻家务劳动	0～3
重家务劳动	0～3
注：分数评法：不能做	0
动作需他人帮助完成	1
动作需拐、栏杆帮助完成或独自完成时有困难	2
动作独自完成且无困难	3
最高分数为30	

2. 肌力分级

● 国内常用的方法（6级）

0级：完全瘫痪

1级：可有肌肉收缩，但不能产生移动动作

2级：肢体能在平面移动，但不能克服重力而抬起

3级：肢体可以抬离平面，但不能抵抗阻力

4级：肢体能抵抗阻力，但肌力较弱

5级：正常肌力

● Rose 及 Walton 评定法

1级：检查无异常

2级：检查无异常，但易疲劳，运动耐力下降

3级：一个或多个肌群轻度萎缩，但无功能损害

4级：蹒跚步态，不能跑步，但可以爬楼，无需借助臂托

5级：明显的蹒跚步态，严重脊柱前凸，不借助臂托不能上楼梯或从座椅上站起来

6级：无帮助不能行走

以上2种方法的对照见表1-31。

表1-31 肌力检查对照表

Rose及Walton评定法		国内常用的方法	
1级	检查无异常	0级	完全瘫痪
2级	检查无异常,但易疲劳,运动耐力下降	1级	肌肉能轻微收缩,但不能活动
3级	一个或多个肌群轻度萎缩,但无功能损害	2级	肢体能在床上平移,但不能抬起
4级	蹒跚步态,不能跑步,但可以爬楼,无需借助臂托	3级	肢体能抬离床面,但不能对抗阻力
5级	明显的蹒跚步态,严重脊柱前凸,不借助臂托不能上楼梯或从座椅上站起来	4级	能对抗阻力,但肌力有不同程度减弱
6级	无帮助不能行走	5级	肌力正常

(引自:吴东海. 多发性肌炎和皮肌炎. // 蒋明,David Yu,林孝义,等. 中华风湿病学. 北京:华夏出版社,2004:1091-1105.)

3.肌肉病变表现

(1)对称性的上、下肢近端肌肉逐渐加重的肌无力

(2)上楼困难

(3)下蹲后站立困难

(4)步态缓慢

(5)摇摆不稳

(6)举臂困难及梳头困难

(7)患者平卧时头部不能抬离枕头

(8)严重者不能翻身

(9)坐立时头不能竖直

(10)发音含糊和吞咽困难

无肌病性肌炎

无肌病性肌炎(amyopathic dermatomyositis ADM)是DM的一种亚型,无肌病状态是指无肌无力的客观体征,诊断学检查包括血清酶学、肌电图和肌活检无异常或仅有轻度异常。无肌病状态持续时间应≥2年才可确诊为ADM。

ADM分为三种类型:①无骨骼肌无力的主观症状及肌肉受累的客观发现;②无主观的肌无力症状,但有肌肉受累的客观证据(轻微异常);③有主观的肌无力症状,但无肌肉受累的客观发现或临床检查无肌无力的体征。

包涵体肌炎

包涵体肌炎(inclusion body myositis,IBM)是老年人较常见的

一种炎性疾病。起病隐匿，临床表现以近端和远端肌肉受累为主，IBM 多为散发性（sporadic inclusion-body myositis，s-IBM），也有家族遗传性 IBM（hereditary inclusion-body myositis，h-IBM），为常染色体显性或隐性遗传病，如确诊需依靠病理。

【诊断依据】

1．临床特点

①起病隐匿，进展缓慢，确诊需数年；②中老年患病，多见 50 岁以上男性；③近端、远端肌肉均可累及，可不对称，无肌肉疼痛，皮疹；④肌电图示肌源性及神经源性损害；⑤常不伴恶性肿瘤和其他结缔组织病；⑥对肾上腺皮质激素及免疫抑制剂的疗效差。

2．病理特点

受累肌细胞的胞质或胞核内有嗜酸性包涵体，内含小管状的丝状体（filaments）。包涵体旁有充满了碱性颗粒的带边空泡，泡内为髓性结构和组织碎片等。

3．病理诊断要点

①每个低倍视野至少可见一个镶边小泡（rimmed Vacuoles）；②每个低倍视野至少可见一组萎缩纤维；③肌肉间有炎性渗出；④电镜下可见丝状包涵体。

【诊断标准之一】　1996 年 Griggs 提出 2002 年修改

1．临床特点

A．病程至少 6 个月

B．发作年龄＞30 岁

C．肌无力

（1）上肢和下肢的近端、远端的肌肉受累

（2）患者至少有下列一项特点：

①手指屈肌无力

②腕屈肌较伸肌重

③股四头肌无力

2．实验室特点

A．血清肌酶正常或轻度升高

B．肌活检

（1）炎性疾病的特点，单个核细胞在非坏死肌纤维内的浸润

（2）含空泡肌纤维

（3）下列两条中的任何一条

① 细胞内淀粉样物的沉积（必须是荧光纤维镜的方法，除外淀

粉样物的存在）或②电镜检查发现 15 ～ 18mm 细管状丝

C. 肌电图必须有炎性疾病的特点（s-IBM 时经常能观察到长时相的电位，这不能除外 s-IBM）

3．家族史

s-IBM 可有少见的家族聚集性现象，但 h-IBM 肌肉没有炎症浸润。s-IBM 的诊断需要有肌细胞内炎症浸润、肌细胞内淀粉样物沉积和 15 ～ 18mm 细管状丝。

4．相关疾病

s-IBM 可与其他各种疾病，尤其是自身免疫性疾病伴发。如果能满足 s-IBM 的诊断标准，即使有相关的疾病也不能排除 s-IBM 的诊断。

5．包涵体肌炎诊断

A. 确诊 s-IBM

病人必须满足肌活检的所有特点，包括单个核细胞在非坏死肌纤维内的浸润，肌纤维内空泡，肌细胞内淀粉样物沉积和 15 ～ 18mm 细管状丝。如能满足肌活检的特征，其他的临床和实验室特点不是必须的。

B. 拟诊 s-IBM

如肌活检仅有炎症表现（单个核细胞在非坏死肌纤维内的浸润），而无其他的 s-IBM 的特点，但患者满足临床（1 之 A、B、C）和实验室（2 之 A、C）的特点，则拟诊 s-IBM。

【诊断标准之二】

见表 1-32。

表1–32　包涵体肌炎诊断标准

病理学诊断	临床标准
1．电子显微镜检查：包涵体内有微管丝	1．近端肌无力（隐袭起病） 2．近端肌无力
2．光学显微镜检查：空泡变性（lined vacuole） 　　细胞核内和（或）细胞质内包涵体	3．肌电图有弥漫性肌病表现（炎症肌病） 4．肌酶水平升高 [CK 和（或）ALD] 5．大剂量糖皮质激素治疗不能使肌无力改善（泼尼松至少 40 ～ 60mg/d，3 ～ 4 个月）

注：判定标准：
确诊：病理电镜标准和临床标准第 1 条，再加另 1 条临床标准
拟诊：病理光镜标准和临床标准第 1 条，再加 3 条其他临床标准
可疑：病理光镜标准第 2 条，再加任何 3 条临床标准
（引自：吴东海. 多发性肌炎和皮肌炎. // 蒋明，DAYID YU，林孝义. 中华风湿病学. 北京：华夏出版社，2014：1100.）

（安　媛　赵　华）

第六节　干燥综合征

干燥综合征（Sjögrens syndrome，SS）是一种原因未明，以外分泌腺体（泪腺和唾液）分泌减少为主，多器官受累的慢性、进行性、炎症性自身免疫性疾病。除口、眼干燥外，临床表现多种多样，血清中存在有多种自身抗体（抗 SS-A、SS-B 等）和高免疫球蛋白血症。可发生于任何年龄，40 ～ 60 岁最多，也可见于儿童。患者 90% 以上为女性。我国人群的患病率为 0.29% ～ 0.77%。在老年人群中患病率为 3% ～ 4%。本病起因隐袭，进展缓慢，一般预后良好。

一、分类

原发性：不具另一诊断明确的结缔组织病（CTD）。

继发性：发生于另一诊断明确的 CTD，如系统性红斑狼疮（SLE）、类风湿关节炎（RA）等。

二、诊断

【诊断标准之一】　1976—1977 年哥本哈根（Copenhagen）分类标准

1. 干燥性角结膜炎

下列三项检查中，至少两项异常：

① Schirmer 滤纸试验；②泪膜破裂时间；③角膜染色（rose bengel 实验）。

2. 口干燥症

下列三项检查中，至少两项异常：

①未刺激的唾液流率；②唾液腺放射性核素造影；③唇腺活检（含有一个以上的灶性淋巴细胞浸润）。

3. 一种诊断明确的结缔组织病

凡具有上述 2 项或 2 项以上者可诊断为 SS。仅满足前 2 项者为 I° SS（原发性干燥综合征）；当有第 3 项时为 II° SS（继发性干燥综合征）。

【诊断标准之二】　1986 年圣地亚哥（San Diego）标准

1. 原发性干燥综合征：

（1）眼干症状及客观体征：Schirmer 滤纸试验＜ 8mm，滤纸湿 5mm/ 5min，加孟加拉红角结膜染色示有干燥性角结膜炎。

（2）口干症状及客观体征：腮腺唾液流量减低（用 Lashley 杯或

其他方法），加唇黏膜活检异常（4 个小叶平均计算，淋巴细胞浸润灶≥ 2。一个灶为≥ 50 个淋巴细胞的聚集）。

（3）系统性自身免疫病证据：类风湿因子≥ 1 ∶ 320，或抗核抗体≥ 1 ∶ 320，或存在抗 SS-A（Ro）或抗 SS-B（La）抗体。

2．继发性干燥综合征：

具备上述干燥综合征特征，并有足够的证据诊断，并有类风湿关节炎或系统性红斑狼疮或多发性肌炎或硬皮病或胆汁性肝硬化。

3．除外：结节病，已存在的淋巴瘤、获得性免疫缺陷病及其他已知的原因引起角膜干燥或唾液腺肿大。

判断：肯定的干燥综合征：具备 1 项中的①、②、③。

可能的干燥综合征：不要求唇黏膜活检，具备腮腺唾液流量减低，及其他原发性干燥综合征中的其他条件。

【诊断标准之三】　1986 年

1．具有口干症状和体征及唾液流量测定阳性：唇腺活检至少 2 个灶性淋巴细胞浸润。

2．滤纸试验及角膜染色（rose bengel 试验）阳性。

3．RF ≥ 1 ∶ 320，ANA ≥ 1 ∶ 320，或抗 SS-A 抗体或抗 SS-B 抗体阳性。

评定：必须除外其他已分类结缔组织病，淋巴瘤、艾滋病、移植物抗宿主病等。凡具备上述 3 条者为，原发性干燥综合征：具备上述 3 条，同时符合类风湿关节炎、系统性红斑狼疮、炎性肌病、硬皮病或胆汁性肝硬化者为继发性干燥综合征。

【诊断标准之四】　1996 年欧洲联盟诊断标准

1．眼部症状：有 3 个月以上每天持续明显的眼干涩感或反复眼部进砂子感，或每日需用人工泪液替代 3 次以上。符合其中任何 1 项者为阳性

2．口腔症状：3 个月以上每天均有口干症状或成年人反复或持续腮腺肿大或进干食需用水咽。符合其中任何 1 项者为阳性

3．眼部体征：滤纸（schirmer）试验≤ 5mm/ 5min 或角膜（玫瑰色）染色指数≥ 4 为阳性

4．组织病理表现：下唇黏膜活检单核细胞浸润灶≥ 1/4mm^2 为阳性（至少 50 个单核细胞聚集受累为一个灶）

5．唾液腺受累：唾液腺放射性核素扫描，腮腺造影，非刺激性唾液流率（1.5 mm/ 15 min）中有任何 1 项阳性者

6．自身抗体：血清抗 SSA/Ro 或抗 SSB/La 抗体阳性、ANA，

RF 中任何 1 项阳性者

凡具备上述 6 项中的至少 4 项时（血清抗 SSA/ Ro 或抗 SSB/La 抗体阳性），并除外另一种结缔组织病、淋巴瘤、艾滋病、结节病、移植物抗宿主病，可确认为原发性干燥综合征。

已有某一肯定结缔组织病同时有上述 1 或 2，另有 3、4、5 中的两项阳性，确诊为继发性干燥综合征。

【诊断标准之五】 2002 年修订干燥综合征国际分类标准

1．口腔症状：3 项中有 1 项或 1 项以上

①每日感口干持续 3 个月以上；②成年后腮腺反复或持续肿大；③吞咽干性食物时需用水帮助

2．眼部症状：3 项中有 1 项或 1 项以上

①每日感到不能忍受的眼干持续 3 个月以上；②有反复的砂子进眼或砂磨感觉；③每日需用人工泪液 3 次或 3 次以上

3．眼部体征：下述检查任 1 项或 1 项以上阳性

① Schirmer I 试验（+）（≤ 5mm/5min）；② 角膜染色（+）（≥ 4 van Bijsterveld 计分法）

4．组织学检查：下唇腺病理示淋巴细胞灶 ≥ 1（指 4mm^2 组织内至少有 50 个淋巴细胞聚集于唇腺间质者为一灶）

5．唾液腺受损：下述检查任 1 项或 1 项以上阳性

①唾液流率（+）（≤ 1.5ml/15min）；② 腮腺造影（+）；③唾液腺放射性核素检查（+）

6．自身抗体：抗 SSA 和（或）抗 SSB（+）（双扩散法）

注：（1）原发性干燥综合征：无任何潜在疾病的情况下，有下述 2 条则可诊断：①符合 4 条或 4 条以上，但必须含有项目 4（组织学检查）和（或）项目 6（自身抗体）；②项目 3、4、5、6，4 项中任 3 项阳性

（2）继发性干燥综合征：患者有潜在的疾病（如任一结缔组织病），而符合 1 和 2 中任 1 项，同时符合项目 3、4、5 中任 2 项

（3）必须除外：颈、头面部放疗史，丙肝病毒感染，AIDS，淋巴瘤，结节病，GVH 病，抗乙酰胆碱药的应用（如阿托品、莨菪碱、溴丙胺太林、颠茄等）

【诊断标准之六】 1991 年北京协和医院诊断标准

1．主要指标：SSA（Ro）抗体阳性和抗 SSB（La）抗体阳性

2．次要标准：①眼干和（或）口干持续 3 个月以上；②腮腺反复肿大或持续性；③猖獗龋；④滤纸试验 ≤ 5mm/5min 或角膜荧光染

色阳性；⑤自然唾液流率 ≤ 0.03ml/min 或腮腺造影异常；⑥唇腺活
检异常；⑦肾小管酸中毒；⑧高球蛋白血症或高球蛋白血症性紫癜；
⑨类风湿因子阳性或抗核抗体阳性

必须除外其他结缔组织病、淋巴瘤、艾滋病、淀粉样变和移植
物抗宿主病。

具备一条主要标准和至少 3 条以上次要标准可诊断。特异性为
98.2%；敏感性为 94.1%。

【诊断标准之七】 2012 年 EULAR 新分类标准

对怀疑 SS 的患者，如果符合以下 3 条客观证据中的 2 条可以
诊断：

1．自身抗体：血清抗 -SSA/Ro 和（或）抗 -SSB/La 阳性；或类
风湿因子阳性伴 ANA ≥ 1 ： 320

2．组织病理：唇腺活检提示灶状淋巴细胞性涎腺炎，且评分
≥ 1 /4mm^2（4mm^2 组织内至少有 50 个淋巴细胞聚集）

3．眼科检查：干燥性角结膜炎，角膜荧光染色评分 ≥ 3 分（假
定患者当前未每天使用治疗青光眼的眼药水，近 5 年内未进行角膜
手术或眼睑美容手术）

应排除以前曾诊断过以下疾病的患者，因为其表现容易与 SS
混淆：

（1）头颈部放疗病史

（2）丙型肝炎病毒感染

（3）获得性免疫缺陷综合征

（4）结节病

（5）淀粉样变

（6）移植物抗宿主病

（7）IgG4 相关疾病

该诊断标准不包括合并类风湿关节炎、系统性红斑狼疮、系统
性硬化及其他结缔组织病的 SS。

三、泪腺功能及形态的测定方法

1．泪液流量测定（Schirmer's test）：取长 35 mm，宽 5 mm 的滤
纸条，在距一端 5 mm 处折叠，将折叠端置于眼下结膜穹隆的外 1/3
与中 1/3 连接处，闭目 5 分钟，取出滤纸，从折痕处开始测量湿润长
度，＜ 10 mm 为异常（健康人＞ 10 mm）

2．泪膜破裂时间（the break-up time）：向患者眼内滴入 0.125%

荧光素溶液 1 滴,嘱患者眨眼数次,然后向前平视。用裂隙灯(钴滤光片,3mm 宽光线)扫视角膜,记录泪膜出现破裂的时间,< 10 秒为阳性(健康人 > 10 秒)

3.角膜染色:将荧光素和虎红(rose Bengel)混合液(均为 1%)1 滴滴入受试者眼内,嘱其眨眼 5 min,然后用生理盐水冲洗,在裂隙灯下检查角膜上的染色点数目,> 10 个为阳性

【干眼症诊断标准】

1.持续 3 个月以上的每日不能忍受的眼干

2.感到反复的"砂子"吹进眼内的感觉或磨砂感

3.每日需用人工泪液 3 次或 3 次以上

4.其他有阴道干涩、皮肤干痒、临床或亚临床型肾小管酸中毒或上述其他系统症状

四、唾液腺功能及形态的测定方法

1.自然唾液流率:患者静坐,留取 10 min 的唾液,离心去沉淀,测定流率。干燥综合征患者唾液流率减少。流率测定与患者年龄、性别、服药、当天的时间等因素有关。在我国,< 40 岁者唾液流率 > 0.1 ml/min;> 40 岁者唾液流率 > 0.06 ml/min

2.腮腺造影:可能出现下列异常:

(1)分支导管呈颗粒状扩张,颗粒直径 < 1mm,大小一致,分布均匀,中间分支导管减少

(2)分支导管呈小球状扩张,直径大小不一,多数 > 1mm,分支导管基本消失

(3)扩张的小球体融合成囊状

(4)腮腺不规则充盈

(5)分泌期有造影剂潴留

3.放射性核素造影:静脉注射 ^{99}Tc 60min 后,观察 ^{99}Tc 到达各唾液腺的量及排泌的速度。异常者为:涎腺吸收、浓聚、排出放射性核素功能差

4.唇腺活组织学检查:Chisholm 根据口唇活检材料,将淋巴细胞和组织细胞的浸润程度分为 0 ~ Ⅳ级。在 4mm^2 的组织范围内观察:

0 级:无淋巴细胞浸润

Ⅰ级:轻度淋巴细胞浸润

Ⅱ级:中度淋巴细胞浸润

Ⅲ级:有 1 个淋巴细胞灶(在 4mm^2 有 50 个以上淋巴细胞和组

织细胞聚集则称为 1 个灶)

IV级：多于一个灶。凡示有淋巴细胞灶≥1者为异常（+），III级以上者

【口干燥症诊断标准】

1．持续 3 个月以上每日感到口干，需频频饮水、半夜起床饮水等

2．成人期后有腮腺反复或持续性肿大

3．吞咽干性食物有困难，必须用水辅助

4．有猖獗性龋齿，舌干裂，口腔往往继发真菌感染

（孙　瑛）

第七节　混合性结缔组织病、未分化结缔组织病、重叠综合征

一、混合性结缔组织病（mixed connective tissue disease，MCTD）

具有系统性红斑狼疮（SLE）、系统性硬化症（SSc）、多发性肌炎（PM）、类风湿关节炎（RA）和干燥综合征（SS）等结缔组织病的临床表现（临床上有雷诺现象、双手肿胀、多关节痛或关节炎、肢端硬化、肌炎、食管运动功能障碍、肺动脉高压等特征的临床综合征）。但又不符合其中一种疾病的诊断，血清中有多种高滴度自身抗体［抗核抗体（ANA）斑点型、抗 U_1RNP（nRNP）抗体、抗核糖核蛋白（RNP）抗体］的一种自身免疫性疾病。女性多见，发病高峰年龄为 30 岁左右。

【诊断标准之一】　1986 年 Sharp 标准（美国）

主要指标：

1．肌炎（重度）

2．肺部病变：①一氧化碳（CO）弥散功能＜70%，或②肺动脉高压，或③肺活检示增生性血管损害

3．雷诺现象或食管蠕动功能减低

4．手肿胀或手指硬化

5．抗 ENA 抗体滴度≥1 ∶ 10000（血凝法）及抗 U_1-RNP（+）、抗 Sm 抗体（−）

次要指标：

1. 脱发

2. 白细胞减少（$< 4 \times 10^9/L$）

3. 贫血：血红蛋白 女 $\leq 100g/L$，男 $< 120g/L$

4. 胸膜炎

5. 心包炎

6. 关节炎

7. 三叉神经痛

8. 颊部红斑

9. 血小板减少（$< 100 \times 10^9/L$）

10. 轻度肌炎

11. 手背肿胀既往史

判断：

明确诊断：符合 4 项主要指标，加抗 U_1-RNP（+）和抗 ENA 抗体滴度 $\geq 1 ： 4000$ 及抗 Sm 抗体（–）。

可能诊断：符合 3 项主要指标或 1、2、3 项主要指标中的任何 2 项；或 2 项次要指标及抗 U_1-RNP（+）$\geq 1 ： 1000$。

可疑诊断：

（1）3 项主要临床指标及抗 U_1-RNP 抗体（–）和抗 ENA 抗体滴度 $\geq 1 ： 1000$

（2）2 项主要临床指标（可不要求抗 U_1-RNP（+）及抗 ENA 的滴度 $\geq 1 ： 100$）

（3）1 项主要临床指标和 3 项次要指标及抗 U_1-RNP（+）和抗 ENA $\geq 1 ： 100$

【诊断标准之二】 Kasukawa 诊断标准（日本）

1. 常见症状：雷诺现象；手指和手肿胀

2. 抗 nRNP 抗体阳性

3. 混合表现：

SLE 样表现：多关节炎，淋巴结病变，面部红斑，心包炎或胸膜炎，白细胞减少或血小板减少

硬皮病样表现：指端硬化，肺纤维化，肺限制性通气障碍或弥漫性功能下降，食管蠕动功能障碍或食管扩张

多肌炎样表现：肌无力，血清肌酶谱（CPK）增高，肌电图示肌源性损害

符合下列 3 条即可诊断 MCTD：①常见症状中的 1 项或 2 项；②抗 nRNP 抗体阳性；③3 种混合表现中，任何 2 种内各具有 1 条以

上的症状。

【诊断标准之三】 Alarcon-segovia 诊断标准（墨西哥）

1. 血清学：抗 nRNP 抗体 1 ∶ 1600（血凝法）

2. 临床表现：手肿胀、滑膜炎、生物学或组织学证实的肌炎、雷诺现象，指端硬化

3. 确诊标准：血清学标准及至少有 3 条临床标准，必须包括滑膜炎或肌炎

【诊断标准之四】 Kahn 诊断标准（法国）

1. 血清学标准：高滴度抗 U_1RNP 抗体，相应斑点型 ANA 滴度 ≥ 1 ∶ 1200

2. 临床标准：手指肿胀；滑膜炎；肌炎；雷诺现象

3. 确诊标准：血清学标准阳性，雷诺现象和以下 3 项中至少 2 项：滑膜炎；肌炎；手指肿胀。敏感性 62.5%，特异性 86.2%

应指出：上述三种诊断标准中，均强调抗 nRNP 抗体的存在是诊断 MCTD 的必备条件，尤其是高滴度抗 nRNP 抗体是诊断 MCTD 的重要血清学依据。

如果临床上仅有雷诺现象，关节痛 / 关节炎、肌痛，ANA 呈现高滴度，其他自身抗体阴性，应考虑有 MCTD 的可能，并行抗 nRNP 抗体的测定。

二、未分化结缔组织病

未分化结缔组织病（undifferentiated connective tissue disease，UCTD）按目前已知的结缔组织病诊断（或分类）标准和检查手段，难以归属于某一特定的结缔组织病，即临床上诊断不明的结缔组织病。常见症状有：多关节炎、雷诺现象、肌炎、血管炎、浆膜炎、肺间质变等，血清免疫学检查常有抗核抗体、类风湿因子或 LE 细胞阳性，免疫球蛋白增高等。

就某一个体而言，他具有临床上 SLE、RA、PSS 或 PM/DM 等结缔组织病的常见症状，但不存在与这些疾病相关的特异性抗体，亦不符合其独特疾病（如 SLE、RA、PSS、PM/DM 或 MCTD）的标准。临床症状可能是某一独特疾病的早期表现，随着疾病的进展可以演变成某一确定的结缔组织病，或维持这些症状很长时间不变，或治疗后症状减轻、好转或消失。

【初步分类标准】

1. 有结缔组织病的症状和体征（如雷诺现象、指（趾）硬化、

关节炎、口腔溃疡等），但又不符合任何一种结缔组织病，至少持续3年

2．2个不同时期检侧，具备一项以上高滴度的特异性自身抗体阳性

如病程少于3年，可认为是早期未分化的结缔组织病（undifferentiated connective tissue dsiease，UCTD）

【诊断要点一】

未分类或未分化的结缔组织病的三个主要亚类：①不明确的多发性关节炎；②雷诺现象；③未明确的结缔组织病或未分化结缔组织病（既不是雷诺现象，也不是无法解释的多发性关节炎，但有3项或多项未分化结缔组织病的临床表现）。

大多数患者趋向于保持未分类或未分化结缔组织病，少数患者演变成明确的结缔组织病。极少数患者发展成完全不同的疾病（非结缔组织病）。

【诊断要点二】

未分化结缔组织病的临床表现：关节痛／关节炎；肌肉疼痛；皮疹；干燥；心包炎；胸膜炎；肺部症状；末梢神经病；ESR增快；梅毒血清学试验阳性；无其他原因可解释的疾病。

【诊断要点之三】

未分化型结缔组织病（UCTD）

诊断条件：

1．具备一项以上的弥漫性风湿病的症状或体征，如雷诺现象、指趾硬化、关节炎、口腔溃疡等

2．或具备一项以上高滴度的特异性自身抗体

注：不符合任何一种风湿病的诊断

【诊断标准】

见表1-33。

表1-33　诊断标准

1．提示有结缔组织病的症状和体征，但不满足SLE、SSc、MCTD、DM/PM、RA和SS等任何一种结缔组织病的国际通用的诊断标准[#]，且持续时间至少3年

2．2次检测ANA均阳性

满足以上2项可诊断，如病程在3年以内，患者可能为早期未分化结缔组织病

[#]SLE指1982年ACR标准，SSc指1980年ACR标准，MCTD指1987年Sharp标准，DM/PM指1965年Bohan标准，RA指1987年ACR标准，干燥综合征指1993年Vitali标准

【诊断要点之四】

出现系统性红斑狼疮的先兆（5 年左右）：不明确的结缔组织病亚群；年龄小；非亚裔美国人；出现脱发、盘状狼疮、浆膜炎；coombs试验阳性；ANA；抗 Smith 抗体或抗 ds-DNA 抗体阳性（表 1-34）。

表1-34　UCTD的几种诊断标准

作者	Term	定义
LeRoy (1980)	UCTD	A：结缔组织病的早期阶段 B：发病时不能确诊为某一种具体的结缔组织病
Greet (1989)	不全狼疮	具备 1982 年 ACR SLE 分类标准的 2 条或 2 条以上，但不足 4 条
Ganczaizyk (1989)	隐匿狼疮	具备狼疮特点（1 或 2 条 ACR 诊断标准），但不满足狼疮分类诊断标准
Alarcon (1991)	早期 UCTD	A：有雷诺现象、孤立的干燥性角结合膜炎、不能解释的多关节炎或其他结缔组织病的临床表现 B：不能满足任一结缔组织病的诊断标准 C：病程在 12 个月以上
Mosca (1998)	UCTD	A：有结缔组织病的症状和体征 B：病程在 12 个月以上
Danicli (1998)	UCTD	A：有自身免疫病的症状和体征 B：不符合任一结缔组织病的诊断标准
Danicli (1999)	UCTD	A：有 ANA 阳性及结缔组织病的特点 B：不能满足任何已成立的结缔组织病的诊断标准
Dijkstra (1999)	UCTD	A：有系统性自身免疫病的症状和体征 B：不满足任一结缔组织病的分类诊断标准
Mosca (1999, 2002)	UCTD	A：有系统性自身免疫病的症状和体征 B：不满足任一结缔组织病的分类诊断标准
Swaak (2001)	不全狼疮	A：ANA 阳性 B：疾病症状与某一器官 / 系统相关
Cavazzana (2001)	UCTD	A：SSA/ Ro 阳性 B：临床或血清学异常，但不能满足特定结缔组织病的诊断
Bodolay (2003)	UCTD	A：具有与自身免疫病相关的临床症状或血清学异常 B：不能满足某一结缔组织病的诊断标准
张学武等 (2006)	UCTD	A：具有 1 种以上典型风湿病的症状或体征 2 年以上 B：和（或）出现某种高滴度非器官特异性自身抗体 C：不符合任何一种明确的 CTD 具有一项以上典型的风湿病症状或体征，伴一种以上高滴度自身抗体阳性，不符合其他 CTD

未分化结缔组织病诊断流程（图 1-6）

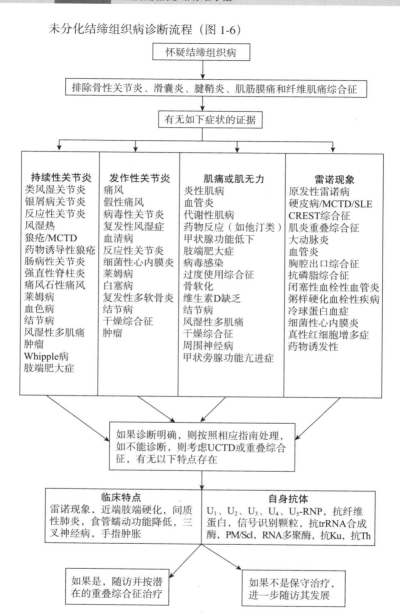

图 1-6　未分化结缔组织病诊断流程图

三、重叠综合征

重叠综合征（overlap syndrome，OS）又称重叠结缔组织病

（overlap connective tissue disease，OCTD），是指患者同时或先后患两种或两种以上明确诊断的结缔组织病。亦可在不同时期先后发生另一种结缔组织病，或先患某种结缔组织病，以后移行转变为另一种结缔组织病，都称为重叠综合征。病情较单一疾病严重、复杂、治疗效果治疗效果也差。

诊断时应注明是哪种疾病的重叠。常见有 SLE、RA、PM/DM、SSc、结节性多动脉炎（PAN）及风湿热（RF）的重叠。上述 6 种结缔组织病与近缘病如白塞病（BD）、干燥综合征（SS）、脂膜炎相重叠，也可与自身免疫病如慢性甲状腺炎、自身免疫性溶血性贫血等重叠。

原发性干燥综合征逐渐出现另一种诊断明确的 CTD，可诊断为重叠综合征。继发性干燥综合征虽然可见于多种 CTD，但目前国际上不倾向将其列入重叠综合征的范畴内。（诊断标准见第一章第五节特发性炎性肌病）

该综合征分类大多采用日本大滕真标准（表 1-35）

表1-35　重叠综合征分类（大滕真）

类型	依据：两种以上结缔组织病共存
I	（1）相同或重复的症状或体征在不同时间内出现，如 RA → SLE、SLE → SSc （2）同时出现但以某一疾病为主，如 SLE+SSc、SLE+RA、SSc+PM 等
II	两种以上结缔组织病不典型或不完全的症状混合在一起，又很难归入哪一类疾病，有时提示为一种新的临床疾病或综合征，如 MCTD
III	传统结缔组织病与其近缘病或其他自身免疫病共存，如：SLE+SS、SLE+ 桥本甲状腺炎等

（引自：孙凌云、冯学兵．综合性结缔组织病．// 吴东海，王国春．临床风湿病．北京：人民卫生出版社，2008：334．）

常见类型

1．多发性肌炎 / 皮肌炎与其他免疫病重叠：系统性红斑狼疮

2．硬皮病与其他免疫病重叠：肌炎、原发性胆汁性肝硬化、干燥综合征、类风湿关节炎等

3．类风湿关节炎与系统性红斑狼疮重叠：称为 Rhupus

4．自身免疫性肝病重叠综合征：原发性胆汁性肝硬化与局限性硬皮病或 CREST 综合征重叠

四、Rhupus 综合征

Rhupus 综合征是以严重关节炎和相对较轻的系统性症状为特征的类风湿关节炎（RA）与系统性红斑狼疮（SLE）的重叠综合征，指患者同时存在 RA 与 SLE 的特征性临床表现，是临床少见的重叠综合征。

Rhupus 综合征临床表现多样，好发于中青年女性。患者多以 RA 起病，也有以 SLE 首发或 SLE 与畸形性关节炎同时出现。关节症状较严重，致畸率高，血液系统损害的同时可出现肾损害，两种疾病表现间隔时间长短不一，4～11 年不等。自身抗体、抗 CCP 抗体及 CRP 对疾病的诊断有重要的价值。联合应用改变病情抗风湿药、糖皮质激素及免疫抑制剂治疗，效果良好。

Rhupus 综合征发病机制与遗传和性激素水平变化有关。雌激素、孕激素、睾酮、泌乳素等均对免疫系统有多方面的影响。尽管 Rhupus 综合征至今尚无公认的临床诊断标准，从 1960 年 Toone 等发现部分 RA 患者可检出狼疮细胞开始，迄今为止，全球范围内累计报道例数逐渐增加。如出现性激素明显变化的 RA 或 SLE 患者应注意随访，观察其病情变化，高度怀疑时应及时检测特异性抗体和影像学检查，极早发现及时治疗。

【诊断】

该病的诊断标准需同时符合两条：

（1）美国风湿病学会（ACR）1987 年修订的 RA 分类标准，并有 X 线或 MRI 证实的关节侵蚀表现

（2）ACR1997 年修订的 SLE 分类标准，且关节炎不计为诊断条件

（张学武）

第八节　复发性多软骨炎

复发性多软骨炎（relasping polychondritis，RPC）是一种广泛累及软骨（耳、鼻中隔、喉、气管、支气管、关节软骨）及结缔组织的复发性、破坏性的自身免疫性疾病。病因不清，男女均可患病，40～60 岁为多发年龄。

诊断

【疑似病例】

临床上凡有下列情况之一者应怀疑本病：

（1）一侧或两侧外耳软骨炎，并伴有外耳畸形

（2）鼻软骨炎或有原因不明的鞍鼻畸形

（3）反复发作性巩膜炎

（4）不明原因气管及支气管广泛狭窄，软骨环显示不清，或有局限性管壁塌陷

并结合实验室检查，如尿酸性黏多糖含量增加及 II 型胶原抗体存在。有助于诊断。

【诊断标准之一】 1975 年 McAdom

1．双耳复发性多软骨炎

2．非侵蚀性血清阴性炎性多关节炎

3．鼻软骨炎

4．眼炎症：结膜炎、角膜炎、巩膜炎、外巩膜炎及葡萄膜炎等

5．喉和（或）气管软骨炎

6．耳蜗和（或）前庭受损

符合上述 3 条或 3 条以上者，不需组织学证实，可确诊为 RPC。不足 3 条者需软骨活检有相符合的组织形态学证实。

【诊断标准之二】 1979 年 Damiani 标准

Damiani 为达到早期诊断，提出了扩大 McAdom 的诊断标准，只要有下述中一条即可诊断：

1．McAdom 诊断标准（具备上述 3 条或 3 条以上表现者）

2．1 条以上的 McAdom 征（至少具备上述 1 条表现者），并经病理学证实，如耳、鼻、呼吸道软骨活检

3．病变累及 2 个或 2 个以上的解剖部位的软骨炎，对激素或氨苯砜治疗有效

凡符合以上 3 项之一者可诊断为 RPC。

【诊断标准之三】

1．双耳复发性软骨炎

2．非侵蚀性关节炎

3．鼻软骨的软骨炎

4．眼的炎症 ［结膜炎、角膜炎和（或）巩膜外层炎和（或）色素膜炎］

5．呼吸道软骨炎 ［累及喉和（或）气管软骨］

6．耳蜗和（或）前庭损害，耳聋、耳鸣和（或）眩晕

7．心血管受累，特别是主动脉瓣或二头瓣关闭不全或有外周动脉炎（包括主动脉瘤和大、中动脉受累）

具备 3 条或 3 条以上可肯定是 RPC。不需组织学证实。

【诊断标准之四】　1986 年 Michet 等提出

1．**主要指标**：①耳（廓）软骨炎；②鼻软骨炎；③喉气管软骨炎。

2．**次要标准**：①眼症状：结膜炎、巩膜外层炎、巩膜炎、眼色素层炎；②眩晕，前庭综合征；③血清阴性多关节炎。

3．**判断**：符合 2 项主要标准或 1 项主要标准加 2 项次要标准即可确诊。

临床出现下列情况之一者应怀疑本病：①一侧或两侧外耳软骨炎伴外耳畸形；②鼻软骨炎或有原因不明的鞍鼻畸形；③反复发作性巩膜炎；④不明原因气管炎及支气管广泛狭窄；软骨环显示不明，或局限性管壁塌陷。

【诊断标准之五】　1990 年 Clementdeng 提出

以下 3 个部位至少有 2 个部位有软骨炎，包括：耳、鼻、喉及气管，或这些部位有一处发生软骨炎，并有以下表现中的 2 项：

（1）眼炎（结膜炎、角膜炎、巩膜外层、葡萄膜炎）

（2）听力丧失

（3）前庭功能障碍

（4）血清阴性关节炎

（赵　华）

第九节　抗磷脂抗体综合征

抗磷脂抗体综合征（antiphospholipid syndrome，APS）是由抗磷脂（antiphospholipid，APL）抗体引起的一组临床征象的总称。APL 抗体是一组能与多种含有磷脂结构的抗原物质发生反应的抗体，包括狼疮抗凝物（lupus anticoagulant，LA）、抗心磷脂抗体（anticardiolipin，ACL）、抗磷脂酸抗体、抗磷脂酰丝氨酸抗体、抗凝血酶原抗体和抗蛋白 C（protein c）抗体等。临床上以复发性动脉或静脉血栓形成、病态妊娠［妊娠早期习惯性（自发）流产和中晚期死胎］和（或）血小板减少及神经、精神系统损害为主要临床表现，并可伴有多系统损害的自身免疫性疾病。

抗磷脂抗体由多种成分组成，其中很重要的是心磷脂抗体，亦有人将抗磷脂综合征称为抗心磷脂综合征。APL 抗体可在多种疾病中出现。APS 是系统性红斑狼疮患者常见的临床表现，也可见于类风湿关节炎、干燥综合征、未分化结缔组织病、药物性狼疮、脑血管意外、血液病（特发性血小板减少性紫癜）、肿瘤等。

一、分类

1. 原发性抗磷脂综合征（primary antiphospholipid syndrome，PAPS）无其他疾病并存者

2. 继发性抗磷脂综合征（secondary antiphospholipid syndrome，SAPS）与其他疾病合并者

2006 年国际 APS 更新原分类的提法，代之以 APS 合并和不合并的两种亚型。但目前文献仍沿用此分类。

新亚型分为：可能 APS；血清阴性 APS；灾难性 APS；微血栓性 APS；其他。

二、诊断

【诊断标准之一】　1988 年 Asherson 标准

1. 临床表现：①静脉血栓；②动脉血栓；③习惯性流产；④血小板减少

2. 实验室指标：① APLIgG（中 / 高度水平）；② APLIgM（中 / 高度水平）；③ LA 阳性

3. 诊断条件：①满足 1 条临床表现加 1 条实验室指标；② APL 阳性 2 次，其间隔＞ 3 个月；③随访 5 年以上，排除 SLE 或其他自身免疫性疾病

【诊断标准之二】　Alarcon-Segovia 标准

1. 临床表现：①复发性自发性流产；②静脉血栓；③动脉闭塞；④下肢溃疡；⑤网状青斑；⑥溶血性贫血；⑦血小板减少

2. 实验室检查：高滴度抗磷脂抗体（APL)(IgG 或 IgM ＞ 5SD)

（1）肯定诊断：符合 2 个或 2 个以上临床表现及有高滴度抗磷脂抗体

（2）可能诊断：符合 2 个或 2 个以上临床表现及有低滴度抗磷脂抗体（IgG 或 IgM ＞ 2，≤ 5SD），或符合 1 个临床表现及高滴度抗磷脂抗体

【诊断标准之三】　1998 年 Sapporo 标准（第 8 届抗磷脂抗体综合征国际研讨会）

1. 临床表现

（1）血管栓塞（动脉、静脉或小血管一处或多处栓塞）

（2）妊娠异常：妊娠 10 周或 10 周以上，1 次或多次形态发育

正常的胎儿，不明原因的死亡；妊娠 34 周或 34 周以上，因子痫前、子痫或严重的胎盘机能不全，1 次或多次形态发育正常的胎儿早产；妊娠 10 周前，无法解释的 3 次或 3 次以上的连续性自然流产

2．实验室检查

（1）用酶联免疫吸附法检测 β_2- 糖蛋白 1- 依赖性抗心磷脂抗体，在血中 ACAIgG 和（或）ACAIgM 呈中、高滴度形式存在，2 次或 2 次以上，间隔至少 6 周

（2）血浆中存在狼疮抗凝物质，检出 2 次或 2 次以上，至少间隔 6 周

符合至少 1 条临床标准或 1 项实验室标准考虑为抗磷脂综合征。

【诊断标准之四】 1999 年 PAPS 分类标准（表 1-36）

表1-36 原发性抗磷脂综合征分类标准

项目	标准
血管血栓形成	（1）临床在任何组织或器官的动脉、静脉小血管发生一次或一次以上的血栓形成 （2）影像学或多普勒或组织病理学检查证实发生的血管血栓形成，浅表静脉血栓形成除外 （3）组织病理学证实血栓存在的血管壁无明显的炎性改变
异常妊娠	（1）1 次或 1 次以上无法解释的形态正常的胎儿在妊娠 10 周或 10 周以后死亡，胎儿形态学需由超声检查或胎儿直接检查证实 （2）1 次或 1 次以上形态正常胎儿在妊娠 34 周或 34 周以前由于严重的先兆子痫或严重的胎盘功能不全早产 （3）3 次或 3 次以上不能解释的连续自发性流产，非母亲解剖结构或激素异常，及父母亲的染色体异常原因
实验室检查	（1）至少间隔 6 周时间，IgG 和（或）IgM 型抗心磷脂抗体出现 2 次或 2 次以上中度或 ACL 抗体高滴度阳性，用标准 ELISA 法测得依赖于 ACL 抗体的 β_2GPI （2）至少间隔 6 周时间，血浆中狼疮抗凝物出现 2 次或 2 次以上，根据国际血栓和止血学会指南进行检测，步骤如下 ①依赖磷脂的凝血初筛试验时间，如：活化的部分凝血活酶时间、高岭土凝血时间、稀释蝰蛇毒时间、稀释凝血酶原时间、延长时间 ②与正常缺少血小板血浆混合不能纠正初筛试验时间的延长 ③加入过量磷脂可缩短或正初筛试验中延长的凝血时间 ④排除临床提示的其他凝血性因素，如因子Ⅷ抑制物、肝素等

注：符合至少 1 项临床标准加上 1 项实验室标准，则可以确诊 PAPS

【诊断标准之五】 2006 年修订分类标准

临床标准

1．血管内血栓形成★

临床上一次或多次出现动脉⊕§、静脉或小血管的血栓形成⊙；血栓形成可发生于任何组织或器官；血栓形成必须经过影像学或超声多普勒或病理学检查证实，同时除外浅表性静脉血栓形成；组织病理学检查证实血栓形成，但不应有血管壁的炎症表现。

2．异常妊娠

（1）1 次或多次不明原因的胎儿死亡，发生在妊娠 10 周或 10 周以后，胎儿的形态由超声检查或直接检查证明形态正常

（2）由于严重的先兆子痫、子痫或严重胎盘机能不全引起一次或多次的胎儿早产。早产发生在妊娠 34 周或 34 周以前。胎儿的形态正常

（3）3 次或 3 次以上不明原因的、连续的自发性流产，流产发生在 10 孕周以前。应除外由于解剖结构或激素分泌异常，及父母染色体异常等原因引起的流产

实验室标准*

1．2 次或 2 次以上测定患者血浆中狼疮抗凝物阳性，2 次测定的间隔至少 > 12 周，测定方法按国际血栓和止血协会指南进行

2．2 次或 2 次以上测定患者血清或血浆中 IgG 型和（或）IgM 型 β_2-GP Ⅰ 依赖的抗心磷脂抗体阳性，抗体水平应达中高滴度（如 > 40GPL 或 MPL，或 > 99 百分位数），2 次测定的间隔至少 > 12 周，用标准化的 ELISA 方法测定

3．2 次或 2 次以上测定血清或血浆中 IgG 和（或）IgM 型 β_2-GP Ⅰ 抗体阳性（滴度 > 99 百分位数），2 次测定的间隔至少应 > 12 周，依据欧洲论坛标准化小组推荐的抗磷脂抗体 ELISA 方法测定

判定

如符合至少一项临床标准和一项实验室标准既可确诊为抗磷脂抗体综合征**

★同时有血栓形成的遗传因素或获得性因素不是排除 APS 的理由。根据有或无血栓形成的危险因子，将 APS 患者分为 2 个亚型，风险因子包括：年龄（男性 > 55 岁，女性 > 6 5 岁），存在任何心血管疾病的风险因子（高血压、糖尿病、低密度胆固醇升高或高密度胆固醇降低、吸烟、过早出现心血管疾病家族史、体质指数 > 30kg/m²、

微球蛋白、估计 GRF ＜ 60ml/min）、遗传性易栓征、口服避孕药、肾病综合征、恶性肿瘤、制动和手术后

[⊕§] 既往血栓形成，诊断方法可靠。并除外其他引起血栓的原因，这种血栓形成可作为临床标准

[○] 浅表静脉不包括在临床标准中

[*] 根据抗体阳性可把 APS 分为两型，Ⅰ型同时存在两种以上抗体，可以是任何组合。Ⅱa 型 LA 阳性，Ⅱb 型 ACL 抗体阳性，Ⅱc 型 β_2-GPⅠ抗体阳性

[**] APL 两次阳性和临床表现间隔的时间 ＜ 12 周或 ＞ 5 年都不能分类在 APS 中

三、恶性抗磷脂抗体综合征（灾难性 APS）

1．骤然起病，无任何原因，短期内进行性大量血栓形成，并出现中枢神经系统、肾、肺、心等多器官功能的衰竭，甚至死亡

2．APL 抗体阳性

【恶性抗磷脂抗体综合征的初步分类诊断标准】

1．有 3 个或 3 个以上组织、器官或系统受累 [*※]

2．临床症状同时或 1 周内进行性发展

3．组织病理学证实至少 1 处组织或器官的小血管闭塞 [†]

4．抗磷脂抗体阳性（狼疮抗凝物、抗心磷脂抗体或抗 β_2GPI 抗体）[‡]

确诊恶性抗磷脂综合征：具备上述 4 个标准

可疑恶性抗磷脂综合征：

具备标准 2 至 4，并累及 2 个组织、器官或系统

具备标准 1 至 3，由于患者在疾病发作前未检测抗体或疾病导致早期死亡，未能间隔 6 周重复检测抗体

具备标准 1、2 和 4，具备标准 1、3 和 4，抗凝治疗情况下，与首次发作后 1 周～ 1 个月内发生 3 次血栓事件

[※*] 一般通过适当的影像学检查可发现血栓闭塞血肌酐升高 50%，严重高血压、蛋白尿或这些表现同时出现时提示肾受累

[†] 组织病理学可见明确血栓形成的证据，有时可见血管炎并存的证据

[‡] 根据 APS 初步分类诊断标准，如果患者之前未被诊断为 APS，实验室检测抗磷脂抗体必须间隔 6 周 2 次或 2 次以上阳性（不一定为恶性血栓事件发生时）

四、儿童抗磷脂抗体综合征

发病年龄 8 个月～16 岁，女孩多见，易反复出现血栓形成。动、静脉血栓发生之比为 1 ： 0.6，年幼儿更易形成动脉血栓，以脑动脉血栓较常见，肺栓塞发生较少。

（李　春）

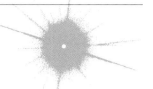

第2章
血清阴性脊柱关节病

第一节　血清阴性脊柱关节病

　　脊柱关节炎（spondyloarthropathies，SPAs）是一组相互关联的多系统炎性疾病，具有共同的临床特征。该病侵犯脊柱、外周关节和关节周围结构，且都或多或少伴有特征性关节外表现，如急、慢性胃肠道或泌尿生殖系统炎症（有时是因细菌感染所致）、眼葡萄膜炎、银屑样皮疹和指甲病变，皮肤黏膜病变，少数患者可有主动脉根部、心脏传导系统和肺尖病变，携带 HLA-B_{27} 基因。这类疾病包括强直性脊柱炎、反应性关节炎、赖特综合征、银屑病关节炎、炎性肠病性关节炎及 Whipple 病、幼年发病的脊柱关节病及一组分类未定的脊柱关节病（undifferentiated spondyloarthropathy，USPA）。

一、脊柱关节病的共同特征

　　1. 类风湿因子阴性

　　2. 无类风湿皮下结节

　　3. 外周关节炎常为病程中的突出表现

　　4. 各种脊柱关节病的临床表现可单独出现或重叠存在，如银屑样皮疹或指甲改变，眼炎，口腔、肠道和生殖器溃疡，尿道炎，前列腺炎，结节红斑，坏死性脓皮病和血栓性静脉炎

　　5. X 线片显示骶髂关节炎

　　6. 有家族聚集倾向

　　7. 病理变化集中在肌腱末端周围和韧带附着于骨的部位，而不在滑膜，非肌腱末端病变见于眼、主动脉瓣、肺实质和皮肤

　　8. 与 HLA-B_{27} 有一定相关性，与赖特综合征和强直性脊柱炎关系尤为密切

二、诊断标准

　　【诊断标准之一】　1990 年 ESSG 标准

　　1. 主要标准：炎性下腰痛或非对称性、下肢为主的滑膜炎

2．次要标准：阳性家族史，银屑病，炎性肠病，尿道炎，宫颈炎或急性腹泻，交替性臀部疼痛，肌腱附着点病变，骶髂关节炎

注：主要标准加任何一项次要标准即可诊断

敏感性 78.4%，特异性 89.6%；如有 X 线证实的骶髂关节炎，敏感性 87%，特异性 86.7%

【诊断标准之二】 1991 年 Amor 标准（表 2-1）

表2-1　**Amor脊柱关节病诊断标准（1991年）**

项目	记分
● 临床症状及既往史	
1．夜间腰痛或背痛，或腰或背区僵硬	1
2．非对称性少关节炎	2
3．臀区痛，如左右侧交替，或一侧，或双侧	1 或 2
4．手指或足趾腊肠样肿	2
5．足跟痛或其他明确的肌腱附着点炎	2
6．葡萄膜炎	2
7．非淋球菌性尿道炎或子宫颈炎，同时或在关节炎起病前 1 个月内发生	1
8．急性腹泻伴有关节炎，或关节炎起病 1 个月前发生腹泻	1
9．现有或既往史有银屑病或龟头炎或炎性肠病（溃疡性结肠炎，节段性小肠炎）	2
● 放射学检查	
10．骶髂关节炎（双侧≥ 2 级，单侧≥ 3 级）	3
● 遗传背景	
11．HLA-B$_{27}$ 阳性或一级亲属中有强直性脊柱炎、赖特综合征、葡萄膜炎、银屑病或慢性结肠病	2
● 治疗反应	
12．服用非甾体类抗炎药 48 小时后症状明显改善或停药后症状复发	2

注：以上 12 项标准积分至少达 6 分者可诊断为脊柱关节病

【诊断标准之三】 ACR 标准

1．炎性脊柱疼痛　既往或现有背部或颈部脊柱疼痛，并至少有下列中的 4 条：①45 岁前起病；②隐匿起病；③活动后症状改善；④伴随晨僵；⑤持续至少 3 个月

2．滑膜炎　既往或现有非对称性或下肢为主的关节炎

3. 炎性脊柱疼痛或非对称性或以下肢为主的关节炎，加下列情况中的 1 条或 1 条以上，其诊断的敏感性为 78.4%，特异性为89.6%。如包括骶髂关节的 X 线表现，则敏感性为 87.0%，特异性86.7%

（1）阳性家族史：一级或二级亲属中有下述任何一条：强直性脊柱炎、银屑病、急性葡萄膜炎、反应性关节炎、炎性肠病

（2）银屑病：既往或现在由医生诊断患有银屑病

（3）炎性肠病：既往或现在由医生诊断患有克罗恩病或溃疡性结肠炎，并经 X 线检查或内镜证实

（4）尿道炎、宫颈炎或急性腹泻：关节炎前 1 个月有非淋球菌性尿道炎、宫颈炎或急性腹泻

（5）双侧臀部交替疼痛：既往或现在左、右臀区交替疼痛

（6）附着点炎：既往或现在跟腱或足底筋膜附着部位自发性疼痛或体检时有压痛

（7）骶髂关节炎双侧 2 ～ 4 级及单侧 3 ～ 4 级

X 线分级：　0 级：正常；1 级：可疑；2 级：轻度；3 级：中度；4 级：强直。

【诊断标准之四】　Mau 脊柱关节病早期诊断标准（表 2-2）

表2–2　Mau早期诊断标准

项目	标准	记分
遗传	HLA-B$_{27}$（+）	1.5
临床表现	炎性脊柱痛	1
	腰痛放射至臀、大腿后侧，自发或骶髂关节加压后引出	1
	胸痛，自发或胸加压后，或胸扩强度≤ 2.5cm	1
	周围关节痛或足跟痛	1
实验室检查	前虹膜炎	1
	颈椎或腰椎活动在多个方面受限	1
	红细胞沉降率增快：	1
	50 岁以下，男、女 >15mm/h	
	50 岁以上，男 >20mm/h，女 >30mm/h	
放射学检查	骨赘、椎体方形、桶状胸、椎体骨突关节或肋椎骨横突关节受累	1

* 积分 > 3.5 可作出诊断

【分类标准之五】　欧洲脊柱关节病研究组（ESSG）提出的分类标准见表 2-3。

表2-3　脊柱关节病的分类标准

符合以下任意 1 项入围标准，可能罹患脊柱关节病：

1. **炎性脊柱病**　现症或曾经存在腰、背、颈部的脊柱疼痛，且至少具有下列中的 4 个特点：
   - (1) 45 岁前起病
   - (2) 起病隐匿
   - (3) 活动后可缓解
   - (4) 与晨僵相关
   - (5) 症状持续 ≥ 3 个月

2. **滑膜炎**　现症或曾经存在不对称关节炎，或以下肢为主的关节炎。
   符合任意 1 项上述入围标准，且至少符合 1 项下列指标，可分类为脊柱关节病：
   - (1) 家族史：一级或二级亲属有下列任何一种疾病：AS、银屑病、急性葡萄膜炎、反应性关节炎、炎性肠病
   - (2) 银屑病：现在或曾经由医师诊断为银屑病
   - (3) 炎性肠病：现在或曾经由医师诊断为克罗恩病或溃疡性结肠炎，并由放射学或内镜检查确认
   - (4) 关节炎起病前 1 个月内存在由非淋球菌性病原体引起的尿道炎、宫颈炎、急性腹泻
   - (5) 交替性臀部疼痛：现症或曾经出现双侧臀部交替性疼痛
   - (6) 附着点炎：现症或曾经于跟腱、跖腱膜附着处出现自发性疼痛或压痛
   - (7) 骶髂关节炎：放射学分级双侧 2 ～ 4 级，或单侧 3 ～ 4 级

（0 级 = 正常，1 级 = 可能存在病变，2 级 = 轻微病变，3 级 = 中度病变，4 级 = 关节强直）

ASAS 中轴型 SPA 的分类标准

（起病年龄 < 45 岁，腰背痛 ≥ 3 个月）

影像学提示骶髂关节炎 * + ≥ 1 条 SPA 特征 **	或	HLA-B$_{27}$ 阳性 + ≥ 2 条 SPA 特征 **

* **影像学提示骶髂关节炎：**
—MRI 提示骶髂关节活动性（急性）炎症，高度提示与 SPA 相关的骶髂关节炎
—明确的骶髂关节炎放射学改变（根据 1984 年修订的纽约标准）

** **SPA 特征：**
- 炎性腰背痛
- 关节炎
- 起止点炎（跟腱）
- 眼葡萄膜炎
- 指（趾）炎
- 银屑病
- 克罗恩病 / 溃疡性结肠炎
- 对 NSAIDs 反应良好
- SPA 家族史
- HLA-B$_{27}$ 阳性
- CRP 升高

敏感性 82.9%，特异性 84.4%；

（引自：Rudwaleit M，et al. Ann Rheum Dis，2009，68：777-783.）

ASAS 外周型 SPA 的分类标准

关节炎或附着点炎或指趾炎

*加上以下临床特征 ≥ 1 条
- 银屑病
- 炎症性肠病
- 前驱感染史
- HLA-B$_{27}$ 阳性
- 葡萄膜炎
- 骶髂关节炎影像学证据（X 线或 MRI）

或

*加上以下临床特征 ≥ 2 条
- 关节炎
- 肌腱端炎
- 指趾炎
- IBP 既往史
- SPA 家族史

敏感性 77.8%，特异性 82.2%；

（引自：Rudwaleit M，et al. Ann Rheum Dis，2011，70：25-31.）

【分类标准之二】 欧洲脊柱关节病研究组（ESSG）的分类标准（简化）

● 主要标准：

炎性下腰痛或非对称性、下肢为主的滑膜炎

● 次要标准：

1. 阳性家庭史

2. 银屑病

3. 炎性肠病

4. 尿道炎、宫颈炎或急性腹泻

5. 交替性臀部疼痛

6. 肌腱端病

7. 骶髂关节炎

注：主要标准＋任何 1 条次要标准，敏感性 78.4%，特异性 89.6%。

如有 X 线证实的骶髂关节炎，敏感性 87%，特异性 86.7%。

【中轴脊柱关节炎分类标准】 2009 年国际脊柱关节炎研究协会（ASAS）

适用于慢性腰背痛的患者，发病年龄 < 45 岁：

骶髂关节炎加至少 1 项 SPA 临床表现；或

HLA-B$_{27}$ 阳性加至少 2 项 SPA 临床表现；

腰背痛 3 个月以上，即可诊为中轴型脊柱炎。敏感性 82.9%，特异性 84.4%。

典型脊柱关节病的临床表现（特点）：

炎性腰背痛、关节炎、附着端炎、葡萄膜炎、指（趾）炎、银屑病、克罗恩病 / 结肠炎、NSAIDs 治疗有效、脊柱关节病家族史、HLA-B$_{27}$ 阳性、CRP 升高。

影像学示骶髂关节炎：

（1）MRI 显示活动性（急性）炎症，高度提示与脊柱关节病相关的骶髂关节炎

（2）X 线显示符合 1984 年修订纽约标准的明确骶髂关节炎

〔引自：Rudwaleit M，et al.Ann Rheum Dis. 2009，68：777-783（With Rermission）〕

【外周型脊柱关节炎分类标准】 2009 年国际脊柱关节炎评价会（ASAS）

适用于慢性腰背痛的患者，发病年龄＜ 45 岁；仅有外周关节临床表现的患者，包括无影像学表现和有影像学表现的两种临床亚型。

关节炎或附着（肌腱）端炎或指（趾）炎加

1．以下至少 1 项 SPA 特征（≥ 1 SPA 临床特征）：葡萄膜炎、银屑病、克罗恩病 / 结肠炎、既往感染史、HLA-B$_{27}$ 阳性、影像学（放射学或 MRI）所示骶髂关节炎

2．以下至少 1 项 SPA 特征（≥ 2 其他的 SPA 临床特征）：关节炎、附着（肌腱）端炎、指（趾）炎、炎性背痛（病史）、SPA 家族史

敏感性 75%，特异性 82.2%

三、炎性腰背痛（inflammatory back pain，IBP）

IBP 是强直性脊柱炎主要的、最具特征性的临床表现之一，患者诉说一侧或双侧臀部、腰的中部疼痛，常伴有晨僵。炎性腰背痛是诊断脊柱关节病中轴受累的主要手段，也是筛选和鉴别慢性腰背痛的工具。为强直性脊柱炎的早期诊断提供了重要的线索。目前常用炎性腰背痛的诊断标准如下：

【诊断标准之一】 1977 年 Calin 标准

1．隐匿性起病

2．起病年龄＜ 40 岁

3．背痛的时间≥ 3 个月

4．伴有晨僵

5．活动后改善

如果符合以上 5 条中的至少 4 条，则考虑为 IBP（敏感性 95%，

特异性 76%）

【诊断标准之二】　2006 年 Berlin 标准

1．晨僵＞ 30 分钟

2．活动后症状改善，休息不缓解

3．因为背痛在后半夜痛醒

4．交替性臀部疼痛

如慢性背痛＞ 3 个月，并符合上述 4 条中的至少 2 条，则考虑 IBP（敏感性为 70.3%，特异性为 81.2%）。

【诊断标准之三】　2009 年 国际脊柱关节炎评价会（ASAS）标准

1．40 岁以前发病

2．隐匿性起病

3．夜间痛

4．活动后症状改善

5．休息后症状无改善

如慢性背痛＞ 3 个月，并且符合上述 5 条中至少 4 条，则考虑为 IBP（敏感性为 77%，特异性为 91.7%）。

【新的 ASAS 标准】

1．发病年龄＜ 40 岁。因为脊柱关节病多发病于年轻人，超过 40 岁才发病的少见

2．慢性腰背痛持续 3 个月以上。（症状至少持续 3 个月）因为非炎症因素引起的腰背痛多急性发作且常常为自限性的

3．隐匿起病。因为椎间盘突出等引起的机械性腰背痛多为急性发作

4．晨僵

5．活动后改善

6．休息后不减轻。这都表明局部的炎症，正如类风湿患者出现晨僵，活动后有所改善一样

7．夜间痛。因为夜间处于休息状态，可能导致症状加重

8．交替性臀区疼痛。这表明骶髂关节有炎症

如满足新的 ASAS 标准 5 条中的 4 条，诊断 IBP 的敏感性为 79.6%，特异性为 72.4%

四、脊柱关节病早期诊断

【诊断 AS 的似然率】

诊断 AS 的趋似率（似然率）加权法（Likelyhood ratio，LR）：

设定在下腰痛患者中 5% 患有中轴性脊柱关节病，以 IBP 为诊断线索选择经过权重的 10 个临床特征：炎性背痛（LR 值为 3.1）、附着端炎（足跟痛 LR 值为 3.4）、外周关节炎（LR 值为 4.0）、指炎（LR 值为 4.5）、前葡萄膜炎（LR 值为 7.3）、阳性家族史（LR 值为 6.4）、银屑病（LR 值为 2.5）、炎性肠病（LR 值为 4.0）、一般背痛（LR 值为 4.0）、对 NSAIDs 治疗有效（LR 值为 5.1）；实验室指标 2 个：CRP（LR 值为 2.5）、HLA-B$_{27}$（+）（LR 值为 9.0）；影像学指标 2 个：骶髂关节 -MRI 异常（LR 值为 9.0）、骶髂关节 X 线Ⅲ级（LR 值为 20.0）；分别估算。以百分率表示患脊柱关节病的可能性。

计算公式：{（0.05/1−0.05）×LR2×LR2×…}/{1+（0.05/1−0.05）×LR2×LR2×…} 如：

LR 值＞ 170 时，诊断确切 SPA 的可能性为 90%。

LR 值在 76 ～ 169 时，诊断可能中轴型 SPA 的可能性为 80% ～ 90%。

LR 值＜ 75 时，还需做其他检查以进一步明确诊断。

LR 值＜ 5 时，说明诊断中轴型 SPA 的可能性极小。

如临床上分别具有上述 14 个临床特征（及实验室指标、影像学指标）中的 2 ～ 4 项，即可达到上述计算结果。

（刘　栩）

第二节　非放射学中轴型脊柱关节炎

脊柱关节炎（spondyloarthriti，SPA）是一种慢性炎症性风湿性疾病，主要侵犯骶髂关节、脊柱骨突、脊柱旁软组织及外周关节，以炎性腰背痛伴或不伴外周关节炎，加之急性前葡萄膜炎、结节性滑膜炎（主要是下肢，不对称）、附着点炎等特征性关节外表现为主要临床表现。好发于青壮年男性，起病隐匿。SPA 又可分为炎症性腰背痛（即中轴型 SPA）和不对称的外周寡关节炎（外周 SPA）。非放射学中轴型 SPA（nr-axSPA）是指有炎性腰背痛而没有发生骶髂关节放射学损害，即骶髂关节只在 MRI 上有活动性炎症，而在 X 线平片（不包括 CT）上无结构损害的患者。

非放射学中轴型 SPA 包括：强直性脊柱炎（ankylosing spondylitis，AS）、银屑病关节炎（psoriaticarthritis，PSA）、赖特综合征 / 反应性关节炎、肠病性关节炎、白塞病等。

一、非放射学中轴型 SPA 共同特点

1. 发病年龄通常 < 40 岁

2. 下腰背疼痛、晨僵，活动后疼痛减轻，休息时不缓解，夜间疼痛明显

3. 常伴有肌腱端炎、急性前葡萄膜炎、结节性滑膜炎等关节外表现

4. 有明显家族聚集性，和 HLA-B$_{27}$ 强相关，RF 通常阴性

5. 环境因素与某些细菌或其他微生物感染有关

6. NSAIDs 效果好

二、诊断

（一）2009 年 ASAS 中轴型 SPA 的分类标准

（起病年龄 < 45 岁，腰背痛 ≥ 3 个月）（表 2-4）

表2-4　ASAS中轴型SPA分类标准（2009年）

1. 影像学提示骶髂关节炎

（1）MRI 提示骶髂关节活动性（急性）炎症，高度提示与 SPA 相关的骶髂关节炎；

（2）明确的骶髂关节炎放射学改变（根据 1984 年修订的纽约标准）。

2. SPA 临床特征

（1）IBP；（2）关节炎；（3）起止点炎（跟腱）；（4）眼葡萄膜炎；（5）指（趾）炎；（6）银屑病；（7）克罗恩病 / 溃疡性结肠炎；（8）对 NSAIDs 反应良好；（9）SPA 家族史；（10）HLA-B$_{27}$ 阳性；（11）CRP 升高

确定诊断：影像学提示骶髂关节炎 + ≥ 1 条 SPA 特征或 HLA-B27 阳性 + ≥ 2 条 SPA 特征

在应用 MRI 诊断 SPA 时，"黄金"指标为骨髓水肿，表现为 STIR 骨髓或 T2FS（脂肪抑制）显示为白色。

（二）强直性脊柱炎的 1984 年修订纽约标准

见表 2-5。

表2-5　强直性脊柱炎的修订纽约标准（1984年）

1. 临床标准

（1）腰痛、晨僵 3 个月以上，活动改善，休息无改善；

（2）腰椎额状面和矢状面活动受限；

（3）胸廓活动度低于相应年龄、性别的正常人。

表2-5　强直性脊柱炎的修订纽约标准（1984年）（续表）

2. 放射学标准

双侧骶髂关节炎≥2级或单侧骶髂关节炎3～4级。

确定诊断：符合放射学标准和1项以上临床标准。

可能诊断：符合3项临床标准或符合放射学标准，而不具备任何临床标准（应除外其他原因所致骶髂关节炎）。

nr-axSPA 患者＝ASAS 标准中轴型 SPA 患者－纽约标准 AS 患者

三、临床应注意观察

1. 本病起病隐匿，疾病早期腰骶、臀部疼痛多为一侧呈间断性或交替性疼痛，半夜痛醒，翻身困难，晨起或久坐后起立时腰部晨僵明显，但活动后减轻。数月后疼痛多为双侧呈持续性。多数患者随病情进展由腰椎向胸、颈部脊椎发展，则出现相应部位疼痛、活动受限等。

2. 活动期患者可见红细胞沉降率（ESR）增快，C 反应蛋白（CRP）增高，轻度贫血和免疫球蛋白轻度升高，类风湿因子（RF）多为阴性。

3. 在腰背痛症状出现2～3年后，部分非放射学中轴型 SPA 患者可能会出现放射学骶髂关节炎。

（刘　栩）

第三节　强直性脊柱炎

强直性脊柱炎（ankylosing spondylitis，AS）是一原因不明，以侵犯脊柱关节（中轴）为主要病变的慢性炎症性疾病。病变主要累及骶髂关节。临床表现为炎性下腰痛、下肢非对称性大关节炎、肌腱端炎。引起脊柱强直和纤维化，造成弯腰活动障碍。合并有不同程度的眼、肺、心血管、神经系统、肾等多个脏器的损害。髋关节病变是致残的主要原因之一。青年男性较多见，发病年龄为20～30岁，有明显的家族聚集倾向，与 $HLA-B_{27}$ 强相关。环境因素与某些细菌或其他微生物感染有关。

一、诊断

【诊断标准之一】　1961 年罗马标准

● 临床标准：

1．下腰痛、发僵持续 3 个月以上，休息后不缓解

2．胸部疼痛、僵硬

3．腰椎活动受限

4．胸廓扩张受限

5．虹膜炎证据，包括现在症、既往史或后遗症

● 放射学标准：

X 线证实强直性脊柱炎特征性双侧骶髂关节表现（应除外双侧骶髂关节骨关节炎的改变）

注：符合放射学标准（双侧骶髂关节炎 3 ~ 4 级）及至少具备 1 项临床标准，或具备 4 项以上临床标准者，可诊断强直性脊柱炎。

【诊断标准之二】 1966 年纽约标准

● 临床表现：

1．腰椎部前屈、左右侧弯、后仰三个方向活动皆受限

2．腰或腰背部疼痛或疼痛史 3 个月以上

3．胸部扩张度（即吸气与呼气时的差值）受限，取第 4 肋间隙水平测量，扩张度 ≤ 2.5 cm

● 放射学标准：

结合 X 线分级为：双侧或单侧骶髂关节炎：

0 级：正常；Ⅰ级：可疑；Ⅱ级：轻度；Ⅲ级：中度；Ⅳ级：强直。

注：确诊 AS：

（1）双侧骶髂关节炎放射学改变Ⅲ或Ⅳ级，同时至少有上述临床标准中之一项者

（2）单侧骶髂关节炎放射学改变Ⅲ或Ⅳ级，或双侧骶髂关节Ⅱ级，具备临床标准第 1 项，或第 2 项和第 3 项

疑诊 AS：双侧骶髂关节炎Ⅲ或Ⅳ级，但不具备任何一项临床标准。

【诊断标准之三】 1984 年修订纽约标准

● 临床标准：

1．下腰痛持续至少 3 个月，活动后可缓解，休息后无改善

2．腰（椎）部前后活动和左、右侧屈的活动受限

3．胸廓扩展度较同年龄、性别的正常人减小

● 放射学标准：

具备放射学标准单侧骶髂关节炎Ⅲ ~ Ⅳ级或双侧骶髂关节炎Ⅱ ~ Ⅲ级。

注：满足放射学标准，加上临床标准 3 条中的任何 1 条，为肯

定的强直性脊柱炎。

【诊断标准之四】

1．病史：① 40 岁以前发生的腰、臀酸痛、不适，或除外其他原因的外周关节病；②隐匿发病；③伴夜间痛、晨僵；④症状在休息后无缓解，活动可改善；⑤持续 6 周以上。

2．体征：①骶髂关节检查阳性；②附着点炎表现。

3．实验室检查：①类风湿因子阴性；②抗核抗体阴性；③ HLA-B$_{27}$ 阳性。

4．放射学检查：≥Ⅱ级的双侧骶髂关节炎。

诊断：

（1）符合病史 4 项或 4 项以上（加）放射学检查阳性者，可诊断强直性脊柱炎

（2）符合 4 项或 4 项以上病史，X 线检查骶髂关节炎不肯定或正常者，可行 CT 检查

如 CT 示骶髂关节炎≥Ⅱ级，可确诊强直性脊柱炎。

符合病史 4 项或 4 项以上，而 X 线和 CT 示骶髂关节均正常或不能肯定，伴体征≥1 项或实验室检查≥2 项，为可能强直性脊柱炎，应予 X 线或 CT 随访。

【诊断标准之五】 临床筛选标准

1．40 岁以前发生腰腿痛 / 不适

2．隐匿发病

3．病程＞3 个月

4．伴有晨僵

5．活动后症状改善

此标准有助于发现早期病例，不需放射学证据，其敏感性、特异性分别为 85%、95%，但以后验证各有差异。

【可疑 AS 的筛选标准】

腰背痛 3 个月以上及其他 1 项以上；外周关节痛、足跟痛、前尿道炎、ESR 升高；或无腰背痛，但有其他 3 项表现及以上者。

【疑似强直性脊柱炎】

1．年龄＜40 岁，男性

2．腰背部不适隐匿出现，持续数周或数月；可伴晨僵，休息加重，活动改善

3．不对称的下肢大关节炎

4．足跟痛、足底痛、臀部疼痛

5．伴或不伴关节炎的眼葡萄膜炎

6．腰部前屈、侧弯和后仰受限

7．胸廓扩展度受限

二、影像学

【骶髂关节炎 X 线分级】　1984 年修改纽约标准

0 级：正常

Ⅰ级：可疑异常变化

Ⅱ级：轻度异常，可见局限性侵蚀、硬化，关节间隙正常

Ⅲ级：明显异常，为中度或进展性骶髂关节炎。伴有以下 1 项或 1 项以上改变：侵蚀、硬化、关节间隙增宽或狭窄，或部分强直

Ⅳ级：严重异常，关节完全强直

【骶髂关节炎 CT 分级标准】　1996 年纽约标准

Ⅰ级（可疑病变）：髂骨侧关节面模糊、局灶性骨质疏松及软骨下骨质轻度侵蚀、糜烂，关节间隙及韧带关节正常

Ⅱ级（轻度异常）：关节面模糊，可见小的局限性侵蚀，囊性变和局限性骨质疏松、增生硬化，不伴关节间隙和韧带关节改变

Ⅲ级（明显异常）：中度或进展期骶髂关节炎，出现明显的软骨下骨质侵蚀、破坏和增生硬化，明显的骨质疏松和囊变，关节边缘呈毛刷状、串珠状或锯齿状，关节间隙增宽或呈不规则狭窄，关节部分强直；韧带关节骨质破坏

Ⅳ级（严重异常）：关节呈严重骨质破坏、增生硬化和明显骨质疏松，关节完全强直

【骶髂关节 MRI 的表现】

骶髂关节软骨异常是骶髂关节炎的早期征象：MRI 显示骨髓水肿，骨侵蚀骨破坏。最早受累部位见于髂骨侧背尾侧端，显示骨侵蚀及软骨下脂肪堆积。

软骨异常表现为 T1WI 和 T2WI 上正常线样中等信号消失，软骨不规则增粗、扭曲，软骨表面不规则、碎裂。T1WI 正常线样中等信号中出现高信号而变为不均匀的混杂信号，T2WI 出现表面不规则的串珠状高信号。

骶髂关节面下骨髓水肿表现为边界不清的斑片状 T1WI 低信号，STIR 和 T2WI 高信号，Gd-dtpa 增强后呈局灶性强化。骨侵蚀破坏表现为低信号的关节面不规则凹陷，FSE-T2WI 序列上见凹陷内出现混杂信号。

如早期发现骶髂关节滑膜软骨和关节面下骨的形态和信号改变，

即可诊断。

【**MRI 骶髂关节炎分类标准**】 ASAS/OMERACT MRI 工作组
（见表 2-6）

表2-6 骶髂关节炎的MRI分类

MRI 骶髂关节炎分类

1. 骶髂关节的活动性炎症损伤符合 "MRI 骶髂关节炎" 的影像学标准，正如中轴型脊柱关节炎的 ASAS 分类标准

2. 高度提示中轴型关节炎的骨髓水肿（STIR）和骨炎（TI）必须明确出现，且位于典型解剖部位（软骨下或关节周围骨髓）

3. 滑膜炎、附着点炎或囊炎等活动性炎症损伤单独出现而不伴有骨髓水肿 / 骨炎时，不能定义 MRI 骶髂关节炎

4. 脂肪沉积、硬化、侵蚀或骨性僵直等结构性损伤可反映先前出现炎症，结构性损伤单独出现而不伴有骨髓水肿 / 骨炎时，不能定义 MRI 骶髂关节炎

MRI 信号出现的数量

1. 每个 MRI 切面仅出现一个信号（骨髓水肿）提示活动性炎症，骨髓水肿应至少出现在连续两个切面上

2. 一个切面上出现一个以上信号（骨髓水肿），一个切面即可定义

（引自：医学参考报. 2010.03.11.A）

【**AS 脊柱受累的 MRI 表现**】

1．累及椎体早期称为椎体炎或 Romanus 病灶，晚期称为韧带骨赘。

2．累及椎间盘称为椎间盘炎或 Andersson 病灶或脊椎椎间盘炎（spondylodiscits），可合并 Andersson 骨折。

3．累及脊柱滑膜关节和肌腱韧带附着处称为肌腱末端炎。

AS 脊柱 MRI 改变 Hermann 分级见表 2-7。

表2-7 AS脊柱MRI改变Hermann分级

分级	T1WI	STIR 或 T2WI	MRI 图像解释
0 级	椎体：等信号 椎间盘：低信号	椎体：低信号 椎间盘：高信号	正常表现
1 级	椎体：低信号 椎间盘：低信号	椎体：高信号 椎间盘：高信号	炎症改变
2 级	椎体：高信号 椎间盘：低信号	椎体：低或等信号 椎间盘：高信号	慢性炎症后脂肪性骨髓退变
3 级	椎体：等信号 椎间盘：等信号	椎体：低信号 椎间盘：低信号	部分或完全关节强直

三、强直性脊柱炎评价指标

【临床活动判断指标】

1. 晨僵≥30分钟

2. 因疼痛、僵硬而影响睡眠

3. 外周关节炎

4. 红细胞沉降率（ESR）≥30mm/h（魏氏法），C-反应蛋白（CRP）≥20mg/L

5. 血清 IgA≥3.9g/L

6. 脊柱痛

7. 正常呼吸时胸痛或颈活动时疼痛或僵硬

8. 昼或夜间双臀痛

【ASAS 20、ASAS 40、ASAS5/6 反应率】

1. ASAS 20 反应率　患者在以下 4 项指标中至少 3 项有 20% 的改善，或者改善幅度至少 1 个单位（VAS 评分 0～10），没能达到 20% 改善的一项与基线相比无恶化

（1）患者总体 VAS 评分

（2）患者评估的夜间背痛和总体背痛 VAS 评分

（3）机体功能（BASFI）

（4）炎症反应 BASDAI 中最后 2 项和晨僵有关的 VAS 平均得分

2. ASAS 40　以下指标中至少 3 项有 40% 的改善或者改善幅度至少 2 个单位（VAS 评分 0～10），且没能达到 40% 改善的一项与基线期相比无恶化

（1）患者的总体 VAS 评分

（2）患者评估的夜间背痛和总体背痛 VAS 评分

（3）BASFI

（4）炎症反应 BASDAI 中最后 2 项和晨僵有关的 VAS 平均得分

3. ASAS5/6 改善标准　以下 6 项指标中至少有 5 项改善 20% 以上

（1）患者总体 VAS 评分

（2）BASFI

（3）患者评估的夜间背痛和总体背痛 VAS 评分

（4）炎症反应：BASDAI 中最后 2 项和晨僵有关的 VAS 平均得分

（5）CRP

（6）脊柱活动度（脊柱侧弯）

注：在 0～100mmVAS，变化≥10　VAS（Visual Analysis

Scale 视觉模拟尺）

（引自：Braun J，Pham T，Sieper，et al. Ann Rheum Dis，2003，62：817-824.）

【强直性脊柱炎评价指标】BASMI（Bath Ankylosing Spondylitis Metyology Index）

（1）BASMI 评分系统：Bath 强直性脊柱炎衡量指数。评价脊柱活动范围或活动度，指患者达到以下要求：总分介于 0 ～ 10 分，为 5 个指标评分之和（表 2-8）。

表2-8　BASMI 3分法

指标	评分		
	轻度 0 分	中度 1 分	重度 2 分
耳壁距（耳屏到墙壁的距离）	< 15cm	15 ～ 30cm	> 30cm
腰部弯曲	> 4cm	2 ～ 4cm	< 2cm
颈部旋转	> 70 度	20 ～ 70 度	< 20 度
腰部侧弯	> 10cm	5 ～ 10cm	< 5cm
踝间距	> 100cm	70 ～ 100cm	< 70cm

注：BASMI 3 分法得分为各项得分的总和

（引自：Braun J，Pham T，Sieper，et al. Ann Rheum Dis，2003，62：817-824.）

（2）Maastricht 强直性脊柱炎肌腱端炎积分（MASES）

肌腱端炎积分（MASES）　需评价 13 个肌腱端，每个部位积分为 0 或 1，MASES 积分为各个部位得分的总和。

部位：第 1 肋软骨关节（左 / 右）、第 7 肋软骨关节（左 / 右）、髂前上棘（左 / 右）、髂嵴（左 / 右）、髂后上棘（左 / 右）、第 5 腰椎棘突、跟腱近端附着点（左 / 右）。

【Bath 强直性脊柱炎病情活动指数】

（Bath Ankylosing Spondylitis Disease Activity Index，BASDAI）

根据以下 6 个方面（疲劳、脊柱疼痛、关节疼痛、起止点炎、晨僵严重程度和持续时间）来评价疾病活动度。患者采用 VAS（视觉模拟尺）进行自我评价，记录过去一周内身体出现的最严重的情况，在记分尺（0 ～ 10）上作一记号（↓），总分介于 0 ～ 10 分之间（表 2-9）。

表2-9　Bath强直性脊柱炎病情活动指数（BASDAI）调查表

请在下列每一问题的记分尺（0～10）上作一记号（↓），记录您过去一周的身体状况（提示：以下皆指一周内出现的最严重的情况）：

1. 您身体的疲倦程度：　．cm

   完全没有疲倦　　　　　　　非常疲倦

   0　1　2　3　4　5　6　7　8　9　10

2. 您的颈部、背部或髋关节的疼痛程度（请分别标出颈▽、背×、髋↓）：

   ．cm

   完全没有疼痛　　　　　　　非常疼痛

   0　1　2　3　4　5　6　7　8　9　10

3. 除颈部、背部或髋关节外，您的其他关节的疼痛/肿胀程度：　．cm

   完全没有　　　　　　　　　非常严重

   0　1　2　3　4　5　6　7　8　9　10

4. 您身体有触痛或压痛部位的不适程度（肌腱端炎）：　．cm

   完全没有不适　　　　　　　非常不适

   0　1　2　3　4　5　6　7　8　9　10

5. 您起床时的僵硬程度：　．cm

   完全没有僵硬　　　　　　　非常僵硬

   0　1　2　3　4　5　6　7　8　9　10

6. 从起床开始计算，您的关节僵硬时间：　．

   0　0.5　1　1.5　2小时或以上

评定方法：

BASDAI由以下5个项目的平均分组成：①疲乏；②脊柱痛；③关节痛；④肌腱端炎；⑤脊柱炎=0.5×（晨僵程度＋晨僵时间）。

每个项目得分为患者自我评价的VAS（0～10）评分。

BASDAI=0.2×[第1项＋第2项＋第3项＋第4项+0.5×（第5项＋第6项）]。

夜间疼痛VAS评分：　．cm

完全没有疼痛　　　　　　　　　　　　　　　　　　　　　非常疼痛

BASDAI评分：前4项指标（均采用0～10cm的VAS进行评价）之和，再加上第5、6项指标的平均值，再将总和除以5。

（引自：Garrett S，et al. J Rheumatol，1994，21：2286-2291.）

【Bath 强直性脊柱炎衡量指数】（Bath Ankylosing Spondylitis Metrology Index，BASMI）

评价脊柱活动范围或活动度，指患者达到以下要求：总分介于0～10分，为5个指标评分之和。

注：5个部位分别为：腰部侧弯（左右平均值）、耳壁距（左右平均值）、腰部弯屈（修订的 Schober）、髁间距、颈部旋转。

Maastricht 强直性脊柱炎肌腱端炎积分（MASES）

肌腱端炎积分（MASES）需评价13个肌腱端，每个部位积分为

0 或 1，MASES 积分为各个部位得分的总和。

部位：第 1 肋软骨关节（左 / 右）、第 7 肋软骨关节（左 / 右）、髂前上棘（左 / 右）、髂峰（左 / 右）、髂后上棘（左 / 右）、第 5 腰椎棘突、跟腱近端附着点（左 / 右）。

【AS 的功能指数】(FI)

功能指数包括 20 个问题：你能做以下动作吗？

① 穿鞋；② 穿裤子；③ 穿紧身内衣；④ 进浴池；⑤ 持续站立 10 分钟；⑥ 上一层楼；⑦ 跑步；⑧ 坐下；⑨ 从沙发上起身；⑩ 进入小汽车；⑪ 弯腰捡物；⑫ 下蹲；⑬ 躺下；⑭ 翻身；⑮ 起床、离开床；⑯ 仰卧睡；⑰ 俯卧睡；⑱ 工作或家务；⑲ 咳嗽或打喷嚏；⑳ 深呼吸。

评分标准：能为 0 分；能，但有困难为 1 分；不能为 2 分。

【Bath 强直性脊柱炎功能指数】（Bath Ankylosing Spondylitis Functional Index，BASFI）

根据以下 2 个方面（10 个问题）来评价机体功能：功能解剖及应对能力的测定，总分介于 0 ~ 10 分之间。采用 VAS（视觉模拟尺）进行患者自我评价（表 2-10）。

表2-10　患者自我评价VAS（视觉模拟尺）

请根据过去一周情况回答以下问题，在下列各直线上做一标记：

1. 在没有人或物（例如穿袜器）帮助的情况下穿袜或内衣
   容易————————————做不到
2. 在没有人帮助的情况下向前弯腰捡起地上的一支笔
   容易————————————做不到
3. 在没有人或物（例如扶手）帮助的情况下能够到高处的搁板
   容易————————————做不到
4. 不用手或其他帮助，从无扶手的椅子上站起来
   容易————————————做不到
5. 在没有帮助的情况下做仰卧起坐
   容易————————————做不到
6. 无支持的站立 10 分钟而未感到不适
   容易————————————做不到
7. 不借助栏杆或助行器上 12 ~ 15 级楼梯
   容易————————————做不到
8. 能转头看肩部而不需要转动身体
   容易————————————做不到
9. 能做一些体力活动（如理疗、锻炼、园艺或体育运动等）
   容易————————————做不到
10. 能在家里或在公司从事一整天工作
    容易————————————做不到

注：BASFI 评　分 =（第 1 项 + 第 2 项 + 第 3 项 + 第 4 项 + 第 5 项 + 第 6 项 + 第 7

项＋第 8 项＋第 9 项＋第 10 项）/10

（引自：Calin A，et al. J Rheumatol，1994，21：2281-2285.）

【附着点指数】（enthesis index，EI）

Manedr 等通过对左右颈峰，胸骨柄关节，肋软骨关节，左右肱骨大粗隆及内外髁，左右髂峰，左右髂前上棘和髂后上棘，左右股骨大转子，左右胫骨粗隆，左右内收肌结节，左右股骨，胫骨内外髁，左右腓骨头，左右足底筋膜的跟骨附着点，左右跟腱，骶髂关节，颈椎，胸椎，腰椎及左右坐骨结节等 42 个附着点的压痛情况称为附着点指数。

评分标准：无痛 0 分，轻度痛 1 分，中度痛 2 分，疼痛加躲避 3 分，总分 90 分。

【强直性脊柱炎肌腱端炎积分】 Maastricht（MASES）

肌腱端炎积分（MASES）需评价 13 个肌腱端，每个部位积分为 0 或 1，MASES 积分为各个部位得分的总和。

部位：第 1 肋软骨关节（左 / 右）、第 7 肋软骨关节（左 / 右）、髂前上棘（左 / 右）、髂峰（左 / 右）、髂后上棘（左 / 右）、第 5 腰椎棘突、跟腱近端附着点（左 / 右）。

【AS 的关节指数】（FI）

关节指数包括 10 个部位：①前胸压痛；②后胸压痛；③屈右髋；④屈左髋；⑤压右臀；⑥压左臀；⑦颈右转；⑧颈左转；⑨腰右转；⑩腰左转。

评分标准：无痛 0 分；痛 1 分；痛加肌紧张 2 分；痛加肌紧张加退缩 3 分。

四、影响预后因素

1．未能尽早开始正规治疗者预后差

2．有关节外表现预后差

3．HLA-B$_{27}$ 阳性者较阴性者差

4．男性较女性预后差

5．脊柱受累较早者较无脊柱受累者差

6．儿童患者髋关节病变严重者差

7．对慢作用药物过敏者或无效的患者预后差

五、强直性脊柱炎的特殊类型

1．HLA-B$_{27}$ 阴性的强直性脊柱炎

【临床特点】

（1）HLA-B$_{27}$ 阴性的 AS 多见于非高加索人群

（2）发病年龄较大，通常为 8～50 岁

（3）极少有家族聚集性

（4）急性虹膜炎少见

（5）病情较轻

2．女性强直性脊柱炎

【临床特点】

（1）发病年龄较男性晚 3～6 年，多在 25 岁左右发病

（2）外周关节受累多见

（3）中轴关节受累少见

（4）耻骨联合受累较男性多见

（5）症状轻，易误诊，预后好

（刘　栩）

第四节　反应性关节炎及 Reiter 综合征

一、反应性关节炎（reactive arthritis，ReA）

身体某些特定部位（肠道和泌尿生殖道）发生感染后，由于身体免疫反应异常而出现的一种无菌性炎性关节炎。受累关节以非对称性下肢关节为主，可累及脊柱，与 HLA-B$_{27}$ 相关，被归为脊柱关节病。有典型尿道炎、结膜炎和关节炎者曾被称为 Reiters 综合征，现在均归为反应性关节炎。

本病有性传播型和肠道型两种发病形式。因衣原体或支原体感染泌尿生殖系统后发病者称为性传播型，多见于 20～40 岁男性。肠道感染菌多为革兰氏阴性杆菌，包括志贺菌属、沙门菌属、耶尔森菌属及弯曲杆菌属等。

（一）常见临床特征

前期和复发的尿道炎和腹泻；结膜炎和单侧虹膜炎；非对称性下肢关节韧带炎症；腊肠指或趾；足后跟痛和肿胀；下腰痛或骶髂关节压痛；类风湿因子阴性；HLA-B$_{27}$ 阳性；放射学有骨膜炎、骨刺、

肌腱骨化表现；非对称性骶髂关节炎，椎旁软组织硬化。

（二）诊断依据

（1）前期感染距关节炎发作的潜伏期为 1 ～ 3 周

（2）急性炎症通常 3 ～ 5 个月消退，个别至 1 年，转为慢性，呈自限性

（3）典型发作为非对称性下肢持重关节炎症，伴肌腱炎和肌腱端病

（4）可有各种皮肤黏膜病变、眼炎和心脏病变

（5）类风湿因子阴性

（6）与 HLA-B$_{27}$ 阳性密切相关，排除风湿热、结核分枝杆菌感染后关节炎

（三）诊断标准

【诊断标准之一】

1．典型的外周关节炎，下肢多，非对称性少关节炎

2．感染病史不明确时，检查结果能证明既往有感染

注：具备以上①和②项者可诊断反应性关节炎。

排除明确的骶髂关节炎、细菌性关节炎、晶体诱发的关节炎、莱姆病（Lyme disease）、链球菌引起的反应性关节炎。

【诊断标准之二】

第 3 次国际反应性关节炎会议提出的诊断标准中，不应除去链球菌感染后关节炎，而应合并在一起，并提出了参考诊断方法。

扁桃体刺激试验：按压扁桃体，在 24 小时内出现 CRP 升高，白细胞增多，体温升高，关节炎恶化，即认为是链球菌感染后反应性关节炎（PSRA）。患者切除扁桃体 3 周内，关节炎好转。

【诊断标准之三】

无明显感染证据，无胃肠道症状，存在骶髂关节炎，提示可能存在反应性关节炎。

【诊断标准之四】 1996 年 Kingsley & Sieper

1．外周关节炎：下肢为主的非对称性少关节炎

2．前驱感染的证据

（1）如果 4 周前有临床典型的腹泻或尿道炎，实验室证据可有可无

（2）如果缺乏感染的临床证据，必须有感染的实验室证据

3．排除引起单或寡关节炎的其他原因，如确诊的脊柱关节病、感染性关节炎、莱姆病及链球菌反应性关节炎

4．HLA-B$_{27}$ 阳性、赖特综合征的关节外表现（如结膜炎、虹膜

炎、皮肤、心脏和神经系统病变等）或典型脊柱关节病的临床表现
（如炎性下腰痛、交替性臀区疼痛、肌腱端炎或虹膜炎等）不是确诊
反应性关节炎必须具备的条件

（引自：中华风湿病学杂志．诊治指南专辑，2012.2.28）

【诊断标准之五】　1996 年 Kingsley & Sieper

1. 典型的外周关节炎：下肢为主的非对称性少关节炎

2. 前驱感染的证据

① 4 周前有腹泻或尿道炎（实验室检查阳性有助诊断，但并非
必备条件）

②无感染的临床症状，则必须有感染的实验室证据

【诊断标准之六】　Sieper & Braun 推荐，1999 年

1. 下肢为主的非对称性关节炎

2. 前驱感染的证据

注：（1）除外其他风湿病

（2）感染的证据包括：①发病前 4 周内有腹泻或尿道炎史；
②便培养阳性；③晨尿和泌尿生殖道拭子查沙眼衣原体阳性；④抗
耶尔森菌和抗志贺菌抗体阳性；⑤抗沙眼衣原体阳性；⑥ PCR 检查
关节液衣原体 DNA 阳性

（引自：J Rheumatology，1999，26：1222-1224）

【诊断标准之七】　2004 年美国

1. 炎症关节炎＞ 1 个月，伴葡萄膜炎

2. 关节炎＞ 1 个月，伴尿道炎或双结膜炎

二、链球菌感染后关节炎或链球菌感染后反应性关节炎（poststreptococcal reactive arthritis，PSRA）

【诊断标准】　第 3 次国际反应性关节炎会议提出的诊断标准

1. 近期链球菌感染证据，包括咽拭子培养出链球菌感染（阳
性）或抗链"O"高滴度阳性

2. 典型的外周关节炎，下肢多，非对称性少关节炎，多无游走性

3. 感染病史不明确时，检查结果证明既往有感染。具有以上 1
和 2 项，并除外明确的骶髂关节炎、莱姆病、可明确诊断链球菌感
染后关节炎

三、赖特综合征（Reiter syndrome，RS）

以关节炎、无菌性尿道炎、结膜炎三联症为基本特征，并伴有

皮肤黏膜及其他脏器病变的临床综合征。多见于 20 ～ 40 岁的男性，女性、儿童及老年人少见。

赖特综合征主要依靠临床诊断。对发生于年轻人的血清阴性、下肢为主的不对称少关节炎应警惕该病的可能。不久前发生过腹泻性疾病或性病更应提示该病的诊断，如再有足跟痛或其他特有的黏膜皮肤病变则支持赖特综合征。

【诊断要点】

1．尿道炎、结膜炎及关节炎三联症同时或先后出现

2．皮肤黏膜特征性的改变（皮肤溢脓性角化症、漩涡状龟头炎）

3．发热、血白细胞增高、红细胞沉降率增快、C- 反应蛋白阳性、类风湿因子阴性及 HLA-B$_{27}$ 阳性

4．尿道分泌物和关节液病原菌检查阴性

5．除外类风湿关节炎、强直性脊柱炎、银屑病关节炎、肠病性关节炎和白塞综合征

【诊断标准之一】　1979 年 Fox 诊断标准

非对称性血清阴性关节病（主要在下肢）附加下列表现的 1 项或几项：

尿道炎或宫颈炎、痢疾史、眼炎、皮肤黏膜病变（龟头炎、口腔溃疡或皮肤角化症）。

排除强直性脊柱炎、银屑病关节炎或其他风湿病。

【诊断标准之二】　1981 年美国风湿病协会

无菌性周围关节炎持续 1 个月以上，同时伴有非淋球菌性尿道炎或宫颈炎。

应与其他血清阴性脊柱关节病、类风湿关节炎、白塞综合征、淋病性关节炎鉴别。

X 线表现：

（1）肌腱端病，多见于坐骨结节、大转子、跟腱及跖底筋膜附着部位，表现为糜烂或骨膜变化

（2）骶髂关节炎，多呈非对称性（强直性脊柱炎呈典型的对称性），见于 4% ～ 25% 的患者，疾病早、晚期均可发生

（3）脊柱形成韧带骨赘，多呈非对称性，并可跨过椎间盘间隙

（4）受累关节初次发作，关节无变化，慢性关节炎可见关节破坏

（刘　栩）

第五节 银屑病关节炎

银屑病关节炎（psoriatic arthitis，PsA）俗称"牛皮癣关节炎"。是发生在银屑病患者的一种慢性、炎症性关节病，除皮肤病变外、还可累及外周关节、脊柱、肌腱、指（趾）甲及眼等组织。以各种不同的临床亚型和复杂多变的临床表现为特点。银屑病患者中关节炎的患病率为 5.0% ～ 38%，发病年龄多在 40 岁左右，男女发病率大致相等。有些银屑病关节炎患者有骶髂关节炎和（或）脊柱炎，故将此病归入脊柱关节病。

银屑病关节炎常见皮肤表现：寻常型、红皮病型、脓疱型。

一、银屑病关节炎临床类型

1．非对称性少关节炎或单关节炎型　通常只累及 2 ～ 3 个关节，以手和足的远端或近端指（趾）关节及跖趾关节多见。膝、髋、踝和腕关节亦可受累。因伴发腱鞘炎症，受累的指（趾）可呈典型的腊肠指（此型常见，约占 70%）

2．对称性多关节炎型　累及手、足小关节、腕、踝、膝和肘关节，对称性分布，此型占 15%。有些患者血清类风湿因子阳性，容易与 RA 混淆，但关节破坏较 RA 轻

3．远端指（趾）间关节炎（DIP）型　与银屑病指甲病变有关，累及远端指（趾）间关节，占 5% ～ 10%

4．脊柱关节炎型　20% ～ 40% 的银屑病患者可有骶髂关节受累，以韧带骨赘为表现的脊柱炎见于高达 40% 的银屑病关节炎。韧带骨赘可发生在无骶髂关节炎者，脊柱的任何部分均可受累，引起脊柱融合。颈椎受累者可引起囊枢椎半脱位

5．破坏性（残毁性）关节炎型　此型最严重，约占 5%

受侵犯的骨、掌骨或指骨可发展到严重的骨溶解，指节常有"套叠"现象及短缩畸形，病变关节可强直。发病年龄多为 20 ～ 30 岁，常伴有发热、体重下降及严重、广泛的皮肤病变，常伴发骶髂关节炎

● PsA 关节炎分型

（1）单 / 少关节炎型：通常累及 3 个以下的关节

（2）远端指（趾）间关节型（DIP 型）：通常累及手或足的远端指间关节，并与指甲病变有关

（3）残毁型关节炎型：是该病中最严重的类型

（4）对称性多关节炎型：受累的关节与类风湿关节炎（RA）相

类似，关节炎破坏较 RA 轻

（5）脊柱关节病型：骶髂关节受累

二、X 线特征

1．手、足小关节的骨性强直，指间关节破坏伴关节间隙增宽，末节指骨基底的骨性增生及末节指骨吸收

2．近端指骨变尖和远端指骨骨性增生两者兼有的变化，造成"带帽铅笔"样畸形

3．长骨骨干"绒毛状"骨膜炎

4．骶髂关节炎多为单侧

5．伴有骨桥的不典型脊柱炎

三、诊断

【诊断依据】

1．银屑病样皮肤损害，伴有指（趾）甲的病变

2．非对称性，以远端指（趾）间关节为主的少关节炎

3．典型的 X 线改变，远指关节因骨质吸收和变尖，呈铅笔套样改变。骶髂关节单侧受累，脊柱椎旁韧带不对称性骨化

4．类风湿因子阴性

应与 RA，AS，赖特综合征鉴别。

【诊断标准之一】 Moll and Wright 1973

1．至少有一个关节炎并持续 3 个月以上

2．至少有银屑病皮损和（或）20 个以上顶针样凹陷的指（趾）甲改变或甲脱离

3．血清 IgM 型 RF 阴性（滴度＜ 1 ∶ 80）

满足以上三条即可诊断为 PsA，关节炎为 PsA 分型中的任何一型。

【诊断标准之二】 2005 年银屑病关节炎分类标准研究小组（classification criteria for Psoriatic Arthritis，CASPAR）

主要标准：炎性关节炎（关节、脊柱或肌腱端），加以下表现：

次要标准：

1．银屑病：现在存在（2 分），过去史（1 分），家族史 *（1 分）

2．指甲病变 **（顶针样凹陷、甲脱离、甲下角化过度、萎缩）（1 分）

3．类风湿因子阴性（1 分）

4．指（趾）炎：现在存在（1 分），过去史 **（1 分）

5．X 线显示：手或足远端指间关节，临近关节边缘骨硬化，骨

质旁的新骨形成 ***（1 分）

注：*：在患者的一级或二级亲属中有银屑病患者。

　　**：风湿病专家记录的。

　　***：除外骨赘形成。

确诊：满足主要标准必须具备炎性关节病以及其他表现的积分≥ 3 分。该标准的特异性为 98.7%，敏感性为 91.4%。

【诊断标准之三】 银屑病关节炎分类标准研究小组（CASPAR）

1．有银屑病、银屑病史或家族银屑病史证据。银屑病定义为风湿病或皮肤病医师即时鉴定的银屑病皮肤或头皮病变。银屑病史定义为从患者的风湿病医师或其他合格的健康护理者获得。家族银屑病史定义为一级或二级亲属有银屑病史

2．典型的银屑病指甲营养不良，包括检查发现甲剥离、凹陷和过度角化

3．类风湿因子阴性

4．指（趾）炎定义为整个指（趾）肿胀，或由风湿病医师报告的指（趾）炎

5．放射学证据：手或足 X 线平片出现近关节端新骨形成，关节边缘出现边界不清的骨化

注：患者必须有脊柱关节病（关节、脊柱或肌腱末端），并满足以上 5 项中的 3 项以上；敏感性 91.4%，特异性 98.7%。

【诊断标准之四】

见表 2-11。

表2-11　银屑病关节炎CASPAR标准

炎性关节病（包括关节、脊柱或附着点）+CASPAR 得分≥ 3 分
1．现发银屑病、既往银屑病史或家族史
（1）现发银屑病：就诊时由风湿病医师或医师诊断具有银屑病性皮肤或头皮病变
（2）既往银屑病史：由患者本人、医师（包括家庭医师、医师或风湿病医师等其他可信任医疗中心的医师）证实患者曾患有银屑病
（3）家族史：其一级或二级亲属曾患银屑病
2．典型的银屑病指甲改变：包括甲剥离、顶针样凹陷、过度角化等表现
3．RF 阴性：可用除凝胶法外的其他方法检测，最好采用酶联免疫吸附试验或比浊法
4．现发指趾炎或既往指趾炎病史
5．影像学：关节周围新骨形成，手足 X 线平片可见关节周围异常骨化（非骨赘形成）

现发银屑病得分 2 分，其他表现均 1 分

（引自：William Taylor，et al.Arthritis Rheum，2006，54：2665.）

【诊断标准之五】 2010 年中华风湿病学银屑病关节炎的诊断及治疗指南

目前无统一标准，沿用 Moll 和 Wright 的分类标准

1．至少有 1 个关节炎并持续 3 个月以上

2．至少有银屑病皮损和（或）1 个指（趾）甲上有 20 个以上顶针样凹陷的小坑或甲剥离

3．血清 IgM 型 RF 阴性（< 1 ∶ 80）

（引自：银屑病关节炎的诊断及治疗指南.诊治指南专辑，中华风湿病学杂志，2012，16：631-633.）

【诊断标准之六】 修订的 McGonagle 标准

银屑病或家族史 + 以下任一项：

（1）临床肌腱端炎

（2）X 线肌腱端炎

（3）指端指间关节炎

（4）SLA 炎或脊柱炎

（5）指（趾）炎

（6）单或少关节炎

（引自：脊柱关节炎与强直性脊柱炎，2013：66.）

四、如有下列情况提示 PsA

1．无原发性骨关节炎的 DIP 受累

2．关节受累不对称

3．无 RF 和皮下结节

4．屈肌腱鞘炎和腊肠指（趾）

5．银屑病家族史

6．明显的指甲顶针样凹陷

7．中轴关节 X 线片有以下一项或更多表现：骶髂关节炎；韧带骨赘；椎旁骨赘

8．外周关节 X 线片示无明显骨质疏松的侵蚀性关节炎，特别是 DIP 的侵蚀性破坏，表现为末端指节基底部的增宽和近端指节远端的溶解，形成特征性的"笔帽征"

五、PsA 常见漏诊或误诊原因

1．没有仔细询问病史：包括银屑病家族史

2．皮疹分布在躯体隐蔽部位：臀部和肚脐

3．皮疹晚发型

4．查体不仔细：忽视指（趾）甲改变

5．对一些特殊的银屑病皮疹不能识别

6．对银屑病关节炎的类型掌握不够

7．对典型的放射线特点掌握不好

8．与常见关节炎不能鉴别

9．PsA 的指甲病变：顶针样凹陷，甲脱离和甲下角化过度油滴征和甲板萎缩

六、PsA：影响预后的因素

1．幼年发病

2．青年发病

3．皮肤累及广泛

4．多关节受累

5．对 NSAIDs 疗效差

6．合并 HIV 感染

7．与某种 HLA 抗原相关

8．HLA-B$_{27}$ 与脊柱炎相关

9．HLA-B$_{27}$，-B$_{39}$ 和 DQW3 与疾病进展有关

10．HLA-DR3，-DR4 与关节破坏有关

七、疾病活动度评估

【综合 PsA 活动指数】

见表 2-12。

表2–12　综合PsA活动指数

	无（0）	轻度（1）	中度（2）	重度（3）
周围型关节炎		≤4 个关节；功能正常（HAQ ≤ 0.5）	≤4 个关节，但功能受损；或 >4 个关节，但功能正常	>4 个关节且功能受损
皮肤病变		PASI ≤ 10 且 DLQI ≤ 10	PASI ≤ 10 但 DLQI > 10；或 PASI > 10 但 DLQI ≤ 10	PASI > 10 且 DLQI > 10
附着点炎		≤3 个部位；功能正常（HAQ ≤ 0.5）	≤3 个部位，但功能受损；或 >3 个部位，但功能正常	>3 个部位且功能受损
指趾炎		≤3 个指（趾）；功能正常（HAQ ≤ 0.5）	≤3 个指（趾），但功能受损；或 >3 个指（趾），但功能正常	>3 个指（趾）且功能受损

表2-12　综合PsA活动指数（续表）

	无（0）	轻度（1）	中度（2）	重度（3）
脊柱病变		BASDAI ≤ 4；功能正常（ASQol ≤ 6）	BASDAI > 4 但功能正常；BASDAI ≤ 4 但功能受损	BASDAI > 4 和功能受损

注：活动指数 0 ~ 15 分

（引自：Mumtaz A. Ann Rheum Dis，2011，70：272-277.）

【低疾病活动度（MDA）评分标准】（GRAPPA）

见表 2-13。

表2-13　低疾病活动度（MDA）评分标准

最小疾病活动度需满足以下 7 条中 5 条
触痛关节 ≤ 1 个
肿胀关节 ≤ 1 个
PASI ≤ 1 个或 BSA ≤ 3
患者 VAS 疼痛评分 ≤ 15
患者一般情况 VAS 评分 ≤ 20
HAQ ≤ 0.5
触痛附着点 ≤ 1 个

（引自：Ann Rheum Dis，2011，70：77-84.）

【传统 PsA 病情评估方法】

见表 2-14。

表2-14　传统PsA病情评估方法

ACR20，50，70	肿胀和压痛关节 % 下降 + 以下 5 条中任意 3 条 % ↓： 1. 疼痛评估 2. 患者整体评估 3. 医师整体评估 4. ESR 或 CRP 5. 功能评估 /HAQ
PsARC	改善 ≥ 2，无加重 关节数减少 ≥ 30% 整体评估改善 ≥ 1 1. 压痛关节数（/78） 2. 肿胀关节数（/76） 3. 患者整体评估（0-5） 4. 医师整体评估（0-5）

表2–14	传统PsA病情评估方法（续表）
DAS28	DAS28=0.56 √ (TEN28)+0.28 √ (SW28)+0.70ln(ESR)+0.014(GH) 缓解：＜3.2；极高活动度＞5.1

（引自：Mease P. Arthritis Care Res，2011，63：64-85.）

（孙　瑛）

第六节　肠病性关节炎

　　肠病性关节炎（enteropathic arthritis）是指原因不明的炎性肠病或某些肠道感染性疾病引起的关节炎。常侵犯脊柱和四肢关节，受累关节以下肢大关节为主，常为单侧、非对称性，类风湿因子阴性，故也列为血清阴性脊柱关节病之中。

一、肠病性关节炎分类

　　1．肠道感染后反应性关节炎（reactive arthritis after infections enteritis）　是指发生于某些肠道感染（福氏痢疾杆菌、沙门菌属、耶尔森菌属、空肠杆菌、幽门螺杆菌及衣原体）后出现的关节炎，此关节炎并非病原菌直接侵入关节所致，而是感染后的自身免疫反应

　　2．炎性肠病关节炎　是指原因不明的炎性肠病（inflammatory bowel disease，IBD），即溃疡性结肠炎（Ulcerative colitis，UC）和克罗恩病（Crohn's disease，CD）引起的关节炎

　　3．小肠旁路关节炎（arthritis associated with intestinal by pass）是指空肠和结肠吻合术或空肠和回肠吻合术后，肠道短路，盲瓣内细菌过度增生，细菌抗原被吸收后而引起的

　　4．Whipple病（whipple's disease）　又称肠道脂代谢障碍症，为一罕见的，全身性感染造成的慢性、多系统疾病。临床以脂肪泻、发热、消瘦、关节炎、全身淋巴结肿大为主要表现，侵犯心、肺、浆膜腔、脑等器官，而出现相应的临床表现，需作空肠黏膜活检确定诊断

二、诊断

　　目前肠病性关节炎无统一的诊断标准，因其伴发的关节炎无特殊的诊断价值，只有在确诊有炎性肠病（溃疡性结肠炎、克罗恩病）

后，根据所伴有的脊柱炎症表现和（或）外周关节炎，诊断有无炎性肠病性（相关性）关节炎。

【诊断要点】

1．符合炎性肠病的诊断　慢性腹痛、腹泻、黏液、脓血便；粪便中无病原体发现；钡剂灌肠、结肠镜检查有典型的溃疡性结肠炎、克罗恩病的证据

2．特征性关节炎　非对称性、急性单关节炎或多关节炎，下肢大关节（膝、踝）受累为主，症状持续 3～6 周可自行消退，不会致残

3．类风湿因子阴性、HLA-B$_{27}$ 阳性

4．需除外其他关节病

三、克罗恩病

克罗恩病又称局限性回肠炎、局限性肠炎、节段性肠炎及肉芽肿性肠炎，是一种炎症性肠病。表现为腹痛、腹泻、体重减轻，严重者可并发肠梗阻。伴有肠外表现和肛周疾病（肛周脓肿和瘘管）应予注意。克罗恩病的诊断是建立在临床、影像学（X 线）、内镜和病理诊断的基础之上。

【临床诊断标准】

①具有典型的临床症状均应考虑本病的可能

②X 线表现有胃肠道的非特异性炎症，裂隙状溃疡，鹅卵石征，假性息肉或多发性狭窄，病变呈多发性、节段性

③镜下见到跳跃式分布的匍行性溃疡，周围黏膜正常或呈鹅卵石样；或病变活检为非干酪样坏死性肉芽肿或大量淋巴细胞聚集者

临床拟诊：同时具备①和②或③。

【病理诊断标准】

①肠壁的肠系膜淋巴结无干酪样坏死

②显微镜下特点：节段性全壁炎；裂隙状溃疡；黏膜下层高度增宽（水肿、淋巴血管扩张等所致）；结节病样肉芽肿；淋巴细胞聚集

确诊：具备①和②五项中的四项者。

【诊断标准之一】　日本标准

①肠管节段性或区域性病变

②肠黏膜卵石样征或纵行溃疡

③全层性肠壁炎（肿胀或狭窄）

④类肉瘤样非干酪性肉芽肿

⑤裂隙或瘘管

⑥肛门病变（难治性溃疡，不典型的痔瘘或肛裂）

确诊：具有①②③项者加（+）④⑤⑥项中任一项者；

　　　已有第④项加（+）①②③项中两项者。

可疑：具有①②③项。

必须排除肠结核，溃疡性结肠炎，缺血性肠炎，放射性肠炎，肠型白塞病，单纯性小肠溃疡，非特异性小肠多发性溃疡和急性末端回肠炎等。

【诊断标准之二】　Rieman 诊断标准

见表 2-15。

表2-15　Rieman诊断标准

检查所见	病史	查体	内镜及 X 线
临床症状 > 3 个月	+		
肠道外并发症	(+)	+	
肛门周围损害	(+)	+	+
节段性肠道病变	+	+	(+)
累及回肠末端	+		
正常黏膜上裂隙性溃疡	+		
肠壁增厚腹腔脓肿	(+)		

确诊：+++ 以上；可疑：++ (+)

【诊断标准之三】　2012 年 WHO 推荐的诊断标准

见表 2-16。

表2-16　WHO诊断标准（2012年）

项目	症状	放射影像	内镜	活检	手术标本
①非连续性或节段性改变		+	+		+
②卵石样外观或纵行溃疡		+	+		+
③全壁性炎性反应改变	+（腹块）	+（狭窄）*	+（狭窄）		+
④非干酪样肉芽肿				+	+
⑤裂沟、瘘管	+	+			+
⑥肛周病变	+			+	+

注：具有者①②③者为疑诊；再加上 ④⑤⑥三者之一可确诊；具备第④项者，只要加上①②③三者之二可确诊

* 应用现代技术 CET 或 MRE 检查多可清楚显示全壁炎而不必仅局限于发现狭窄者可供参考

【疾病活动性评估】

见表 2-17，2-18。

表2-17　克罗恩病活动指数（CDAI）（简化计算法）

项目	0分	1分	2分	3分	4分
一般情况	良好	稍差	差	不良	极差
腹痛	无	轻	中	重	—
腹块	无	可疑	确定	伴触痛	—
腹泻	稀便每日一次记1分				
伴随疾病 *	每种症状记1分				

注：≤ 4 分为缓解期；5 ～ 8 分为中度活动期；≥ 9 分为重度活动期

CDAI：克罗恩病活动指数

* 伴随症状包括：关节痛、虹膜炎、结节性红斑、坏疽性脓皮病、阿弗他溃疡、裂沟、新瘘管及脓肿等

表 2-18　Best CDAI（克罗恩病活动指数）计算法

变量 [a]	权重
稀便次数（1 次 / 周）	2
腹痛程度（1 周总评分，0 ～ 3 分）	5
一般情况（1 周总评分，0 ～ 4 分）	7
肠外表现与并发症（1 项 1 分）	20
阿片类止泻药（0，1 分）	30
腹部包块（可疑 2 分，肯定 5 分）	10
红细胞压积降低值（正常值：男 0.40，女 0.37）	6
100×（1– 体重 / 体重标准）	1

注：CDAI：红细胞压积正常值按国人标准；总分 = 各项分值之和，CDAI < 150 分为缓解期，CDAI ≥ 150 分为活动期，150 ～ 220 分为轻度，221 ～ 450 分为中度，> 450 分为重度

四、溃疡性结肠炎

一种原因不明的慢性结肠炎，主要表现为腹泻、脓血便、腹痛及里急后重，病程漫长，病情轻重不一，常反复发作。

（一）诊断

【诊断标准】

1. 临床：反复持续性发作性腹痛，黏液血便，伴不同程度的全身症状

2. 肠镜：①黏膜有多发性浅表溃疡伴充血、水肿；病变从直肠开始，呈弥漫性分布；②黏膜粗糙呈颗粒状，易脆，出血，或附有脓血性分泌物；③可见假息肉，结肠袋变钝或消失

3. 黏膜活检：炎性反应，糜烂，隐窝脓肿，腺体排列异常，以及上皮变化

4. 钡剂灌肠：①黏膜紊乱和（或）有细颗粒变化；②多发性溃疡或有假性息肉；③肠管狭窄，缩短，结肠袋消失可呈管状

必须排除各种肠道感染和其他炎症，如克罗恩病、放射性肠炎、肿瘤

确诊：临床 + 肠镜中 3 项中的 1 项（或）黏膜活检

临床 + 钡剂灌肠 3 项中的 1 项

可疑：典型临床表现 + 不典型肠镜或钡剂灌肠

（二）疾病评估

见表 2-19，表 2-20，表 2-21。

表2-19　溃疡性结肠炎病变范围的蒙特利尔分类

分类	分布	结肠镜下所见炎症病变累及的最大范围
E1	直肠	局限于直肠，未到达乙状结肠
E2	左半结肠	累及左半结肠（脾曲以远）
E3	广泛结肠	广泛病变累及脾曲以近乃至全结肠

表2-20　改良Truelove和Witts疾病严重程度分型

严重程度分型 [a]	排便（次/天）	便血	脉搏（次/分）	体温（℃）	血红蛋白	ESR（mm/1h）
轻度	< 4	轻或无	正常	正常	正常	< 20
重度	≥ 6	重	> 90	> 37.8	> 75%正常值	> 30

表2-21　评估溃疡性结肠炎活动性的改良的Mayo评分

项目	0分	1分	2分	3分
排便次数 [a]	排便次数正常	比正常排便次数增加 1～2 次/天	比正常排便次数增加 3～4 次/天	比正常排便次数增加 5 次/天或以上
便血 [b]	未见出血	不到一半时间出现便中混血	大部分时间便中混血	一直存在出血
内镜发现	正常或无活动性病变	轻度病变（红斑、血管纹理减少、轻度易脆）	中度病变（明显红斑、血管纹理缺乏、易脆、糜烂）	重度病变（自发性出血、溃疡形成）

表2-21　评估溃疡性结肠炎活动性的改良的Mayo评分

项目	0分	1分	2分	3分
医师总体评价c	正常	轻度病情	中度病情	重度病情

注：a. 用每位受试者作为自身对照，来评价排便次数的异常程度

　　b. 每日出血评分代表 1 天中最严重出血情况

　　c. 医师总体评价包括 3 项标准：受试者对腹部不适的回顾，总体幸福感及其他表现，如体检发现和受试者表现状态

　　评分：≤ 2 分且无单个分项评分＞1 分为临床缓解

　　3 ～ 5 分为轻度活动，6 ～ 10 分为中度活动，11 ～ 12 分为重度活动；有效定义为评分相对于基线值的降幅≥ 30% 及≥ 3 分，便血的分项评分降幅≥ 1 分或该分项评分为 0 分或 1 分

（刘　田　孙　瑛）

第七节　分类未定的脊柱关节病

分类未定的脊柱关节病（undifferentiated spondyloar thropathy, USPA）是指有脊柱关节病（SPA）的临床表现和（或）放射学的改变，目前又不符合任何一种肯定的脊柱关节病诊断标准。它可能是某一脊柱关节病的早期阶段，或者是一重叠综合征或是一未知的脊柱关节病亚型，它仅是一组症状，而不足以成为独立的疾病。则诊断为分类未定的脊柱关节病。

诊断

【诊断标准之一】　ACR 标准

1. 炎性脊柱疼痛　既往或现有背部或颈部脊柱疼痛，并至少有下述 4 条：①45 岁前起病；②隐袭起病；③活动后症状改善；④伴随晨僵；⑤持续至少 3 个月

2. 滑膜炎　既往或现在有非对称性或下肢为主的关节炎

【诊断标准之二】

炎性脊柱疼痛或非对称的滑膜炎或以下肢为主的关节炎，加上下列情况中的一条或一条以上：

1. 阳性家庭史：一级或二级亲属中有下述任何一条：强直性脊柱炎；银屑病；急性葡萄膜炎；反应性关节炎；炎性肠病

2．银屑病：既往或现在由医生诊断患有银屑病

3．炎性肠病：既往或现在由医生诊断患有克罗恩病或溃疡性结肠炎，并经 X 线检查或内镜确证

4．尿道炎、宫颈炎或急性腹泻：关节炎发病前 1 个月有非淋球菌性尿道炎、宫颈炎或急性腹泻

5．双侧臀部交替疼痛：既往或现在左、右臀区交替疼痛

6．附着点炎：既往或现在跟腱或足底筋膜附着部位自发性疼痛或体检时有压痛

7．骶髂关节炎：双侧 2～4 级及或单侧 3～4 级

X 线分级：0= 正常，1= 可疑，2= 轻度，3= 中度，4= 强直

诊断的敏感性为 78.4%，特异性为 89.6%。如果包括骶髂关节炎的 X 线表现，则敏感性为 87.0%，特异性 86.7%。

【诊断标准之三】　欧洲脊柱关节病研究组（ESSG）

炎性脊柱痛或非对称性以下肢关节为主的滑膜炎，并附加以下项目中的任何一项：①阳性家族史；②银屑病；③炎性肠病；④关节炎发病前 1 个月内的尿道炎、宫颈炎或急性腹泻；⑤双侧臀部交替疼痛；⑥肌腱末端病；⑦骶髂关节炎。

【诊断标准之四】　炎症性腰或脊柱痛

1．40 岁以前发病

2．隐匿发生

3．持续 3 个月以上

4．伴晨僵

5．活动后缓解

符合以上 5 项标准中之 4 项及以上者，为炎症性腰或脊柱痛。

（刘　田）

第八节　多肌端炎

肌腱末端炎（enthesitis）或肌腱末端病（enthe-sopathy），是指肌腱、韧带或关节囊附着于骨的部位或在骨的附着点的变性或炎性病变。多肌端炎（polyenthesitis）是一种原因未明的临床病症，指全身性肌腱末端受累，是脊柱关节病（未分化的脊柱关节病、AS、Reiter 综合征、PsA 和反应性关节炎）的特征性临床表现之一。好发部位在跟腱、胸肋关节、脊柱骨突、椎间盘的韧带结构、髂嵴、大

转子、耻骨联合、坐骨结节、胫骨结节等部位。以跟腱、足底肌腱、髌腱附着点及脊柱旁最易受累。

多肌端炎男性多发，发病年龄为 14 ~ 55 岁，患者常有多肌腱部位疼痛，肌腱附着处出现肿胀、压痛、病程呈慢性或亚急性，可伴有结膜炎、多发性口腔溃疡或一过性关节炎，且呈自限性，1 周 ~ 2 个月可消退，常无关节功能受损。

【诊断要点】　1992 年 Shichikaw 提出

1. 至少 5 个部位肌腱末端自发痛和触压痛（如跟腱、髌骨下方、喙突、肱骨上髁等）

2. 一个或多个肌腱末端肿胀

3. 无系统性炎症或骶髂关节放射学改变

4. 除外任何一种脊柱关节炎

（刘　　田）

第九节　SAPHO 综合征

SAPHO 综合征（synovitis acne pustulosis hyperostosis osteitis syndrome）属脊柱关节病，曾有 50 多种名称，如胸肋锁骨骨肥厚症、关节骨炎合并手足脓疱疮、慢性复发性多发性骨髓炎等。

SAPHO 综合征即滑膜炎（synovitis）、痤疮（acne）、脓疱疮（pustulosis）、骨肥厚（hyperostosis）、骨炎（osteitis）综合征，是一组有骨关节病变和皮肤病变的疾病。病因和发病机制不清，类风湿因子阴性，有骶髂关节炎和腰背疼痛等与脊柱关节病相似的表现，常常被诊断为脊柱关节病或强直性关节炎，特征性皮肤病变有手足脓疱疮、脓疱疮银屑病、聚合性痤疮、爆发性痤疮和化脓性汗腺炎。好发于成年人，发病年龄多在 40 ~ 60 岁。慢性病程，发作期与缓解期交替出现，病程迁延可持续多年。30% 的患者 HLA-B$_{27}$ 阳性。疾病有自限性，预后因人而异，大多预后良好。

【诊断标准】

胸肋锁骨骨肥厚加下述 3 项中任一项：

1. 特征性脓疱疮或痤疮，伴无菌性滑膜炎、骨肥厚或骨炎

2. 无菌性滑膜炎、骨肥厚或骨炎，累及中轴骨或外周骨，特别是前胸壁椎体、骶髂关节，儿童可累及长骨的干骺端

3. 有或无特征性皮肤病变（掌跖脓疱疮）

注：符合上述条件之一者，即可诊断

（刘　栩）

第3章
血管炎

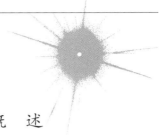

第一节　概　述

　　血管炎（vasculitis）是一类以血管壁发生炎症 [血管壁坏死和（或）炎性细胞浸润] 为主要病理改变的疾病。因受累血管的类型、大小、部位及病理改变的不同，可有各种各样的临床表现。可以是单发的疾病，也可伴有全身性多系统的症状。预后取决于受累血管的大小、数量和部位。

一、分类

　　血管炎是异质性疾病，临床表现复杂，病因及发病机制不清。分类较为混乱。分类多以受累血管的大小、类型、血管外表现、临床特点，分为感染性和非感染性、原发性（与其他任何有已知疾病无关）和继发性（伴发于某一已确诊的疾病）、系统性和局限性等。现将近年来血管炎分类演变列举如下（表 3-1 至表 3-7）。其中表 3-5 至表 3-7 为根据血管受累范围分类。

表3-1　Alarcon-Segovia血管炎分类（1964）

血管炎	亚类	可能相关综合征
结节性动脉周围炎	阑尾及胆囊，局限结节性动脉周围炎	肺高压动脉炎
过敏性血管炎	过敏性紫癜（Henöch-schönlein purpura）	坏死性肺泡炎，肺肾综合征
血管炎肉芽肿病	单纯性肺嗜酸性粒细胞浸润症（Löffler 综合征）	韦格纳肉芽肿，中线肉芽肿
胶原病动脉炎	似结节性动脉周围炎综合征，肼屈嗪综合征	
类风湿病		
系统性红斑狼疮		
风湿热		
皮肌炎		
颞动脉炎	周身型	风湿性多肌痛

表3-2　de shazo血管炎分类（1975）

结节性动脉周围炎

白细胞碎裂性血管炎

过敏性血管炎

过敏性紫癜

其他与疾病关联的血管炎（如风湿性疾病）

韦格纳肉芽肿

过敏性肉芽肿病（肉芽肿性血管炎）

巨细胞动脉炎

表3-3　Fauci等血管炎分类（1978）

坏死性血管炎的结节性多动脉炎组

经典结节性多动脉炎

过敏性肉芽肿病

系统性坏死性血管炎——"重叠综合征"

过敏性血管炎

过敏性血管炎亚类

血清病及似血清病

过敏性紫癜

原发性混合性有血管炎的冷球蛋白血症

与癌伴发的血管炎

与其他肯定疾病伴发的血管炎

韦格纳肉芽肿

淋巴瘤样肉芽肿病

巨细胞动脉炎

颞动脉炎

Takayasu 动脉炎

闭塞性血栓性血管炎（Burger 病）

皮肤黏膜淋巴结综合征

其他血管炎

表3-4　Scott血管炎分类（1988）

一、系统性坏死性血管炎（主要累及中小动脉）

　　结节性多动脉炎组：经典结节性多动脉炎，显微镜下结节性多动脉炎，婴儿结节性多动脉炎，川崎病（Kawasaki disease），类风湿关节炎、系统性红斑狼疮、干燥综合征等动脉炎

　　伴有肉芽肿病：韦格纳肉芽肿，Churg - Strauss 血管炎，中枢神经系统肉芽肿性血管炎

二、小血管血管炎（与超敏性、白细胞破碎性、过敏性血管炎同名）　过敏性紫癜，原发性混合性冷球蛋白血症，类风湿关节炎、系统性红斑狼疮、干燥综合征等的血管炎，药物性血管炎

三、巨细胞动脉炎（主要影响大血管）　颞动脉炎，Takayasu 动脉炎，与类风湿关节炎、强直性脊柱炎关联的主动脉炎

表3-5　Chapel Hill会议关于系统性血管炎病的命名及病名定义（1993）

一、大血管的血管炎病

1. 巨细胞（颞）动脉炎　主动脉及其主要分支的肉芽肿性动脉炎，特别易发于颞动脉的颅外分支。常累及颞动脉，多发于50岁以上患者，多合并有风湿性多肌痛

2. 大动脉炎（Takayasu）　主动脉及其主要分支的肉芽肿性炎症，多发于50岁以下患者

二、中等大小血管的血管炎病

1. 结节性多动脉炎（经典的结节性多动脉炎）　中动脉及小动脉的坏死性炎症，不伴有肾小球肾炎或微小动脉、毛细血管或微小静脉炎症

2. 川崎（Kawasaki）病　累及大、中、小动脉的血管炎，并伴有皮肤黏膜淋巴结综合征。累及冠状动脉并可累及主动脉及静脉，多发于儿童

三、小血管的血管炎

1. 韦格纳肉芽肿 *　累及呼吸道的肉芽肿性炎症及涉及小到中血管的坏死性血管炎（如毛细血管、微小静脉、微小动脉、动脉），坏死性肾小球肾炎多见

2. 变应性肉芽肿性血管炎（Churg -Strauss 综合征）*　累及呼吸道的高嗜酸性粒细胞肉芽肿性炎症及涉及小到中等大小血管的坏死性血管炎，伴有哮喘和高嗜酸性粒细胞血症

3. 显微镜下多血管炎（microscopic polyangiitis）*　累及小血管（毛细血管、微小静脉或微小动脉）的坏死性血管炎，很少或无免疫复合物沉积，也可能涉及小及中等动脉。坏死性肾小球肾炎很多见，也常发生肺毛细血管炎

4. 过敏性紫癜（henoch-Schönlein purpura）　累及小血管（毛细血管、微小静脉、微小动脉）、伴有IgA免疫复合物沉积为主的血管炎，典型的累及皮肤、肠道及肾小球，伴有关节痛或关节炎

5. 原发性冷球蛋白血症血管炎　累及小血管（毛细血管、微小静脉、微小动脉），伴有冷球蛋白免疫复合物沉积和冷球蛋白血症的血管炎。皮肤及肾小球常被累及

6. 皮肤白细胞碎裂性血管炎　局限性皮肤白细胞破碎性血管炎，无系统性血管炎或肾小球肾炎

注：大血管指主动脉及其导向主要部位（如肢体、头颈）的最大分支。中等动脉指主要脏器动脉（如肾、肝、冠状、肠系膜动脉）。小血管指微小静脉、毛细血管、微小动脉及实体内与微小动脉连接的远端动脉分支。有些小及大血管的血管炎病可能累及中等动脉。但大及中等血管的血管炎不累及比动脉小的血管

* 与抗中性粒细胞胞质抗体（ANCA）密切关联

表3-6　Lie血管炎分类（1994）

- 原发性血管炎
  累及大、中、小血管
  大动脉炎（Takayasu）
  巨细胞（颞）动脉炎
  中枢神经系统孤立性血管炎（原发性中枢神经系统血管炎）
  主要影响中等及小血管
  结节性多动脉炎
  变应性肉芽肿性血管炎（Churg-Strauss 综合征）
  韦格纳肉芽肿
  主要影响小血管
  显微镜下多血管炎
  过敏性紫癜
  皮肤白细胞破碎性血管炎
  其他
  Burger 病（血栓闭塞性脉管炎）
  Cogan 综合征
  川崎病
- 继发性血管炎
  感染性血管炎
  继发于结缔组织病的血管炎
  药物引起（过敏）的血管炎
  继发于原发性混合性冷球蛋白血症
  与肿瘤相关的血管炎
  荨麻疹性低补体血症血管炎
  器官移植后血管炎
  假性血管炎综合征（黏液瘤、心内膜炎、Sneddon 综合征）

表3-7　Chapel Hill 会议及EULAR共识（2012）

1. 大血管炎（LVV）：大动脉炎（TAK）和巨细胞动脉炎（GCA）
2. 中等血管炎（MVV）：结节性多动脉炎（PAN）和川崎病（KD）
3. 小血管炎（SVV）
   (1) ANCA 相关性小血管炎（AAV）：显微镜下多血管炎（MPA），肉芽肿性多血管炎（GPA）、嗜酸性粒细胞性肉芽肿性多血管炎（Churg Strauss，EGPA）
   (2) 免疫复合物性小血管炎：抗 GBM 性疾病，冷球蛋白血症性血管炎，IgA 血管炎（Henoch-Schönlein）（IgAV），低补体性荨麻疹性血管炎（抗 C1q 血管炎）（HUV）
4. 各种血管的血管炎（variable vessel vasculitis，VVV）：白塞病（BD）和 Cogan 综合征（CS）

表3-7 Chapel Hill 会议及EULAR共识（2012）（续表）

5. 单器官的血管炎（SOV）：皮肤白细胞破碎性血管炎，皮肤动脉炎，原发性中枢神经系统血管炎，孤立性主动脉炎
6. 与系统性疾病相关的血管炎：狼疮性血管炎，类风湿血管炎，结节病性血管炎
7. 与可能的病因相关的血管炎：丙肝病毒相关性冷球蛋白血症性血管炎，乙肝病毒相关性血管炎，梅毒相关性主动脉炎，血清病相关性免疫复合物性血管炎，药物相关性免疫复合物性血管炎，肿瘤相关性血管炎

[引自：Arthritis Rheum. 2013，65（1）：1-11.]

近年来，多个国家的血管炎工作组提出血管炎分类修订：

分为原发性和继发性血管炎两类，原发性血管炎分为：

1. 大血管炎
   巨细胞动脉炎
   大动脉炎（Takayasu）
   孤立性主动脉炎
   其他
2. 中等血管性血管炎
   结节性多动脉炎
   川崎病
   其他
3. 小血管炎
（1）免疫复合物介导
   冷球蛋白血症（选择性脑灌注最适合温度试验）
（2）皮肤过敏受累为主血管炎
（3）ANCA 相关性血管炎
   显微镜下多血管炎
   变应性肉芽肿性血管炎（CSS）
   韦格纳肉芽肿
（4）其他
4. 其他
   白塞病
   复发性多软骨炎
   孤立的中枢神经血管炎
   Cogan 综合征
   其他

（引自：Rheumatology，2011，50：643-645.
医学参考报风湿频道，2012-02-09.A）

二、诊断

临床上多根据临床表现、实验室检查、影像学资料以及病理活检等综合判断，以确定血管炎的类型及其病变范围。

如出现无法解释的下列情况时，应考虑有血管炎的可能：

（1）多系统损害

（2）进行性肾小球肾炎或血肌酐和尿素氮进行性升高

（3）肺部多变阴影或固定阴影，空洞

（4）多发性单神经根炎或多神经根炎

（5）不明原因发热

（6）缺血性或淤血性症状

（7）紫癜性皮疹或网状红斑

（8）结节性坏死性皮疹

（9）无脉或血压升高

（10）不明原因的耳鼻喉病变

（11）ANCA、AECA 阳性

此外，在诊断血管炎时应除外感染、肿瘤以及弥漫性结缔组织病（如 SLE、RA、SS 等）。

三、血管炎病情活动评估

有许多评分标准可用来评估血管炎的病情活动，常用的有伯明翰评分（Birming-ham vasculitis activity score，BVAS）、Olsen 的血管炎活动指数（VAI）和 Kallenberg 的韦格纳肉芽肿的疾病活动评分标准。这些标准可用于评估病情和预后，指导治疗。

【伯明翰系统性血管炎活动评分】　1994 年 Luqmani

见表 3-8。

表3-8　系统性小血管炎BVAS评分系统（1994）

受累脏器和指标	权重分数
1. 系统性表现	3（最高总分）
无	0
不适	1
肌痛	1
关节痛 / 关节炎	1
发热（＜38.5℃）	1

表3-8　系统性小血管炎BVAS评分系统（1994）（续表）

受累脏器和指标	权重分数
发热（＞38.5℃）	2
过去1月内体重下降（1～2kg）	2
体重下降（＞2kg）	3
2. 皮肤表现	6（最高总分）
无	0
梗死	2
紫癜	2
其他皮肤血管炎	2
溃疡	2
坏疽	4
多发肢端坏疽	6
3. 黏膜/眼	6（最高总分）
口腔溃疡	1
生殖器溃疡	1
结膜	2
葡萄膜炎	4
视网膜渗出	6
视网膜出血	6
4. 耳鼻喉	6（最高总分）
无	0
流涕/鼻塞	2
鼻窦炎	2
鼻	4
结痂	4
外耳道渗出	4
中耳炎	4
新近耳聋	6
声嘶/喉炎	2
声门以下受累	6
5. 胸部	6（最高总分）
无	0
呼吸困难/喘息	2
肺部结节或纤维化	2
胸腔积液/胸膜炎	4
炎性渗出	4
咯血/肺出血	6
大咯血	6

表3-8　系统性小血管炎BVAS评分系统（1994）（续表）

受累脏器和指标	权重分数
6. 心血管	6（最高总分）
无	0
心脏杂音	2
新近出现的心律不齐	4
主动脉关闭不全	4
心包炎	4
新近心肌梗死	6
慢性心衰 / 心肌病	6
7. 腹部	9（最高总分）
无	0
腹痛	3
血性腹泻	6
胆囊穿孔	9
肠梗死	9
胰腺炎	9
8. 肾	12（最高总分）
无	0
高血压（收缩压＞ 90mmHg）	4
蛋白尿（＞ + 或＞ 0.2g/24h）	4
血尿（＞ + 或 RBC ＞ 10/Hp）	8
肌酐 125 ～ 249μmol/L	8
250 ～ 499 μmol/L	10
＞ 500 μmol/L	12
肌酐上升＞ 10%	12
9. 神经系统	9（最高总分）
无	0
器质性意识模糊 / 痴呆	3
癫痫发作（非高血压所致）	9
脑血管意外	9
脊髓损伤	9
周围神经病变	6
多发运动单神经根炎	9

上述各项为近 4 周内，由血管炎所致的新近表现或病情加重

说明：1. 各系统评分有最高限，超过单项最高总分以最高总分计，各单项总评分
最高 63 分

2. 15 分以上为疾病活动

[引自：Lugmani RA，Bacon PA，Moots RJ，et al. Birming-ham vasculitis activity score（BVAS）in systemic necrotizing vasculitis. QJ Med，1994，87：671-678.]

四、以受累血管大小及实验室检查诊断血管炎的路径

见图 3-1。

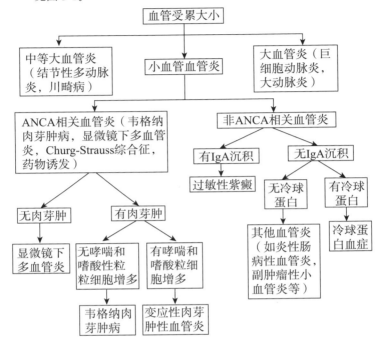

图 3-1   以受累血管大小及实验室检查诊断血管炎的路径

（孙   瑛）

第二节   大血管性血管炎

一、大动脉炎

大动脉炎（aorta arteritis）是指主动脉及其主要分支和肺动脉等大血管的慢性进行性非特异性炎性病变，可引起血管局部狭窄、闭塞、扩张或动脉瘤的形成。临床表现随病变部位不同而各异，主要为相应部位的供血障碍和血流动力学的改变。多见于年轻女性，发病年龄多在 15 ~ 25 岁。又称为高安病（Takayasu disease）、无脉症、主动脉弓动脉炎。

大动脉炎依受累部位不同，临床表现各异，可分为四种类型：①头臂动脉型（主动脉弓综合征）；②胸 - 腹主动脉型；③广泛型；

④肺动脉型。

【临床诊断】

40 岁以下女性，具有下列表现中的 1 项者，应怀疑本病：

1．单侧或双侧肢体出现缺血症状，动脉搏动减弱或消失，血压降低或测不出

2．脑动脉缺血症状，单侧或双侧颈动脉搏动减弱或消失，可闻及颈部血管杂音

3．近期出现的高血压或顽固性高血压，伴上腹部 2/6 级以上高调血管杂音

4．不明原因低热，背部脊柱两侧或胸骨旁、脐旁或肾区等部位可闻及血管杂音，脉搏有异常改变着

5．无脉及有眼底病变者

【诊断标准之一】 1990 年 ACR 标准

见表 3-9。

表3-9 ACR诊断标准（1990年）

1．发病年龄 ≤ 40 岁	出现与大动脉炎相关的症状或体征时的年龄 ≤ 40 岁
2．肢体间歇跛行	活动时一个或多个肢体出现肌肉疲劳加重及不适，尤以上肢明显
3．臂动脉搏动减弱	一侧或双侧臂动脉搏动减弱
4．两上臂收缩压差 > 10 mmHg	两上臂收缩压差 > 10 mmHg
5．血管杂音	锁骨下动脉与主动脉区血管杂音，单侧或双侧锁骨下动脉或腹主动脉可闻杂音
6．动脉造影异常	主动脉一级分支或上下肢近端大动脉狭窄或闭塞，病变常为局灶或节段性，这些并非由主动脉硬化、纤维组织性及肌性的发育不良或类似原因引起的。

判断：符合以上 6 条标准中至少有 3 条即可诊断。敏感性 90.5%，特异性 97.8%

应与动脉粥样硬化所致、血栓闭塞性脉管炎、马方综合征，以及肺动脉狭窄者应与肺动脉栓塞、原发性肺动脉高压鉴别。

【诊断标准之二】 阜外医院郑德裕

1．发病年龄 40 岁以下，尤其女性患者

2．锁骨下动脉，主要是左锁骨下动脉狭窄或闭塞，脉弱或无脉，血压低或测不出，两上肢收缩压差 > 10 mmHg，锁骨上闻及二级或以上血管杂音

3．颈动脉狭窄或阻塞，动脉搏动减弱或消失，颈部闻及二级或

以上血管杂音，或有无脉病眼改变

4．胸、腹主动脉狭窄，上腹或背部闻及二级血管杂音；用相同袖带，下肢较上肢血压低 20 mmHg 以上

5．肾动脉狭窄，血压高，病程较短，上腹部闻及二级血管杂音

6．病变累及肺动脉分支狭窄，或冠状动脉狭窄，或主动脉瓣关闭不全

7．红细胞沉降率增快，动脉局部有压痛

判断：上述 7 项标准中，前两项是主要指标，如具有其他 5 项中至少一项，即可诊断为大动脉炎。

（引自：郑德裕．大动脉炎．// 孙瑛．实用关节炎诊断治疗学．北京：北京大学医学出版社，2002：263-274.）

因大动脉炎起病的形式不同，累及的血管不同，患者可就诊于不同的科室，如普内科、心内科、肾内科、呼吸科等。如出现下列症状：乏力、不明原因发热、体重下降、关节痛、关节炎、肌痛、颈痛、心绞痛、心肌梗死、无脉症、心包炎、高血压、癫痫、一过性脑缺血、头痛、眩晕、肢体无力、视力下降、复视、结节红斑、气短、咯血、胸腔积液、肾动脉狭窄、肾性高血压等应高度怀疑本病。B 超、超声心动图、CT、MRI、血管造影检查能及早确定诊断。

【疾病活动程度的判断】

1．血管缺血或炎症的症状与体征（血管性疼痛、间歇性跛行、无脉、血管杂音）

2．红细胞沉降率增快

3．血管造影异常

4．出现发热、关节疼痛等炎症，不能用其他原因解释者

以上 4 项中至少有 2 项为新发或加重时考虑为疾病活动。

【疾病缓解指标】

临床症状完全缓解或稳定；血管病变长期无进展。

二、巨细胞动脉炎和风湿性多肌痛

（一）巨细胞动脉炎

巨细胞动脉炎（giant cell arteritis，GCA）是老年人常见的一种病因未明的系统性肉芽肿性全层动脉炎。临床表现多种多样，典型的临床表现为颞部头痛、间歇性下颌运动障碍、失明、卒中和动脉瘤。病变主要累及主动脉弓和从它发出的分支——大、中动脉，颅动脉多受累，特别是颞动脉受累最多见，故亦称为颞动脉炎

（temporal arteritis）、颅动脉炎（cranial arteritis）、肉芽肿性动脉炎、老年性血栓性动脉炎。

【GCA 的诊断依据】

1．典型的临床表现

2．ESR 增快和（或）C- 反应蛋白增高

3．动脉活检

【诊断标准之一】 1990 年美国风湿病协会 GCA 诊断标准

见表 3-10。

表3–10　美国风湿病协会GCA诊断标准（1990年）

1．发病年龄≥50岁	症状或体征出现时年龄已在50岁以上
2．新近的头痛	新起发作的或与过去不同类型的局限性头痛
3．颞动脉异常	颞动脉触痛、搏动减弱，与颈动脉硬化无关
4．红细胞沉降率增快	ESR≥50 mm/h（Westergen法）
5．动脉活检异常	标本示动脉炎症，有大量单核细胞浸润和肉芽肿性炎症，通常含有多核巨细胞

判断：符合上述 5 项标准中 3 项或 3 项以上者可诊断。敏感性为 93.5%，特异性为 91.2%（引自：Hulder GG，Bloch DA，Michel BA，et al. The American college of Rheumacology 1990 criteria for the classification of giant cell arteritis. Arthritis Rhem，1990，33：1125.）

【诊断标准之二】 GCA 分类标准

1．发病年龄＞50 岁

2．新近的头痛或与过去不同类型的局限性头痛

3．颌或舌或吞咽间歇性运动障碍或不适，在咀嚼、舌活动或吞咽时发生或加重，疲乏不适感

4．颞动脉异常　颈动脉触痛、搏动减弱、与颈动脉硬化无关

5．头皮触痛和结节　颞动脉区域头皮出现触痛或结节

6．动脉活检异常　活检标本示动脉炎症，伴有大量单核细胞浸润和肉芽肿性炎症，通常含有多核巨细胞

判断：强调具备 1，4 即可诊断。敏感性 57%，特异性 92%。以上 6 条具备 3 条或 3 条以上即可诊断。

（二）风湿性多肌痛

风湿性多肌痛（polymalgia rheumatica，PMR）是一种原因未明的关节周围炎性综合征，以四肢和躯干疼痛为特征，表现为颈、肩、髋部和肢体近端的肌肉疼痛和僵硬感，伴有发热、贫血、ESR 明显增快。病因不清，好发于 50 岁以上老年妇女。病理检查部分患者可

有膝关节、胸锁关节、肩关节及骶髂关节存在淋巴细胞为主的滑膜炎。风湿性多肌痛无特异性实验室指标，主要依靠临床表现诊断。

【诊断要点】

老年人有不明原因的发热；ESR 和（或）CRP、血清白介素 IL-6 升高，不能解释的中度贫血，伴有头痛、肩背、四肢疼痛（举臂、穿衣、下蹲及起立）活动障碍。排除类风湿关节炎、肌炎、感染、肿瘤等其他疾病后应考虑 PMR。

【诊断标准之一】

1．年龄＞50 岁

2．颈、肩胛带及骨盆带至少 2 处出现肌肉疼痛和晨僵，病程持续 ≥1 周

3．ESR 增快，CRP 升高

4．受累肌肉无红、肿、热、肌力减退及肌萎缩

5．排除类似 PMR 表现的其他疾病，如类风湿关节炎、慢性感染、多发性肌炎、恶性肿瘤等

6．对小剂量糖皮质激素（泼尼松 ≤ 10 mg/d）反应良好

符合以上 6 项者，可确诊为 PMR。

应与血清阴性类风湿关节炎、多发性肌炎、纤维织炎综合征鉴别诊断。并应随访观察，以排除其他疾病。

【诊断标准之二】 1986 年 Nancy 推荐

1．年龄 50 岁以上

2．持续 4 周以上的多肌痛或关节痛

3．ESR ＞ 50 mm/h

4．小剂量泼尼松（10 ～ 15mg/d）治疗 4 天内有明显疗效；

5．排除其他疾病（如 RA、慢性感染、PM、恶性肿瘤等）。

【诊断标准之三】 1982 年 Chuang 等

1．年龄 50 岁以上

2．双侧疼痛和僵硬至少 1 个月，累及下列部位中至少 2 处：颈部或躯干，肩或上肢近侧，髋部或大腿近端

3．ESR ＞ 40 mm/h

4．排除巨细胞动脉炎以外的其他疾病

【诊断标准之四】 1984 年 Healey 的诊断标准

必须符合下列全部条件：

1．颈、肩和骨盆带三处中至少有两个部位的持续疼痛和僵硬，持续至少 1 个月

2．晨僵 1 小时以上

3．年龄＞50 岁

4．ESR ≥ 40 mm/h

5．小剂量糖皮质激素治疗反应良好（泼尼松 ≤ 20mg/d）

6．排除其他引起肌肉骨骼症状的疾病

注：本病对小剂量糖皮质激素治疗反应良好，如患者年龄＞70岁、新近出现头痛、颞动脉异常、间歇性运动障碍、黑蒙、肝酶异常、血小板升高、血红蛋白下降、全身症状严重者应考虑合并巨细胞动脉炎的可能。

（引自：Salvarani C，Cantini F，Boiardi L，et al. Polymyalgia rheumatica and giant-cell arterifis. N Engl J Med，2002，347：361.）

【诊断标准之五】 2011 年中华医学会风湿病学分会

1．发病年龄 ≥ 50 岁

2．两侧颈部、肩胛部和（或）骨盆部肌痛及晨僵

3．ESR ≥ 40mm/h，或小剂量糖皮质激素治疗有效

* 满足以上 3 条标准即可诊断为 PMR。如满足以上标准中 1 和 2，但 ESR 正常，对小剂量糖皮质激素（泼尼松 10 ～ 15mg/d）治疗迅速奏效，也可诊断为 PMR。

【诊断标准之六】 2012 年 EULAR/ACR 分类诊断标准

必要条件：

1．发病年龄 ≥ 50 岁

2．两侧颈部、肩胛部疼痛

3．ESR 增快或 CRP 升高

再依据评分标准结果：当不包括超声检查的评分 ≥ 4 分或包括超声检查的评分 ≥ 5 分时，可诊断为 PMR（表 3-11）。

表3-11 PMR分类标准评分表

评分项目	分值	
	不包括超声检查（0 ～ 6）	包括超声检查（0 ～ 8）
晨僵持续时间＞45 分钟	2	2
髋部疼痛或活动受限	1	1
RF 或抗 ccp 抗体阴性	2	2
无其他关节受累	1	1

表3-11   PMR分类标准评分表（续表）

评分项目	分值	
	不包括超声检查（0～6）	包括超声检查（0～8）
超声检查：（1）至少一侧肩部有三角肌下滑囊炎和（或）肱二头肌腱鞘炎和（或）盂肱关节滑膜炎（后部或腋部），同时至少一侧髋部存在滑膜炎和（或）股骨转子滑囊炎	不评分	1
（2）双侧肩部有三角肌下滑囊炎、肱二头肌腱鞘炎或盂肱关节滑膜炎	不评分	1

敏感性66%，特异性81%

[引自：Dasgupta B，et al. Arthritis & Rheumatism，2012，64，（4）：943-945.]

风湿性多肌痛的诊断流程（见图3-2）

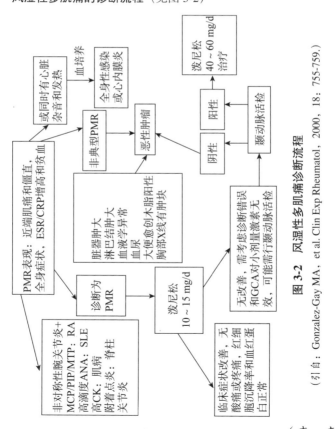

图3-2   风湿性多肌痛诊断流程

（引自：Gonzalez-Gay MA，et al. Clin Exp Rheumatol，2000，18：755-759.）

（李　春）

第三节　中血管性血管炎

一、结节性多动脉炎

结节性多动脉炎（polyarteritis nodosa，PAN）又名多动脉炎，是一种原因不明，以中、小动脉坏死性为主的炎症性疾病。病理表现为中、小肌性动脉节段性、坏死性炎症。其好发于血管分叉处，引起微动脉瘤形成、血栓形成、动脉瘤破裂出血及器官的梗死。因受累动脉出现炎性渗出及增殖形成节段性结节，故称其为结节性多动脉炎。全身各组织器官的中、小动脉均可受累。临床表现各种各样、轻重不一，以肾、心脏、神经、皮肤受累最常见。轻者可自愈，重者迅速发展甚至死亡。该病以 40 ～ 60 岁男性最为常见。

【临床诊断】

不明原因发热、腹痛、肾衰竭、新发高血压患者伴有系统性症状、疑似肾炎或心脏病患者伴有嗜酸性粒细胞增多或不能解释的关节痛、肌肉压痛及肌无力、皮下结节、皮肤紫癜、腹部和四肢疼痛，或迅速发展的高血压时，应考虑 PAN 的可能性。可根据病情及病变情况选择合适部位行血管活检将有助于诊断。

全身性疾病伴原因不明的对称或不对称性主要神经干病变，如桡神经、腓神经、坐骨神经的周围神经炎（多发性单神经炎），亦应警惕 PAN。

【诊断标准之一】　1990 年 ACR 诊断标准

见表 3-12。

表3–12　**PAN ACR诊断标准（1990年）**

1. 体重下降 ≥ 4kg	病初即有体重下降 ≥ 4 kg，除外节食或其他原因
2. 网状青斑	四肢及躯干呈斑点及网状斑
3. 睾丸疼痛或触痛	除外感染、外伤、其他原因
4. 肌痛、无力或下肢触痛	弥漫性肌痛（除外肩胛和骨盆带），或肌无力或下肢肌肉触痛
5. 单神经病或多神经病	出现，单神经病、多发性单神经根病或多神经病
6. 舒张压 ≥ 90 mmHg	出现高血压，舒张压 ≥ 90 mmHg
7. 肌酐、尿素氮水平升高	血尿素氮 ≥ 14.3 mmol/L（400 mg/dl）或肌酐 132.7 μmol/L（15 mg/dl）并除外脱水或梗阻因素
8. 乙型肝炎病毒	血清中 HBsAg 或 HBsAb 阳性

表3-12　PAN ACR分类标准（1990年）（续表）

9. 血管造影异常	动脉造影显示内脏动脉瘤形成或动脉血管阻塞，除外动脉粥样硬化或肌纤维发育不良或其他非炎症性因素
10. 中、小动脉活检见	有多形核中性粒细胞浸润，动脉壁内有粒细胞或粒细胞和单核细胞浸润

判断：上述10条标准中至少符合3条即可诊断为结节性多动脉炎，敏感性82.2%，特异性86.6%。

应与韦格纳肉芽肿、变应性肉芽肿性血管炎、巨细胞动脉炎鉴别。

【诊断标准之二】　Shulman诊断标准

1．伴有体重减轻的持续发热

2．原发性肾病

3．原因不明的高血压

4．急性腹痛

5．支气管喘息或肺局限性浸润

6．心肌梗死

7．外周神经炎

8．肌痛、肌无力

判断：

确诊：具备2项症状加上组织病理学改变及动脉造影异常者。

可疑：①具备1项症状加组织病理学异常者；②具备7项症状而无病理学证据者。

二、川崎病

见第十章第九节。

（叶　华）

第四节　小血管性血管炎

一、ANCA相关性血管炎

ANCA相关性血管炎是ANCA相关的一组炎性疾病，包括韦格纳肉芽肿（Wegener's granulomatosis，WG），现称肉芽肿性多血

管 炎 （Granulomatosis with polyangiitis，GPA）；显 微 镜 下 多 血 管 炎 （Microscopic polyangiitis，MPA）和变应性肉芽肿性血管炎（Churg-strauss syndrome，CSS），现称为嗜酸性肉芽肿性多血管炎（EGPA）。

ANCA 相关性血管炎的病因和发病机制目前尚不清楚。也有些学者将此三种病认为是抗中性粒细胞胞质抗体（ANCA）相关性小血管炎为主的一组自身免疫性疾病。病变主要累及小血管（小静脉、毛细血管、小动脉），它们有相似的病理、临床和实验室的特点。病理特征是血管壁坏死性炎症，寡免疫复合物沉积。

实验室检查可见抗中性粒细胞胞质抗体（ANCA）阳性，且临床表现也具有一定程度的相似性，因此将这三种小血管炎合称为抗中性粒细胞胞质抗体（ANCA）相关性血管炎（AASV）。

ANCA 相关性小血管炎（AAV）各年龄均可发病，约一半为 65 岁以上的老人。患者常有不规则发热、疲乏、关节肌肉疼痛、体重下降等症状。本病可累及任何系统器官，肾和肺是最易受累的器官，引起肾和呼吸道受损。

（一）显微镜下多血管炎

显微镜下多血管炎（microscopic polyangiitis，MPA）又称显微多动脉炎（microscopic polyarteritis）主要是微动脉、静脉和毛细血管等小血管受累为主的系统性、坏死性血管炎，无免疫复合物的沉积。病理改变为血管节段性、纤维素样坏死伴中性粒细胞浸润。临床表现为肾小球肾炎、肺出血或浸润病变，消化道出血及外周神经病变，抗中性粒细胞抗体（ANCA）阳性（多为 P-ANCA）。平均发病年龄为 50 岁，男性多于女性。

【诊断要点】

如出现肺部、肾及皮肤病变，同时有 P-ANCA 阳性者应考虑 MPA 的可能性。肾及皮肤活检有利于 MPA 的诊断。

【诊断依据】

1．中年男性

2．亚急性进行性肾功能不全

3．伴有系统性血管炎的表现

4．抗中性粒细胞抗体阳性

5．肾病理显示　为局灶性、节段性坏死性肾小球肾炎，肾小球基底膜常破裂伴毛细血管外增生，形成新月体。无免疫复合物沉积

（二）韦格纳肉芽肿

韦格纳肉芽肿（wegner granulomatosis，WG）现称肉芽肿性多

血管炎（GPA），是一种坏死性肉芽肿性血管炎。病变主要累及小动脉、小静脉及毛细血管，偶有大血管受累。血管壁的炎症，主要侵犯上、下呼吸道和肾。临床表现为鼻炎、副鼻窦炎、肺病变和进行性肾衰竭。男性略多于女性，青壮年与中老年均可发病，发病年龄多为30～50岁，未经有效治疗的患者存活时间短，病死率高。

【分类标准】 1990年美国风湿病协会分类标准

见表3-13。

表3-13　WG ACR分类标准（1990年）

1. 鼻或口腔炎症	痛或无痛性口腔溃疡，脓性或血性鼻腔分泌物。
2. 胸部影像学异常	胸部 X 线片示结节，固定浸润灶或空洞。
3. 尿沉渣异常	镜下血尿（红细胞＞5 /HP）或出现红细胞管型。
4. 活检示肉芽肿炎症	动脉壁或动脉周围或血管（动脉或微动脉）外部区域示肉芽肿性炎症。

判断：符合上述4条标准中之2条或2条以上可诊断WG。敏感性88.2%，特异性92.0%。

与超敏反应性肉芽肿性血管炎、肺出血-肾炎综合征、结节性多动脉炎、中线恶性组织细胞病、肺部感染及恶性肿瘤鉴别。

临床上WG常易误诊，为了早期诊断，如有下列情况，应反复行活组织检查：

①不明原因发热伴有呼吸道症状；②慢性鼻炎及副鼻窦炎，经检查有黏膜糜烂或肉芽组织增生；③眼、口腔黏膜有溃疡、坏死或肉芽肿；④肺内有可变性结节状阴影或空洞；⑤皮肤有紫癜、结节、坏死和溃疡等。

（三）变应性肉芽肿性血管炎

变应性肉芽肿性血管炎又称Churg-Strauss综合征（churg-strauss syndrome，CSS）；也有称嗜酸性肉芽肿/过敏性嗜酸性肉芽肿性血管炎。现称为嗜酸性肉芽肿性多血管炎（EGPA）。主要累及小动脉的过敏性系统性血管炎，肺部血管最易受累。病理特征为肉芽肿性血管炎性改变，以嗜酸细胞浸润为主。临床表现有发热、体重减轻、超敏反应性鼻炎、鼻窦炎、嗜酸细胞增多、过敏性哮喘及肺内弥漫性斑片状或结节状浸润病变，全身血管炎、网状青斑等症。多见于20～40岁男性患者。

【诊断标准之一】 1984年Lanham建议

根据临床和病理表现来诊断，须符合以下3条要求。①哮喘；②嗜酸性粒细胞计数＞1.5×10^9/L；③累计2个或2个以上器官的系统性血管炎。

1994 年 Chapel Hill 会议将 churg-strauss 综合征定义为：伴有哮喘和嗜酸性粒细胞增多症、累及呼吸道、有大量嗜酸性粒细胞浸润和血管外肉芽肿形成的，影响小到中等大小血管的坏死性血管炎。

【诊断标准之二】 1990 年 ACR 分类标准

见表 3-14。

表3-14　ACR分类标准（1990年；1994年）

1. 哮喘	哮喘史或呼气时肺部有弥漫高调啰音
2. 嗜酸性粒细胞增多	白细胞计数中嗜酸性粒细胞＞10%
3. 单发或多发神经病变	由系统性血管炎所致单神经病，多发单神经病或多神经病（手套/袜套样分布）
4. 非固定性肺浸润	由系统性血管炎所致，X 线胸片上迁移性或一过性肺浸润（不包括固定浸润影）
5. 副鼻窦炎	急性或慢性鼻旁窦疼痛或压痛史，或影像检查示鼻旁窦区模糊
6. 血管外嗜酸性粒细胞浸润	包括动脉、小动脉或小静脉在内的活检示血管外有嗜酸性粒细胞积聚

符合上述 4 条或 4 条以上者可诊断为 CSS，其敏感性和特异性分别为 85% 和 99.7%。

【诊断标准之三】 ACR 简化分类诊断标准

1. 外周血嗜酸性粒细胞增多，超过白细胞分类的 10%

2. 哮喘

3. 既往有过敏性疾病的历史，但不包括哮喘及药物过敏史

凡具备第 1 条加上后 2 条中的任何 1 条者，可考虑诊断为 CSS. 敏感性 95%，特异性 99.2%。此外，如腓肠神经、肌肉、肺、肠、肝、肾等组织活检确定有血管炎，血清学 p-ANCA 滴度明显升高均有助于 CSS 的诊断。

附：系统性坏死性血管炎预后判定评估

结节性多动脉炎、显微镜下多血管炎、Churg-Strauss 综合征、韦格纳肉芽肿等血管炎病因未明，临床表现为多系统受累，故又称为系统性血管炎。临床上常用 5 种血管炎疾病活动度评价表来作预后评估，分别是伯明翰血管炎活动性评分（BVAS1994）、韦格纳肉芽肿专用的 BVAs（BVAs/WG）、BVAs2003、疾病累及范围指数（DEI）和 5 因子评分（FFS）评价体系。

1．伯明翰血管炎活动性评分（BVAS1994）

为最常用的评价量表，包括一般情况、皮肤、粘膜、耳鼻喉、胸部、心血管、腹部、肾、神经系统等 9 大系统、71 项条目，每一项有不同权重分数、各大系统有总分限制，适用于所有血管炎的病情活动度评价

2．韦格纳肉芽肿专用的 BVAs（BVAs/WG）

BVAs/WG 是在 BVAS 基础上形成主要用于 WG 的评价量表，包括一般情况、皮肤、黏膜、耳鼻喉、胸部、心血管、腹部、肾、神经系统等 9 大系统、35 项条目的评价体系。分为主要条目和次要条目，主要条目包括 15 项威胁患者脏器或生命的指标，每项计 3 分，次要条目每项计 1 分

3．BVAs2003 血管炎评价量表

是 2003 年对 BVAS 进行重新修订形成的评价量表，包括 62 项条目

4．疾病累及范围指数（DEI）

该量表把临床表现分为 11 部分，包括一般情况、耳鼻喉及上呼吸道、眼、心脏、肺、肾、胃肠道、皮肤、关节、外周及中枢神经系统，除一般情况计 1 分，其他均计 2 分，总分 22 分

5．5 因子评分（FFS）评价体系

主要用于 PAN、CSS 等血管炎的预后评价，包括血清肌酐 ≥ 139.7μmol/L、24h 尿蛋白 ≥ 1g、严重胃肠道受累、心肌病变和中枢神经系统受累，每项计 1 分

【五因素评分系统】 1996 年

影响 CSS 预后的 5 个危险因素（FFS 评分）

1．氮质血症（肌酐 > 140 μmol/L）

2．尿蛋白 > 1 g/d

3．胃肠道受累

4．心脏受累

5．中枢神经受累

每个因素评 1 分。

1．符合 ACR 和 Chapel Hill 分类标准

2．临床表现、实验室检查、免疫学特征

3．年龄 > 65 岁；心脏病；胃肠损伤；肾功能不全（肌酐稳定峰值 > 150 μmol/L）

每出现一种记 1 分。

根据 2009 年五因素评分测定：得分 0、1 和 ≥ 2 者，5 年病死率分别为 9%、21%、40%。

修订后"五因素评分系统"中 4 种与预后不良相关，1 种与预后好相关。

（引自：医学参考报风湿频道，2011-04-14.A2）

二、免疫复合物相关血管炎

免疫复合物相关血管炎主要影响小血管，以免疫球蛋白和补体在血管壁沉积为主要病程改变，肾小球肾炎是最常见的临床表现。

免疫复合物相关血管炎（ICSVV）分类

- 抗肾小球基底膜病（抗 -GBM 病）
- 冷球蛋白血症血管炎
- IgA 血管炎
- 低补体血症荨麻疹性血管炎

（一）抗肾小球基底膜病（抗 –GBM 病）

【分类标准】 2012 年 CHCC

1．有肺、肾同时或先后受累的临床表现；肺泡出血。（抗 GBM 抗体的肺泡基底膜结合引起）

2．血清中存在抗 GBM 抗体

3．肺、肾活体组织免疫荧光检查见 IgG 和 C3 沿肺泡和肾小球基底膜呈线状沉积，肾小球坏死和新月体形成

（二）IgA 血管炎（过敏性紫癜）

过敏性紫癜（anaphylactoid purpura）又称变应性紫癜（allergic purpura）或亨诺 - 许兰紫癜（henöch -Schönlein purpura，HSP），是一种以发热、腹痛、非血小板减少性紫癜，关节痛（炎）和肾病变等为特征的过敏性血管炎。多累及小血管（毛细血管、微小静脉、微小动脉）、伴有以 IgA 为主的免疫复合物沉积。病变多累及皮肤，胃肠道，并常影响关节，或出现不同于 IgA 肾病的肾小球肾炎。

临床上可根据累及的部位和程度分为 5 型：①单纯皮肤型；②腹型；③关节型；④肾型；⑤混合型。本病多见于儿童及青少年，成年人发病为少数，好发年龄为 3 ～ 17 岁，男性略多于女性。

【诊断标准】 1990 年美国风湿病协会诊断标准

1．可触性紫癜　稍凸起的"可触及"的皮肤出血性损伤，与血小板减少无关

2．发病年龄 ≤ 20 岁　首次症状发作时患者年龄 20 岁或以下

3．肠绞痛　弥漫性腹痛、餐后加重，或诊断为肠缺血，通常包括血性腹泻

4．活检　组织学改变显示，在微动脉或微静脉血管壁有粒细胞浸润

符合上述 4 项条件中 2 条或 2 条以上者，可确诊。敏感性为 87.1%，特异性为 87.7%。

（引自：Mills JA，et al.Arthritis Rheum，1990.）

应与典型过敏性血管炎、血小板减少性紫癜、风湿热、类风湿关节炎相鉴别，腹型过敏性紫癜应与外科急腹症相鉴别，肾型过敏性紫癜应与肾病鉴别，混合性过敏性紫癜应与其他结缔组织病鉴别。

紫癜性肾炎（Henoch-Schonlein parpura nephritis，HSN）

- 46% 的过敏性紫癜患者出现肾炎
- 肾病在出现紫癜后 14 天左右出现
- 出现肾受损者年龄明显大于单纯紫癜患者
- 肾受损：14% 单纯血尿；9% 单纯蛋白尿；56% 血尿 + 蛋白尿；20% 肾炎水平蛋白尿；1% 肾病综合征水平蛋白尿
- 紫癜出现后，2 个月后肾受累的发生率明显降至 2%
- 预防性的激素治疗不能降低出现肾病的风险
- 下列因素提示肾受损的风险增加：年龄 > 8 岁；腹痛；紫癜反复发作

（引自：Tauhola，et al.Areh D：S child，2010.）

（三）冷球蛋白血症血管炎（cryoglobulinemic vasculitis，CV）

是一种由冷球蛋白及补体在血管壁沉积，导致全身中、小血管受累为主的血管炎。最易累及皮肤，出现可触性紫癜、关节、周围神经、肾、肝等一个或多个重要脏器受累。本病分为原发性和继发性两类。继发性见于多种系统性自身免疫性疾病（SLE、RA、SS、PM/DM、SSc 等）。根据冷球蛋白的类型可分为 3 种类型见表 3-15。

表3-15　冷球蛋白分类

冷球蛋白类型	RF	是否单克隆	相关疾病
Ⅰ型	阴性	单克隆 IgG 或单克隆 IgM	造血系统恶性肿瘤（多发性骨髓瘤）、Waldenstroms 巨球蛋白血症
Ⅱ型	阳性	多克隆 IgG+ 单克隆 IgM	丙型肝炎、其他感染
Ⅲ型	阳性	多克隆 IgG+ 多克隆 IgM	干燥综合征、SLE

【分类标准定义】 1994 年美国 Chapel Hill 血管会议提出

小血管受累（毛细血管、微静脉和微小动脉）的血管炎，伴有冷球蛋白血症和冷球蛋白沉积。皮肤和肾小球经常受累。

【诊断要点】 2012 年 CHCC

1．冷球蛋白复合物沉积在小血管

2．冷球蛋白血症阳性

Ⅰ型单克隆免疫球蛋白

Ⅱ型混合型

Ⅲ型多克隆免疫球蛋白

3. 皮肤、肾小球、外周神经受累

（四）低补体荨麻疹性血管炎

荨麻疹性血管炎（urticarial vasculitis）又称低补体血症性血管炎（hypocomplementemia vasculitis），特征性临床表现长时间存在荨麻疹和低补体血症，其他还包括肾小球肾炎、关节炎、慢性阻塞性肺疾病及眼部炎症等。病理表现为白细胞破碎性血管炎。

【诊断要点】

1．皮疹　红斑、风团，风团中心有微小紫癜。皮疹特征：①皮疹可持续存在 3 ~ 5 天，皮疹消退大多超过 24 小时；②皮疹部位感觉有疼痛、烧灼感，部分有瘙痒；③皮疹消退后遗留色素沉着

2．关节疼痛、肿胀，僵硬，可侵犯肘、腕、膝、踝、指（趾）关节

3．其他脏器受累　腹痛、腹泻、淋巴结、肝、脾大，慢性阻塞性肺疾患及间质性肺炎。肾小球肾炎，严重时有慢性肾衰竭、神经系统受累等

【分类标准】 2012 年 CHCC

1．血管炎合并荨麻疹、低补体血症，主要影响小血管

2．抗 C1q 抗体阳性

3．临床症状常有肾小球肾炎、眼部炎症（葡萄膜炎、表层巩膜炎）、慢性阻塞性肺疾病及间质性病变

【诊断标准】

1．主要标准

● 慢性荨麻疹样皮疹

● 低补体血症

2．次要标准

● 血细胞破碎性血管炎

● 关节痛和关节炎

- 色素膜炎或表层巩膜炎（或结膜炎）
- 肾小球肾炎
- 腹痛
- CIq 抗体阳性

（引自：Schwart HR，et al. Mayo Clin Proc，1982，57：231-238.）

（叶　华）

第五节　多血管性血管炎

多血管性血管炎可同时累及任何大、小血管及任何类型的血管（动脉、静脉及毛细血管）。

一、Cogan 综合征

是一种累及眼、听觉 - 前庭系统的自身免疫性疾病。又称非梅毒性间质性角膜炎和前庭听觉症状综合征，较少见。病因不清。青壮年发病多见，无明显的性别差异。起病初症状不特异，眼部症状和耳部症状间隔时间长短不一，可达数周、数月、数年。主要表现为基质性角膜炎、前庭功能障碍、突发听力下降及系统性血管炎。患者常伴有发热、乏力、消瘦，病变可使呼吸、心血管、消化、泌尿系统受累。

病理表现为全身坏死性血管炎，可累及大、中、小静脉及动脉，血管壁淋巴细胞、多形核白细胞、单核细胞、浆细胞浸润，内膜增生、纤维素样坏死。

【分类标准】　2012 年 CHCC

1．眼睛病变：基质性角膜炎、交替性角膜炎、色素膜炎、巩膜炎

2．内耳病变：前庭听力功能障碍，平衡障碍

3．血管炎常常累及大、中、小动脉，出现大动脉炎、主动脉瘤，可伴发主动脉瓣和二尖瓣膜炎

二、白塞病 （Behcet's disease，BD）

白塞病（贝赫切特综合征）是一种原因未明的以血管炎为病理基础的慢性、复发性、多系统损害的自身免疫性疾病。临床上常以复发性口腔溃疡、阴部溃疡和眼葡萄膜炎为主要临床表现的眼 - 口 - 生殖器的综合征。此外，关节、心血管、胃肠道、神经系统、肾、睾丸均可累及。

全身不同部位的大、中、小动脉、静脉及毛细血管炎症，可引起血管坏死、破裂或管腔狭窄，血栓性静脉炎，静脉血栓形成，动脉炎，动脉瘤。出现相应的临床表现。静脉系统受累较动脉系统多见。本病多见于 25 ～ 35 岁的年轻人，男性发病稍高于女性，病情亦稍重。大部分预后良好，眼、中枢神经系统及大血管受累者预后不佳。

【诊断标准之一】 1990 年国际标准

见表 3-16。

表3–16　白塞病的国际标准（1990年）

1. 反复口腔溃疡	由医师观察到或患者诉说有阿弗他溃疡，1 年内反复发作 3 次
2. 反复生殖器溃疡	由医师观察到或患者诉说生殖器有阿弗他溃疡或瘢痕，尤其是男性
3. 眼病变	前和（或）后葡萄膜炎，裂隙灯检查时玻璃体内可见有细胞浸润，视网膜血管炎
4. 皮肤病变	结节红斑样病变、假性毛囊炎、脓性丘疹、痤疮样皮疹（未服用糖皮质激素而出现者）
5. 针刺试验阳性	以无菌 20 号或更小针头，斜行刺入皮内，经 24 ～ 48 小时后由医师看结果判定（米粒大小的红色丘疹或脓疱）

判断：具有复发性口腔溃疡及其余 4 项中任何 2 项即可确诊。敏感性为 91%，特异性为 96%。

应与复发性口疮性口炎、赖特综合征、有关节炎症状者需与系统性红斑狼疮、类风湿关节炎及强直性脊柱炎鉴别，有消化道症状者需与克罗恩病、溃疡性结肠炎鉴别，伴有血管炎者需与大动脉炎、结节性多动脉炎、动脉硬化性动脉瘤鉴别，瘢痕、黏膜天疱疮和扁平苔藓常被误诊为白塞病。

【诊断标准之二】 1987 年日本修订诊断标准

见表 3-17。

表3–17　日本修订诊断标准（1987年）

1. 主要症状	①反复口腔阿弗他溃疡；②皮肤病变：结节红斑、皮下血栓性静脉炎、毛囊炎样皮疹、痤疮样皮疹；③眼病变：虹膜睫状体炎、视网膜炎；④外阴溃疡
2. 次要症状	①无畸形关节炎；②附睾炎；③回盲部溃疡为主的消化系统病变；④血管病变中度以上的中枢神经病变

表3-17　日本修订诊断标准（1987年）

3．诊断标准	①完全型：病程中有 4 个主要症状出现 ②不完全型：a. 病程中有 3 个主要或 2 个主要伴 2 个次要症状； 　　　　　　b. 病程中有典型眼病变及另一主要症状或 2 个 　　　　　　次要症状 ③可疑者：有主要症状，但尚不够诊断标准，或者是反复出现次要症状并有恶化倾向 ④特殊类型：肠白塞病、血管白塞病、神经白塞病
4．有助于诊断的方法	①皮肤针刺反应；②炎症反应迹象：红细胞沉降率增快，血清 CRP 阳性，外周白细胞增多；③ HLA-B$_{51}$（B$_5$）阳性

【诊断标准之三】　1980 年中国标准

1．基本症状：①口腔溃疡；②阴部溃疡；③眼色素膜炎

2．特殊症状（除外其他病因者）：①皮肤病变：结节红斑、多形红斑、针眼处小脓疱等；②关节炎；③血管病变：血栓性静脉炎、大静脉血栓形成、动脉炎、动脉瘤等；④肺部病变：咯血、非特异性肺内阴影、肺间质纤维化等；⑤胃肠道病变：非特异性溃疡、消化道出血、穿孔等；⑥泌尿系统病变；⑦脑神经损害、偏瘫、假性延髓性麻痹、脑膜炎等

判断：

1. 完全型白塞病：①具有 3 个基本症状；②或具有 2 个基本症状和 2 个或 2 个以上特殊症状

2．不完全型白塞病：①具有 2 个基本症状；②或具有 1 个基本症状和 2 个或 2 个以上的特殊症状

【诊断标准之四】　Dilsen 标准

1. 特异性试验　针刺反应（+）

2．主要症状　①反复口腔溃疡；②外阴溃疡；③皮肤及眼病变；④血栓性静脉炎

3．次要症状　①周围神经炎；②神经精神症状；③胃肠道症状；④肺胸膜症状；⑤动脉病变；⑥附睾炎

4．肯定诊断：①针刺反应（+）加另 1 项主要或次要症状；②针刺反应（±）加 2 项主要症状或 1 项主要、2 项次要症状；③主要或 2 项次要症状；④针刺反应（-）加 3 项主要或 2 项次要症状

5．可疑诊断：①针刺反应（±）加 1 项主要或 1 项次要症状；②针刺反应（-）加 2 项主要或 1 项主要、2 项次要症状

注：针刺反应判断标准：针刺 48 小时后，局部针眼处有毛囊炎样小红点为（+）；如局部出现小红点外，还有脓疱者为（++）；如局部针眼处似毛囊炎样小红点为（±）；48 小时局部无异常者为（-）。

【口腔溃疡诊断流程】

见图3-3。

【肠白赛病的疾病活动度指数】

见表3-18。

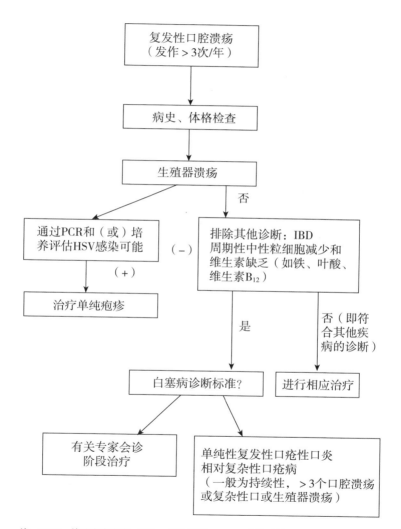

注: HSV: 单纯疱疹病毒; IBD: 炎性肠病; PCR: 多聚酶链反应

图3-3 口腔溃疡诊断流程图

(引自: 吴东海译. 白塞病. // 粟占国, 唐福林主译. 凯利风湿病学. 8版. 北京: 北京大学医学出版社, 2011: 1566.)

表3-18　肠白塞病的疾病活动度指数

项目（最近一周的一般情况）	评分
良好	0
一般	10
较差	20
差	30
极差	40
发热	
< 38℃	0
≥ 38℃	10
肠外表现	每一表现各计5分[1]
最近一周有无腹痛	
无	0
轻度	20
中度	40
重度	80
异常肿物	
无	0
可触及的肿块	10
异常压痛	
无	0
轻度压痛	10
中重度压痛	20
肠内并发症（每一种并发症各计10分[2]）	
最近一周内水样便的次数	
0	0
1 ~ 7	10
8 ~ 21	20
22 ~ 35	30
≥ 36	40
总分	
疾病严重度评定	
静息性肠白塞病	≤ 19
轻度肠白塞病	20 ~ 39
中度肠白塞病	40 ~ 74
重度肠白塞病	≥ 75

[1] 具有以下每一表现各计5分：口腔溃疡，生殖器溃疡，眼部病变，皮肤病变或关节痛；具有以下每一表现各计15分：血管受累或中枢神经系统受累

[2] 具有以下每一表现各计10分：肛瘘，穿孔，脓肿或肠梗阻

（叶　华）

第六节　单一脏器血管炎

单一脏器血管炎（Single-organ Vasculitis，SOV）是指没有系统性血管炎特征的任一单一脏器的动脉和静脉血管炎，临床表现及预后与受累的脏器和血管炎的类型相关，包括皮肤小血管炎、睾丸血管炎、中枢神经系统血管炎。

血管炎在单一脏器内分布可以为单一的或多样的（弥漫的）。某些患者早期诊断为 SOV，可逐渐出现与系统性血管炎一致的临床表现（血管炎可变为 PAN 等）。

一、皮肤血管炎

皮肤血管炎（cutaneous vasculitis）是指供应皮肤营养的小至中等血管的血管炎。从组织学看可影响毛细血管后小静脉（venule）、皮肤中层小动脉（arteriole）、脂膜内小动脉，亦可累及中等大小的动脉。伴有中性粒细胞浸润、白细胞碎裂、血管壁纤维素样坏死、免疫复合物的沉积

常见的皮肤血管炎包括荨麻疹性血管炎、高丙球蛋白血症紫癜、结节红斑、脂膜炎等。

（一）过敏性血管炎

过敏性血管炎（hypersensitivity vasculitis）是一种由过敏因素（外、内源性）引起的一种血管炎性疾病，是最常见的血管炎。主要累及微动脉、微静脉及毛细血管，特征为真皮小动脉、毛细血管和（或）小静脉，有多核或单核白细胞浸润。病理改变为血管壁纤维素样坏死，血管周围大量中性粒细胞浸润、白细胞破碎、红细胞外渗、管腔血栓形成，故又称为坏死性白细胞破碎性血管炎。以皮肤受累为主，也侵犯其他器官。多见于 40～50 岁的成年人，女性稍多于男性。

【诊断标准】　1990 年美国风湿病协会诊断标准

1．发病年龄＞16 岁

2．发病前有服药史

3．可触性紫癜　在皮肤一处或多处起的紫癜性皮疹，压后不退色，无血小板减少症

4．斑丘疹　即一处或多处皮肤存在大小不等、扁平、高于皮面的皮疹

5．皮肤小静脉或小动脉 病理切片显示血管内或血管外有中性粒

细胞浸润

符合 3 项或 3 项以上者诊断为过敏性血管炎，敏感性为 71%，特异性为 83%。

应与过敏性紫癜鉴别。

（二）皮肤白细胞破碎性血管炎

皮肤白细胞破碎性血管炎（cutaneous leucocytoclastic vasculitis，CLV）是累及皮肤小血管为主的坏死性血管炎。CLV 又称变应性皮肤血管炎、皮肤坏死性小静脉炎或皮肤小血管性血管炎，病理表现为中性粒细胞浸润和核破裂为特征的皮肤血管炎。

【诊断要点】

1. 青壮年

2. 不规则发热、肌痛、关节痛

3. 下肢可触性紫癜样皮疹

4. 可累及多个器官系统（肾、肺、消化道、关节和中枢神经系统）

5. 病理改变　管壁坏死、纤维蛋白沉积、中性粒细胞浸润和核破裂

（三）结节红斑（erythema nodosun）

以皮肤血管炎和脂膜炎为病理基础，下肢疼痛性结节为特点的皮肤病。临床常见，可发于任何年龄，多见于中青年女性，春秋季多见。发病与感染有关，尤其是链球菌感染。发病前可有发热、乏力、肌肉关节痛。皮损好发于小腿伸侧，偶可累及四肢和躯干。鲜红色高出皮面红斑，压痛明显，大小不一、数目不定，不破溃，2 ~ 3 周消退，不留瘢痕。伴有白细胞增高、ESR 增快及抗链球菌溶血素"O"增高。

二、中枢神经系统孤立性血管炎

原发性中枢神经系统血管炎（primary angiitis of the CNS）或称为孤立性中枢神经系统血管炎（isolated angiitis of the CNS），是一种少见、局限于中枢神经系统的肉芽肿血管炎。最常见的症状为头痛，严重时有恶心、呕吐、嗜睡以及昏迷。脊髓受累少。各年龄均可发病，40 ~ 50 岁为高发年龄，男性多于女性。

【诊断标准】　1995 年 Calabrese 提出

1. 原因不明的获得性中枢神经系统受损（病史和临床检查提示）

2. 血管造影或组织病理检查提示存在中枢神经系统血管炎

3. 除外系统性血管炎或其他疾病，如：严重高血压、脑血管淀粉样变、偏头痛、系统血管炎、风湿性疾病、药物诱导的血管炎、

感染、肿瘤等

（李　春）

第七节　系统性疾病相关性血管炎

此类血管炎多与全身性疾病有关，也可能由某种全身性疾病引起。其各称应该有一个指定的全身性疾病（如类风湿血管炎、狼疮性血管炎、结节性血管炎、复发性多软骨炎血管炎等）的前缀术语。与前面章节所讲到的血管炎不同，此类血管炎多被认为是继发性血管炎。

目前无统一的分类标准，多数学者认为：类风湿血管炎可发生于疾病的任何阶段，病程＞10年多见，如有发生提示预后不良。血管炎可累及脑血管、肠系膜血管、冠状血管，可导致多器官损伤，甚至出现指端坏死和多发性神经炎表现。吸烟、类风湿结节、HLA-DRB1共有表位是发生类风湿血管炎的危险因素。免疫功能紊乱是发病的主要原因。

（叶　华）

第八节　病因相关性血管炎

病因相关性血管炎与某种可能性特殊性病因相关，并多以此种相关的病因作为前缀来命名，如肼屈嗪相关显微镜下多血管炎、乙型肝炎相关性血管炎、丙型肝炎相关性冷球蛋白血管炎、癌症性血管炎等。

（赵　华　孙　瑛）

第九节　其　他

血栓闭塞性血管炎（thromboangitis obliterans）又称伯格（Buerger's）病，是一种非动脉粥样硬化、节段型炎性血管闭塞性疾病。主要侵犯上、下肢的中、小动脉和静脉，好发于下肢。病因不清，多发生于20～40岁吸烟男性。女性及老年男性亦可受累。

【分类标准】　1970年Mozes等提出

1. 主要标准：下肢缺血；年轻、吸烟的成年人；无高脂血症、糖尿病；无确定的结缔组织病；血液病或血栓生成病理的病史

2．次要标准：多发性和游走性血栓性静脉炎；雷诺现象；上肢末端缺血

3．诊断：1条主要标准加2条次要标准

【诊断标准】 Buerger病的诊断标准较多，诊断较为严格。符合以下5条可诊断。

1．发病年龄 ≤ 45 岁

2．近年来有吸烟史

3．肢体远端缺血，表现为间歇运动障碍、休息时疼痛、缺血性溃疡或坏疽，除外侵入性的血管检查所致

4．经超声心动图和血管造影除外近端血栓来源

5．受累肢体及未受累肢体血管造影发现与临床表现一致

（孙　瑛）

第十节　雷诺现象和雷诺病

雷诺现象（Raynand phenomenon，RP）是结缔组织病常见的最初症状，它是正在发展中的某种疾病的前驱征象，如SSc、SLE、MCTD、RA、SS等，但其缺乏特异性。

雷诺现象和雷诺病是由血管神经功能紊乱引起的肢端细小动脉痉挛性疾病，以阵发性肢端皮肤发白、发绀和发红，伴以疼痛和感觉异常为特征。继发于其他疾病或因素者为雷诺现象或雷诺综合征，原发性者为雷诺病。好发于秋冬季节，发病年龄在20～40岁之间，女性多见。

典型的临床症状即双侧手指阵发性发白、发绀、发红、发冷、疼痛等，排除产生雷诺现象的一系列疾病，必要时可借助冷水激发实验及握拳试验以及甲皱微循环检查。

【诊断标准】

1．雷诺病：①女性发病多见，年龄一般为20～40岁；②寒冷或情绪激动容易诱发；③两侧对称性发病；④无任何系统性疾病、周围血管疾病、解剖异常等或观察两年以上未发现其他疾病者

2．雷诺现象：①发病年龄在50岁以上者；②单侧发病，特别是限于1～2指者；③发病后迅速发展成组织坏死、溃疡；④动脉搏动减弱或消失；⑤有发热、系统性症状、贫血和红细胞沉降率增快等

本病需与肢端青紫症鉴别。

（孙　瑛）

第4章
骨与软骨疾病

第一节　骨关节炎

骨关节炎（osteoarthritis，OA）是多发于中年以后的慢性、退行性关节疾病，发病率随年龄而增加，女性多于男性，60岁以上的人群患病率可达50%，75岁以上的人群则可达80%；致残率可高达53%。病变多累及手指小关节及负重关节。以关节软骨变性、关节边缘骨赘形成及软骨下骨质硬化、囊性变为特点，临床表现为关节疼痛、僵硬、变形和活动受限。

骨关节炎与衰老、创伤、炎症、肥胖、代谢障碍和遗传等因素有关。虽然病因不同，但都会产生相似的生物学、形态学改变和临床症状。疾病的进展不仅累及关节软骨，还可累及整个关节，是一种常见的关节疾病。又称为骨关节病（osteoarthrosis）、退行性关节病（degenerative arthritis）或肥大性关节炎（hypertrophic arthritis）。

近年来发现，体脂、血脂、脂肪因子（如瘦素、脂联素、抵抗素及内脂素）的增加、细胞因子（IL-6、IL-1、TNF-α）产生增加、补体激活、维生素D缺乏等因素与OA的关节结构改变和症状相关。

一、分类

1. 按病因分类

（1）原发性：中老年；无明确的全身或局部诱因；遗传、体质因素

（2）继发性：青壮年；继发创伤、炎症、关节不稳定；慢性反复的积累性劳损；先天性疾病

2. 按症状和X线特征分为

（1）临床性OA：表现为受累关节疼痛

（2）放射性OA：X线显示受累关节腔狭窄和骨赘形成

此两种分类都有局限性，因疼痛可出现在疾病的任何阶段，疼痛在临床性OA不能反映疾病病情；放射性OA的诊断受多种因素（如关节位置）影响，仅能反映中、晚期疾病病情。

3．常见受累部位：膝关节骨关节炎，髋关节骨关节炎，手关节骨关节炎，远端、近端指间关节，第一腕掌关节；足关节骨关节炎：第一跖趾关节，脊柱骨关节炎（颈椎、腰椎）

二、分期

根据分子生物标志物测定和磁共振成像技术的应用，国际上将OA分为4期：

1．早期 - 关节结构成分改变期：血液、尿中可检测出与软骨、骨相关的生物标志物，或用 MRI 可测定软骨成分改变

2．早期 -MRI 测定关节结构改变期：可见关节软骨缺损（cartilage defects）、软骨下骨骨髓损害（bone marrow lesions，MBIs）、半月板撕裂、滑膜炎和关节腔渗透、周边囊肿及腱鞘炎等

此期关节结构改变（软骨缺损、骨髓损害）具有可逆转性。可作为改变骨关节炎病情临床试验用药疗效的观察指标

3．中晚期 - 关节衰竭期：X 线可检测出放射性 OA，包括关节腔狭窄和骨赘形成等。此期关节结构改变为不可逆转性

4．晚期 - 关节死亡期：此期患者疼痛不能耐受，仅能用关节置换手术治疗

（引自：Ding C，Zhang Y，Hunter D. Use of imaging techniques to predict progression in osteoarthritis. Curr Opin Rheumatol，2013，25：127-135.

丁长海，徐建华. 风湿科医生应重视骨关节炎的研究. 中华风湿学杂志，2014，18（10）：651-654.）

三、诊断

【诊断标准之一】 1986 年美国风湿病学会（ACR）膝骨关节炎诊断标准

1．临床表现 膝关节疼痛 + 以下 3 条之一：

①年龄＞50 岁；②僵硬＜30 分钟；③摩擦感

2．影像学改变 骨赘形成

敏感性 91%，特异性 86%。

【诊断标准之二】 1990 年手骨关节炎分类标准（临床标准）

1．前 1 个月大多数时间手疼痛、发酸或僵硬

2．10 个指间关节 * 中 ≥ 2 个关节有骨性膨大

3．掌指关节肿胀 ≤ 2 个

4．远端指间关节骨性膨大 > 2 个

5．10 个指间关节中，关节畸形 ≥ 1 个

诊断：满足 1+2+3+4 条或 1+2+3+5 即可诊断。无影像学改变。敏感性 92%，特异性 98%。

*注：10 个指间关节为双侧第二、三远端指间关节、近端关节和第一腕掌关节。

【诊断标准之三】 膝骨关节炎分类标准

临床标准：

1．1 个月来大多数时间有膝关节疼痛

2．关节活动时有骨摩擦音

3．晨僵时间 ≤ 30 分钟

4．年龄 ≥ 38 岁

5．膝关节炎有骨性膨大

诊断：满足 1+2+3+4 条，或 1+2+5 条或 1+4+5 条可诊断膝骨关节炎。

临床 + 实验室 + 放射学

1．近 1 个月来大多数时间有膝关节疼痛

2．X 线显示关节边缘骨赘形成

3．符合骨关节炎的关节液检查（透明、黏性、WBC < 2×10^9/L）

4．年龄 ≥ 40 岁（不能检查关节液者）

5．晨僵 ≤ 30 分钟

6．关节活动时有骨摩擦音

诊断：满足 1+2 条或 1+3+5+6 条，或 1+4+5+6 条者可诊断膝骨关节炎。

【诊断标准之四】 髋骨关节炎分类标准

● 临床标准：

1．近 1 个月来大多数时间有髋关节痛

2．髋关节内旋 ≤ 15°

3．关节内旋 ≥ 15°

4．ESR ≤ 45 mm/h

5．ESR 未查，髋关节屈曲 ≤ 115°

6．晨僵时间 ≤ 60 分钟

7．年龄 > 50 岁

诊断：符合 1+2+4 或 1+2+5 或 1+3+6+7 者可诊断髋骨关节炎。

● 临床 + 实验室 + 放射学

1．近 1 个多月来大多数时间有髋关节痛

2．ESR ≤ 20 mm/ h

3．X 线显示股骨头和（或）髋臼骨赘形成

4．X 线显示髋关节间隙狭窄

诊断：符合 1+2+3 或 1+2+4 或 1+3+4 者可诊断髋骨关节炎。

【诊断标准之五】 1991 年髋骨关节炎分类标准

髋关节疼痛加下列 3 条中的至少 2 条：

1.红细胞沉降率＜ 20 mm/h（魏氏法）

2.影像学检查示股骨或髋臼骨赘

3.影像学检查示关节间隙狭窄（上缘、中轴和（或）内侧）

注：敏感性和特异性分别为 89.0% 和 91.0%。

（引自：Altman R，et al .Arthritis Rheum，1991，34：505-514.）

【诊断标准之六】 影像学分类标准（Kellgren lewrence）

依据骨赘、关节间隙狭窄、软骨下硬化和骨囊性变的存在来分级

0 级：正常；

Ⅰ级：关节间隙可疑变窄，可能有骨赘

Ⅱ级：有明显的骨赘，关节间隙可疑变窄

Ⅲ级：中等量骨赘，关节间隙变窄较明确，有硬化性改变

Ⅳ级：大量骨赘，关节间隙明显狭窄，严重硬化性病变及明显畸形

【诊断标准之七】 ACR 膝、髋骨关节炎影像学和临床分类标准（1988-1994 年）（表 4-1）

表4-1　美国风湿病学会的膝、髋骨关节炎影像学和临床分类标准

手　临床标准	满足下列条目可诊断骨关节炎
1．近 1 个月大多数时间有手疼痛、发酸和发僵	1、2、3、4、或 1、2、3、5
2．10 个选定关节中骨性膨大关节≥ 2 个 *	
3．掌指关节肿胀≥ 2 个	
4．远端指间关节骨性膨大≥ 2 个	
5．10 个选定关节中，畸形关节≥ 2 个 *	

表4-1　美国风湿病学会的膝、髋骨关节炎影像学和临床分类标准（续表）

	满足下列条目可诊断骨关节炎
髋　临床 + 影像学标准	1、2、3 或 1、2、4 或 1、3、4
1．近 1 个月大多数时间髋痛	
2．红细胞沉降率 < 20mm/h	
3．X 线片有股骨或髋臼骨赘形成	
4．X 线片髋关节间隙狭窄	
膝　临床标准	1、2、3、4、或 1、2、5 或 1、4、5
1．近 1 个月大多数时间有膝痛	
2．有骨摩擦音	
3．晨僵 ≤ 30 分钟	
4．年龄 ≥ 38 岁	
5．查体发现膝关节有骨性膨大	
临床 + 影像学标准	1、2 或 1、3、5、6 或 1、4、5、6
1．近 1 个月大多数时间膝痛	
2．X 线片示骨赘形成	
3．关节液检查符合骨性关节炎	
4．年龄 ≥ 40 岁	
5．有骨摩擦音	
6．晨僵 ≤ 30 分钟	

*10 个选定关节为双侧第 2，3 远端指间关节、近端关节和第一腕掌关节

注：髋 OA：敏感性 91%，特异性 89%；膝 OA：敏感性 91%，特异性 86%；手 OA：无影像学改变，敏感性 92%，特异性 98%

【诊断标准之八】 2009 年欧洲抗风湿病联盟（EULAR）提出的膝骨关节炎诊断 10 条建议（表 4-2）

表4-2　EULAR膝骨关节炎诊断建议（2009）

建议	证据级别	推荐强度（95% 可信区间）
1．膝骨关节炎的临床特点是活动时疼痛和（或）功能受限。它是一种常见的复杂关节疾病，表现为局灶性软骨缺损，新骨形成，所有关节组织均可受累。典型影像学特点反映了其组织结构改变。	Ⅱb	88（83 ~ 92）

表4-2 EULAR膝骨关节炎诊断建议（2009）（续表）

建议	证据级别	推荐强度（95%可信区间）
2. 与膝骨关节炎发病强相关的危险因素有助于诊断，危险因素包括：年龄大于50岁、女性、超重、家族史、膝关节外伤史、力线不良、关节松弛、职业或运动因素、Heberden结节等。	Ia-IIb	89（83～95）
3. 根据受累部位（髌股关节、内侧胫股关节、外侧胫股关节）、骨反应（萎缩、肥厚）、总体类型（普遍、局限）、是否存在晶体（焦磷酸盐、碱性磷酸钙）和炎症程度的不同可把膝骨关节炎分成不同亚型，危险因素及治疗疗效不同。但区分亚型与治疗策略的关系还不清楚。	Ib-IIb	75（63～87）
4. 膝骨关节炎的典型症状是活动时疼痛，常在晚上加重，休息可缓解。只有轻度晨僵、不活动时僵硬感和功能受损。病情进展可出现持续性疼痛和夜间痛。骨关节炎症状常为间断性，严重程度可变，进展缓慢。	Ib-IIb	76（64～87）
5. 年龄大于40岁的成年人出现活动时膝关节疼痛，晨僵时间短，功能受限和1个以上典型体征（骨摩擦感，活动受限，骨性膨大），没有影像学检查也可以明确诊断为膝关节骨关节炎。即使影像学正常，诊断也成立。	Ib	80（67～92）
6. 所有膝关节疼痛的患者均应进行检查。提示骨关节炎的体征包括骨摩擦感、疼痛所致活动受限、骨性膨大、无或少关节积液。关节畸形也可出现[屈曲畸形和（或）内翻——外翻少见]、关节不稳定、关节周围或关节压痛和髌股挤压时疼痛。	Ia-III	90（85～95）
7. 严重局部炎症、红斑、与活动无关的进行性疼痛提示败血症、晶体或严重骨关节疾病。其他关节受累可能提示其他诊断。其他重要因素包括疼痛、韧带和半月板病变及限局性滑囊炎。	IV	87（80～94）
8. X线平片（双膝负重半屈曲正侧位和冠状位）是目前形态学评价膝骨关节炎的"金指标"。典型特点是局部关节间隙狭窄、骨赘形成、软骨下骨硬化和软骨下"囊变"。其他影像学检查（MRI、超声、闪烁显像）很少用于骨关节炎诊断。	Ib-IIb	83（71～95）

表4-2 EULAR膝骨关节炎诊断建议（2009）（续表）

建议	证据级别	推荐强度（95% 可信区间）
9. 膝骨关节炎诊断不要求血、尿或滑液检查，但这些检查可用于确诊或除外共存的炎症性疾病（例如，焦磷酸盐沉积症、晶体沉积、痛风、类风湿关节炎）。	Ⅱb	86（78 ~ 94）
10. 如关节积液明显，应抽滑液并除外炎症性疾病。寻找尿酸和磷酸钙结晶。典型骨关节炎的滑液为非炎症性的，白细胞 < $2.0×10^9$/L；如果特殊需要，碱性磷酸钙也经常检测。	Ⅱb	73（56 ~ 89）

注：证据级别：Ⅰa，队列研究的 Meta 分析；Ⅰb，病例对照或横断面研究的 Meta 分析；Ⅱa，队列研究；Ⅱb，病例对照或横断面研究；Ⅲ，非对比的描述性研究；Ⅳ，专家意见）；SOR，推荐强度（VAS0 ~ 100mm，0= 不推荐，100= 完全推荐）

（引自：Ann Rheum Dis published online，September 17，2009）

四、临床评估标准

评估指标是为判断骨关节炎的损害程度及治疗效果。目前常应用有 WOMAC 评分、Lequence 指数、对乙酰氨基酚消耗量和 X 线摄片观察关节改变（主要是关节间隙变化）。WOMAC 评分和 Lequence 指数分别见表 4-3 和表 4-4。

【WOMAC 评分】

表4-3 WOMAC骨关节炎指数

1. 疼痛	
问题：您感觉有多疼痛？	由坐着站起来
在平坦的路面上行走	站着
上楼梯或下楼梯	向地面弯腰
晚上在床上时，就是说打扰您睡眠的疼痛	在平坦的地面上行走
	进出小轿车，或上下公共汽车
坐着或躺着	出门购物
挺直身体站着	穿上您的短裤和长袜

2. 僵硬	
问题：您的僵硬状况有多重？	从床上起
在早晨刚醒来时	脱掉您的短裤和长袜
在坐、卧或休息之后	躺在床上
	进出浴缸

表4-3 WOMAC骨关节炎指数（续表）

3. 进行日常活动的难度	坐着的时候
问题：您遇到的困难程度有多大？	坐到马桶上或从马桶上站起来
下楼梯	做繁重的家务活
上楼梯	做轻松的家务活

注：采用 0 ～ 10cm 目测模拟尺度（VAS）评价每一个问卷问题，总指数积分用 24 个组成项目的积分总数来表示。WOMAC 指数越高表明骨关节炎越严重。根据总积分，按以下标准评估骨关节炎的轻重程度：轻度＜ 80，中度 80 ～ 120，重度＞ 120 （美国西部 Ontario and Memacter univesete，WWW.evidencebasedmedicine.com）

【Lequence 功能指数】

表4-4 膝骨关节炎严重性指数（Lequence M.G）

表现		分数
疼痛或不适 夜间卧床休息时	无不适	0
	活动或某特定的姿势	1
	不活动时	2
晨僵或起床后痛	≤ 1 分钟	0
	≥ 1 分钟，＜ 15 分钟	1
	＞ 15 分钟	2
站立 30 分钟后		0 或 1
走路时	无不适	0
	只在走一定距离后	1
	走后即痛随步行时间延长而加重	2
坐位起立不用手帮忙		0 或 1
最大步行距离	不受限	0
	1km 后受限	1
	15 分钟走 1km	2
	500 ～ 900m	3
	300 ～ 500 m	4
	100 ～ 200 m	5
	＜ 100 m	6
	用一拐（或杖）	1
	用二拐（或杖）	2
日常生活	上一层楼梯	0 或 2
	下一层楼梯	0 或 2
	下蹲或下跪	0 或 2
	在不平的路上行走	0 或 2

评分法：0：很容易或无困难，1：有困难，2：不能完成

Lequence 认为上述指标可用于随访病情，简单易行，重复性好。当积分＞ 14：极为严重；11 ～ 13 分：非常严重；8 ～ 10 分：严重；5 ～ 7 分：中度；1 ～ 4 分：轻度。积分在 8 ～ 12 分时可考虑人工关节置换。

手骨关节炎功能指数（表 4-5）

表4–5 手骨关节功能指数

您能用钥匙开门吗？

您能用刀切肉吗？

您能用剪刀剪断纸、布吗？

您能用手端起装满水的杯子吗？

您能紧握拳吗？

您能用绳子打结吗？

对于女性：您能缝纫吗？

对于男性：您能使用螺丝刀吗？

您能系扣子吗？

您能长时间写字吗？

您是否自愿使用拐杖？

改编自 Dreiser RL，Maheu E，Guillou GB.Sensitivity to change of the functional index for hand osteoarthritis .Osteoarthritis Cartilage，2000，8（Suppl）A：525-528.

（引自：郭嘉隆，李萍，刘波，等译. 骨关节炎的临床特征 // 栗占国，唐福林主译. 凯利风湿病学. 8 版. 北京：北京大学医学出版社，2011：1647-1649.）

【骨关节炎的诊断与评估】（见图 4-1）

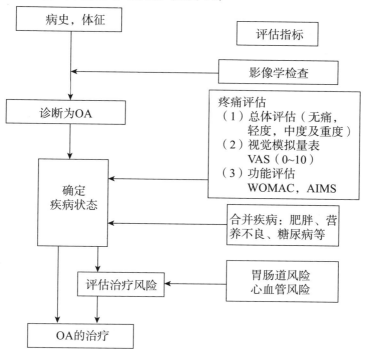

图 4-1　骨关节炎的诊断与评估

五、骨关节炎特殊类型

（一）原发性全身性骨关节炎（generalized osteoarthritis）

多见于中年女性，可累及全身多个关节，包括远端和近端指间关节、第一腕掌关节，膝、髋、跖趾关节和脊椎各个部位，在慢性病程中常有急性发作，红细胞沉降率轻度增快，类风湿因子阴性。X 线改变常较临床表现明显。

（二）侵蚀性炎症性骨关节炎

主要累及手部关节，如远端和近端指间关节及腕掌关节，反复急性发作最终导致关节畸形和强直。X 线表现为关节糜烂、骨性强直。滑膜检查显示增生性滑膜炎，而关节局部症状常较轻。

（三）特发性骨肥厚症

多见于老年男性，常有家族史。症状轻，可有腰背部僵硬、运动受限、疼痛、手指麻木、吞咽困难。X 线表现为脊椎椎体前面、侧面出现骨化，附近骨赘可连接成骨桥，具有特征性。小关节及椎间盘不受累。

（四）后纵韧带钙化症

多见于中年男性，后纵韧带钙化可引起椎体移位及脊椎曲度改变，还可出现椎间盘病变及椎管狭窄等，可引起脊髓压迫症状。

（五）髌骨软化症

髌骨软化的特点表现为髌骨周围疼痛，双膝无力，活动时加剧。下楼困难，屈膝时出现疼痛。

（六）弥漫性特发性骨质增生症

弥漫性特发性骨质增生症（diffuse idiopathic skeletal hypenrpstosis，DISH）病变主要累及软组织，尤其是脊柱韧带和肌腱钙化和骨化为特征的一组疾病，又称 Forestier 病、Rotes-Querol 病、强直性骨肥厚（ankylosing hyperostosis）。病因不清，多见 50 岁以上老人，以肥胖者较多，伴有糖尿病或糖耐量异常。患者多无症状或仅有肩背痛和发僵。

典型 X 线特征：病变可累及整个脊柱，颈椎最易受累。以胸、腰椎交界处增生最显著，连续 4 个椎体前外侧缘骨赘形成，骨桥形成普遍，形态不规则。椎间盘无退行性改变。后纵韧带钙化和骨化，椎体后缘骨质沉积较少，程度较轻。

【诊断标准】

1．至少连续 4 个椎体的前外侧面出现钙化和骨化，伴或不伴明显的赘生物

2．椎间隙存在，缺少典型的退行性椎间盘疾病广泛的改变

3．无骨突关节的骨强直或侵蚀、硬化、或骶髂关节的骨融合

当出现两个以上邻近椎体前外侧和皮质完好的足跟、鹰嘴、膝盖双侧的连续性骨化和（或）钙化时，需考虑 DISH 的诊断。

（七）肥大性骨关节病

肥大性骨关节病（hypertrophic osteoarthropathy，HOA）是一种胶原过度沉积、内皮增生肿胀和新骨为特征的疾病。临床以杵状指（趾）、四肢长骨的骨化性骨膜炎，关节疼痛，积液等表现，也可伴有自主神经功能紊乱的症状（四肢潮红、发白、出汗）。

HOA 分为原发性和继发性两类。继发性 HOA 多继发于肺部疾病，又称为肺性肥大性骨关节病（pulmonary　HOA），发病年龄较大，以中老年人多见。

原发性 HOA 分为三型：①完全型：骨膜成骨亢进，杵状指（趾），面部肥厚表现及脑回样头皮四项具在。②不完全型：有骨膜成骨亢进，杵状指（趾），面部肥厚表现，缺乏脑回样头皮改变；③轻型：杵状指（趾），面部及（或）头皮改变，骨膜成骨很轻微或无。

【诊断依据】

1．逐步进展的骨膜成骨亢进，杵状指（趾），头面部及肢端皮肤肥厚

2．年轻男性，临床查不出任何原发疾病，考虑为原发性 HOA

3．发病年龄较大，以关节病或骨痛为主要表现，有肺、胸膜、心脏、肝、血液及肠道原发病，无阳性家族史考虑为表现 HOA

（孙　瑛）

第二节　骨质疏松症

骨质疏松症（osteoporosis，op）是一种慢性、常见的全身性疾病。其特点是骨量减少和骨组织微结构破坏，致使骨强度下降、脆性增加和容易发生骨折的骨骼系统疾病。几乎全身各部位均可发生骨折，以椎体、髋部和腕部最常见。骨质疏松症可发生于不同性别和年龄，多发生于绝经后妇女和老年男性，女性患者较男性为多。病因及发病机制不清，与饮食、光照、运动和生活习惯等因素有关。近年来认为骨质疏松为一多基因疾病，许多基因与骨质疏松的发生有关，如 Ⅰ 型胶原基因（突变）、vito 受体（VDR）基因型（多态性）、IL-6、雌激素受体、骨钙素、降钙素等有关。

一、骨质疏松症的类型

1. 原发性骨质疏松症

Ⅰ型骨质疏松症：绝经后骨质疏松症

Ⅱ型骨质疏松症：老年（或增龄性）骨质疏松症

2. 继发性骨质疏松症　由任何影响骨代谢的疾病和（或）药物导致的骨质疏松

3. 特发性骨质疏松症　见于青少年，原因不明

二、骨质疏松症的危险因素

1. 原发性骨质疏松症　种族，性别，年龄，女性的绝经年龄，体型，家族史，个人生活习惯（营养、酗酒、吸烟、运动）。

2. 继发性骨质疏松症

（1）消化系统：胃肠吸收功能障碍，胃切除术后

（2）内分泌疾患：原发性甲状旁腺功能亢进，甲状腺功能亢进，库欣病

（3）泌尿系统：慢性肾功能不全

（4）类风湿关节炎、Pagets 病等全身疾患

（5）肿瘤病变：骨转移瘤，多发性骨髓瘤

（6）营养不良：低体重，饮食中营养失衡、蛋白质摄入过多或不足，钙和（或）维生素 D 缺乏（光照少或摄入少），吸烟，过度饮酒、饮过多咖啡，高钠饮食等

（7）长期使用免疫抑制剂、糖皮质激素，应用影响骨代谢的药物

临床上诊断骨质疏松症需包括：确定骨质疏松并排除其他影响骨代谢的疾病。

三、骨质疏松的风险评估

【骨质疏松风险评估】　国际骨质疏松症基金会（IOM）

（一）骨质疏松症 1 分钟测试题

（1）您是否曾经因为轻微的碰撞或者跌倒就会伤到自己的骨骼？

（2）您父母有没有过轻微碰撞或跌倒就发生髋部骨折？

（3）您是否经常连续 3 个月以上服用"可的松、泼尼松"等激素类药物？

（4）您的身高是否比年轻时降低了 3 cm 以上？

（5）您经常大量饮酒吗？

（6）您每天吸烟超过 20 支吗？

（7）您经常腹泻吗？（消化道疾病或肠炎引起）

（8）女士回答：您是否在 45 岁以前就绝经了？

（9）女士回答：您是否曾经有过连续 12 个月以上没有月经？（除了怀孕期间）

（10）男士回答：您是否有过阳痿或性欲缺乏这些症状？

只要其中有一题回答结果"是"，即为阳性。

（二）亚洲人骨质疏松自我筛查工具（Osteoporosis Self Assessment Tool for Asian，OSTA）

指数计算方法：OSTA 指数 =（体重 – 年龄）×0.2（舍去小数点后数字）

（例：体重 59 kg，年龄 72 岁（59–72）×0.2 = –2）

结果评定：

风险级别	OSTA 指数
低危	> –1
中危	–1 ~ –4
高危	< –4

【骨质疏松骨折的风险预测】

WHO 推荐用骨折风险预测简易工具（Fracture risk assessment，FRAX），来计算受试者未来 10 年发生髋部骨折及任何重要的骨质疏松性骨折的发生风险。

FRAX 的应用方法：该工具的计算参数包括股骨颈骨密度和临床危险因素。如无股骨颈骨密度时可由全髋部骨密度取代，但在此方法中，不建议用非髋部部位的骨密度。无骨密度测定条件时，FRAX 提供了仅用体质指数（BMI）和临床危险因素来进行评估的计算方法。

FRAX 中明确的骨折常见危险因素：

（1）年龄：骨折风险随年龄增加而增加

（2）性别

（3）低骨密度，低体质指数：$\leqslant 19 \text{ kg/m}^2$

（4）既往脆性骨折史：尤其是髋部、尺桡骨远端及椎体骨折史

（5）一级亲属骨折史：父母髋骨骨折

（6）接受糖皮质激素治疗：任何剂量，口服 3 个月或更长时间

（7）吸烟

（8）过量饮酒

（9）合并其他引起继发性骨质疏松的疾病（如类风湿关节炎）

美国指南中提到的 FRAX 工具计算出髋部骨折概率 ≥ 3%，或

任何重要的骨质疏松性骨折发生概率 ≥ 20%，被列为骨质疏松性骨折高危患者。适用于没有发生过骨折，又有低骨量的人群（T 值 > 2.5），使用 FRAX 工具，可便捷地计算出个体发生骨折的绝对风险，为制订治疗策略提供依据。

适用人群为 4 0 ~ 90 岁男女，< 40 岁和 > 90 岁的个体，可分别按 40 岁和 90 岁计算。如临床已诊断了骨质疏松，即骨密度（T 值）低于 –2.5，或已发生了脆性骨折，应及时开始治疗，不必再进行 FRAX 评估。（表 4-6）

表4–6   FRAX评估的危险因素

年龄	测评模型范围为 40 ~ 90 岁的群体，如果输入年龄低于 40 岁，则按 40 岁计算概率，如果输入年龄高于 90 岁，则按 90 岁来计算概率
性别	男性或女性
体重	请以千克（kg）为单位填写
身高	请以厘米（cm）为单位填写
既往骨折史	既往骨折，精确表示成年后自然发生的骨折，或者因为外伤而引发的，在骨质健康的个体内不应发生的骨折，请填写是或否（详写危险因子注释）
父母髋骨骨折	此问题需要询问患者父母是否有髋骨骨折史，请填写是或否
目前吸烟行为	根据患者目前有无吸烟来填写是或否（详见危险因子注释）
服用肾上腺皮质激素	输入"是"如果该患者目前正口服肾上腺皮质激素，或曾经口服过肾上腺皮质激素超过 3 个月以上，并且每日泼尼松龙剂量为 5 mg 或以上（或同等剂量的其他肾上腺皮质激素）（详见危险因子注释）
风湿性关节炎	输入"是"如果该患者被确诊有风湿性关节炎，否则填"否"（详见危险因子注意事项）
继发性骨质疏松症	输入"是"如果该患者罹患与骨质疏松紧密相关的疾病，这些疾病包括 1 型糖尿病（胰岛素依赖型），成年成骨不全症，未治疗的长期甲状腺功能亢进，性腺功能减退或过早绝经（< 45 岁），慢性营养不良或吸收不良以及慢性肝病
每日乙醇（酒精）摄取量达 3 个单位或以上	输入"是"如果患者每日摄取酒量达 3 个单位或以上，酒精单位量会因各国定量标准有所不同，范围从 8 ~ 10 克不等，相当于一杯标准啤酒（285 ml），一个量度烈酒（30 ml），一个中杯葡萄酒（120 ml），或者一个量度的开胃酒（60 ml）（详见危险因子注释）
骨密度（BMD）	BMD 请选择所使用的双能 X 线吸收测定仪（DXA）的机型，然后输入实际股骨颈 BMD（单位：g/cm²），如果患者并未接受任何 BMD 检测，则此栏留空不填（详见危险因子注释）（由俄勒冈骨质疏松研究中心提供）

【FRAX 骨折危险度评估】

应注意监测人群：①女性绝经 5 ～ 10 年后，尤其月经初潮年龄大，绝经年龄轻者；②男性 65 ～ 70 岁以上者；③驼背、老年变矮者；④长期缺乏运动、体重低于正常、历来素食、不饮用牛奶和奶制品、皮肤很少暴露于日光下者；⑤有慢性肾病、慢性消化不良、严重肝病、糖尿病、甲状腺功能亢进、性功能低下。

【FRAX 骨折危险度分级】（表 4-7）

表4–7　FRAX骨折危险度分级

危险等级	评估方法
低危	骨质疏松性骨折风险 ≤ 10%
中危	骨质疏松性骨折风险 10% ～ 20%
高危	骨质疏松性骨折风险 > 20% 或 T 评分 ≤ 2.5 或存在脆性骨折史

【跌倒及其危险因素】

1．环境因素　光线暗；路上障碍物，路面滑，地毯松动，卫生间缺少扶手

2．健康因素　年龄，女性，视力差，应急性尿失禁，以往跌倒史，直立性低血压，行动障碍，药物（睡眠药、抗惊厥药和影响精神的药物等），久坐，缺乏运动；抑郁症、精神和认知能力疾患，焦急和任性，心律失常，冲动，维生素 D 不足 [血 25- 羟维生素 D < 30ng/ml（75nmol/L）]，营养不良

3．神经肌肉因素　平衡能力差，肌肉无力，驼背，感觉迟钝

4．恐惧跌倒

四、诊断

诊断骨质疏松症应包括确定骨质疏松和排除其他影响骨代谢的疾病。

目前尚缺乏直接测定骨强度的临床手段，因此，骨密度或骨矿含量测定是骨质疏松症临床诊断及评估疾病程度的客观量化指标。临床诊断骨质疏松症的指标是发生了脆性骨折和（或）骨密度低下。

1．脆性骨折　指非外伤或轻微外伤后发生的骨折，常见部位为胸、腰椎，髋部，桡、尺骨远端和肱骨近端。是骨强度明显下降的结果。发生了脆性骨折，临床上即可诊断骨质疏松症

2．诊断标准　　骨质疏松症骨折的发生与骨强度下降有关，而骨强度是由骨密度和骨质量所决定。骨密度约反映骨强度的70%，若骨密度低同时伴有其他危险因素会增加骨折的危险性

骨密度（BMD）测量是作为诊断骨质疏松、预测骨质疏松性骨折风险、监测自然病程以及评价药物干预疗效的最佳定量指标。双能X线吸收测定法（DXA）是诊断骨质疏松症的"金标准"。

【骨密度测定的诊断标准】　世界卫生组织（WHO）诊断标准

因种族、地域间存在差异，更严格标准：同地区、同种族、用同一性别峰值量—所测骨量值来衡量。

1．正常　　骨密度（BMD）或骨矿含量（BMC）在正常青年人平均值的1个标准差之内（≤1SD）

2．低骨量　　BMD或BMC低于正常青年人平均值的1 ~ 2.5SD之间

3．骨质疏松症　　BMD或BMC低于正常青年人平均值的2.5SD

4．严重骨质疏松症　　BMD或BMC低于正常青年人平均值的2.5SD，伴有1处或1处以上的骨折

骨密度值低于同性别、同种族正常成年人骨峰值不足1个标准差属正常；降低1 ~ 2.5个标准差为骨量低下（骨量减少）；降低程度≥2.5个标准差为骨质疏松。符合骨质疏松诊断标准，同时伴有一处或多处骨折时为严重骨质疏松。

骨密度通常用T-Score（T值）表示，T值 =（测定值 – 骨峰值）/正常成人骨密度标准差（表4-8）。

表4-8　骨质疏松诊断标准（**WHO**）

诊断	T 值
正常	> –1
骨量低下	–1 ~ –2.5
骨质疏松	< –2.5

【诊断标准】　2011年我国推荐的诊断标准

骨密度低于同性别、同种族正常成人的骨峰值 < 1个标准差属正常；降低1 ~ 2.5个标准差之间为骨量低下（骨量减少）；降低程度≥2.5个标准差为骨质疏松。

骨密度降低程度符合骨质疏松诊断同时伴有一处或多处骨折时为严重骨质疏松。

骨密度通常用 T-Score（T 值）表示，T 值＝（测定值－骨峰值）/正常成人骨密度标准差（表 4-9）。

表 4-9　骨质疏松症诊断标准（中国）

诊断	T 值
正常	≥ −1.0
骨量低下	−1.0 ～ −2.5
骨质疏松	≤ −2.5

T 值用于表示绝经后妇女和＞ 50 岁男性的骨密度水平。对于儿童、绝经前妇女以及＜ 50 岁的男性，其骨密度水平建议用 Z 值表示：

Z 值＝（测定值－同龄人骨密度均值）/同龄人骨密度标准差

无骨密度仪的单位，可用 X 线摄片初步诊断骨质疏松。一般常规拍摄脊椎，也可拍股骨颈、跟骨、管状骨等部位。

X 线片诊断要求：

（1）X 线片质量：除跟骨仅照侧位片外，其他部位均需拍摄正位片。照片的清晰、对比度、细致度较高，软组织、骨组织层次结构清楚

（2）脊椎骨密度估计法：Ⅰ度：纵向骨小梁明显；Ⅱ度：纵向骨小梁变稀疏；Ⅲ度：纵向骨小梁不明显。同时发生压缩骨折者，应测量楔型指数。楔形指数＝（椎体前高－后高）/后高

（3）股骨颈用 Singh 指数法：Ⅲ度以下为骨质疏松

（4）跟骨用 Jhamaria 分度：Ⅲ度为可疑，Ⅲ度以下为骨质疏松

（5）管状骨用皮质指数法：常用在四肢长骨、第二掌骨及锁骨等部位，皮质指数＝中点皮质厚度/该点骨横径。指数＜ 0.4 为可疑，＜ 0.35 诊断为骨质疏松

【测量骨密度的临床指征】

符合以下任何一条建议行骨密度测定：

（1）女性 65 岁以上和男性 70 岁以上，无论是否有其他骨质疏松危险因素

（2）女性 65 岁以下和男性 70 岁以下，有一个或多个骨质疏松危险因素

（3）有脆性骨折史和（或）脆性骨折家族史的男、女性成年人

（4）各种原因引起的性激素水平低下的男、女性成年人

（5）X 线摄片已有骨质疏松改变者

（6）接受骨质疏松治疗、进行疗效监测者

（7）有影响骨代谢病或使用影响骨代谢药物史

（8）IOF 一分钟测试题回答结果阳性者

（9）OSTA 结果 ≤ –1

【药物干预适应证】

具备以下情况之一者，需考虑药物治疗：

（1）确诊骨质疏松者（骨密度：T ≤ 2.5 者），无论是否有过骨折

（2）骨量低下患者（骨密度：–2.5 < T 值 ≤ –1.0）并存在一项以上骨质疏松危险因素，无论是否有过骨折

（3）无骨密度测定条件时，具备以下情况之一者，也需考虑药物治疗：①已发生过脆性骨折；② OSTA 筛查为高风险；③ FRAX 工具计算出髋部骨折概率 ≥ 3%，或任何重要的骨质疏松性骨折发生概率 ≥ 20%（暂借国外的治疗阈值，目前还没有中国人的治疗阈值）

【骨质疏松症的诊断流程】

骨质疏松症诊断流程（图 4-2）

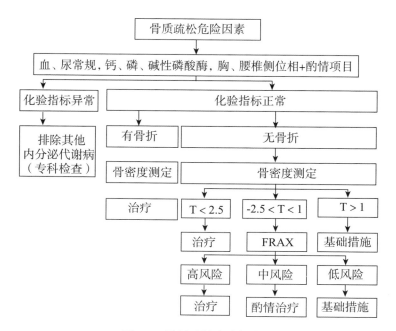

图 4-2   骨质疏松症诊断流程

五、继发性骨质疏松症

继发性骨质疏松是由影响骨代谢的任何疾病、和（或）药物引起的骨质疏松。常见原因：其中，糖皮质激素（glucocorticoid，GC）诱发的骨质疏松（glucocorticoid-induced Osteoporosis，GIOP）是最常见的不良反应之一。严重者可致椎体骨折、肋骨和髋部骨折。诊治共识：任何剂量的糖皮质激素都可能加速骨质丢失和增加骨折的风险，尤其在使用糖皮质激素治疗最初的 3 个月内，骨密度迅速下降，6 个月可达高峰，并可发生骨折，建议在控制病情的前提下，尽量减少糖皮质激素的用药剂量和使用时间。

2001 年，美国风湿病学会 GIOP 委员会建议：长期（即＞6 个月）接受糖皮质激素治疗之初，应测量腰椎和（或）髋部 BMD，治疗期间应每 6 个月重复测量 BMD。

2005 年，中华医学会制定的 GIOP 诊治指南（讨论稿）建议参照世界卫生组织（WHO）原发性骨质疏松症诊断标准；即骨密度值低于同性别、同种族健康成人骨峰值不足 1 个标准差为正常；降低 1 ～ 2.5 个标准差之间为骨量减少；降低程度≥ 2.5 个标准差为骨质疏松。如有长期激素用药史并出现脆性骨折也可临床诊断 GIOP。

骨骼的 X 线检查也常用于 GIOP 的诊断，骨 X 线的改变常见于松质骨丰富的部位，如胸、腰椎、肋骨、骨盆和头颅。表现为横向骨小梁减少或消失，进而有纵向骨小梁也减少，稀疏排列，椎体可有压缩性骨折、楔形变或双凹形变。肋骨常有无症状性骨折愈合而形成的骨痂。

【诊断要点】

目前无直接测定骨强度的临床方法，常采用下列诊断指标：骨密度低下和（或）脆性骨折。

1．继发性骨质疏松症 需要有引起骨质疏松症的明确病因。

2．脆性骨折 是骨强度下降的最终体现，有过相关疾病或药物引起的脆性骨折史即可诊断继发性骨质疏松症。

3．骨矿盐密度测定 详见原发性骨质疏松症诊断标准治疗指南。

4．骨密度测定方法 双能 X 线吸收法是目前国际公认的"金标准"；单光子、单能 X 线、定量计算机断层照相、定量超声检查等对诊断有一定的参考价值，详见原发性骨质疏松症诊断标准。

分析结果时更应注重 Z 值（Z 值即为与同年龄、同性别正常人相比较的差值）。

5．X线平片　对诊断骨质疏松症的敏感性和准确性较低，对骨质疏松的早期诊断帮助不大。但对发现有无骨折，与骨肿瘤和关节病变相鉴别有较大价值。

6．骨转换生化指标测定　目前尚无一项生化指标可作为诊断骨质疏松的标准。主要用于骨转换分型、判断骨丢失速率、监测病情、评价药物疗效。常用的骨转换生化指标包括反映骨形成指标（如血清碱性磷酸酶、骨钙素、Ⅰ型前胶原羧基末端肽、氨基末端肽等）和骨吸收的指标（如尿钙和肌酐比值、血抗酒石酸酸性磷酸酶、Ⅰ型胶原羧基末端肽、氨基末端肽、尿吡啶啉和脱氧吡啶啉等）。

7．引起骨质疏松症的原发病的相关检查

如肝肾功能、自身免疫指标、甲状腺功能、甲状旁腺功能、肾上腺皮质功能、性腺功能、肿瘤相关检查等。

【诊断标准】　参照世界卫生组织（WHO）的诊断标准（见原发性骨质疏松症诊断标准）（表4-10）

表4-10　2001年ACR GIOP诊治指南

内容
1．患者开始接受糖皮质激素治疗（相当于泼尼松 ≥ 5mg/d），疗程 ≥ 3 个月，建议： 　改变生活方式，减少危险因素：戒烟或避免吸烟，减少过多的饮酒 　增加负重锻炼 　开始补充钙剂 　开始补充维生素 D（普通或活性维生素 D） 　处方双膦酸盐（绝经前妇女谨慎应用）
2．患者长期接受糖皮质激素治疗（相当于泼尼松 ≥ 5mg/d），建议： 　改变生活方式，减少危险因素：戒烟或避免吸烟，减少过多的饮酒 　增加负重锻炼 　补充钙剂 　补充维生素 D（普通或活性维生素 D） 性激素替代治疗（如存在性腺功能障碍或有其他临床使用指征） 　测量腰椎和（或）髋骨的骨密度— 　骨密度异常（T值 < -1） 　处方双膦酸盐（绝经前妇女谨慎应用） 　如有禁忌证和不耐受，考虑给予降钙素作为二线治疗 　骨密度正常，随访并重复每一年或二年一次骨密度检测

（引自：American college of Rhumatology Ad hoc committee on Glucocorticoid-indced Osteoporosis.Arthritis Rheum，2001，44：1496-1503.）

【GIOP 骨折风险因素】

● 年龄 > 50 岁；绝经女性

- 骨密度低；体重指数 ≤ 19kg/m^2
- 既往脆性骨折史，尤其是髋骨、尺骨、桡骨远端及椎体骨折；
- 父母髋骨骨折
- 吸烟、过量饮酒
- 合并引起继发性骨质疏松的疾病（如 RA）

【2002 年英国皇家医师学会 GIOP 防治指南】

见图 4-3。

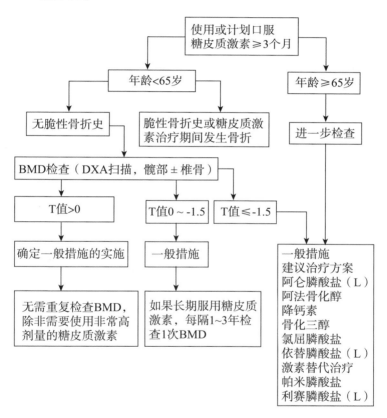

图 4-3 GIOP 防治指南

【2005 年骨和矿物质研究学会 GIOP 诊治流程】（图 4-4 GIOP 诊治流程）

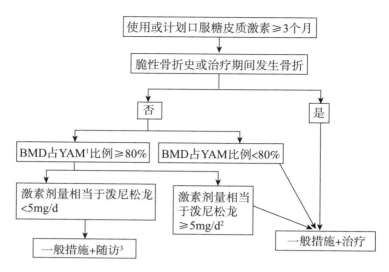

图 4-4   2005 年骨和矿物质研究学会 GIOP 诊治流程

注：1. 一般措施：按照原发性骨质疏松症所推荐的生活方式、营养调整及运动；
定期随访观察（每 6 个月或 1 年）进行 BMD 检查和胸椎、腰椎的 X 线检查
2. 药物治疗：一线药物（双膦酸盐）；二线药物（活性维生素 D_3 和维生素 K_2）
[1] YAM：年轻人（20 ~ 44 岁）平均骨密度；[2] 使用 ≥ 10mg 剂量激素的骨折危险性
高，即使骨密度较高（阈值，YAM90%）；[3] 老年人的骨折危险更高
（引自：Nawata H, et al. J Bone Miner Metab, 2005, 23：105-109.）

【激素治疗风湿病的专家建议】   2007 年 EULAR

表4-11   2007年EULAR激素治疗风湿病的专家建议

1. 患者正确认识不良反应，建立"治疗记录卡"	Ⅳ级
2. 掌握起始剂量、减量、维持量的个体化及疗程	Ⅰ ~ Ⅲ级
3. 激素治疗前应对合并症以及危险因素进行评价和治疗	Ⅳ级
4. 最小量维持，定期对激素应用的指征进行评价	Ⅳ级
5. 体重、血压、血脂等进行监测	Ⅳ级
6. 服用泼尼松剂量 ≥ 7.5mg/ 天，> 3 个月者，应补充钙和维生素 D；低骨密度（BMD）者给予双膦酸盐	Ⅰ级
7. 与非甾体类抗炎药合用者给予胃黏膜保护剂	Ⅰ级
8. 激素治疗超过 1 个月者，术前和术后给予足量的激素替代治疗，以防发生肾上腺皮质功能不全	Ⅳ级
9. 孕期小剂量时可能对母婴无影响 孕妇Ⅳ级，婴儿	Ⅰ ~ Ⅲ级
10. 儿童定期检查生长情况，发育迟缓可予生长激素替代治疗	Ⅰ级

（引自：Ann Rheum Dis, 2007, 66, 1560）

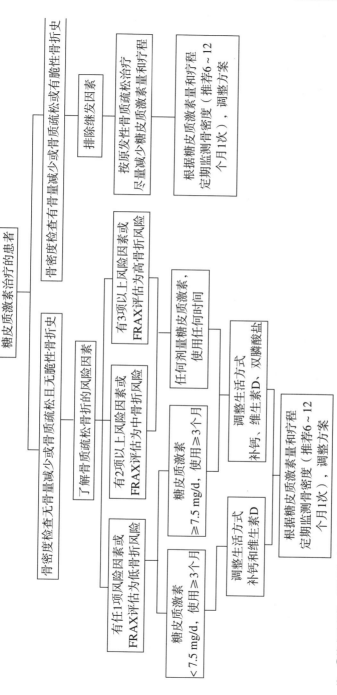

图 4-5 2013 年中国 GIOP 诊治流程（中国）

注：①糖皮质激素，以泼尼松为例：②FRAX 计算公式见：http://www.shef.ac.uk/FRAX/tool.jsp?country=2；③调整生活方式：进富含钙、低盐和适量蛋白质的均衡膳食，适当户外运动和日照，禁吸烟，酗酒和慎用影响骨代谢的药，防止跌倒，加强保护（如用关节保护器）等；④骨折风险因素，低 BMI（≤19kg/m²），既往脆性骨折史，父母髋部骨折史，吸烟、过量饮酒，合并引起继发性骨质疏松的其他疾病

[引自：中华医学会风湿病学分会。糖皮质激素诱导的骨质疏松诊治的专家共识。中华风湿病学杂志，2013，17（6）：361-368.]

附：中国人原发性骨质疏松症诊断标准（试行）

1．诊断原则：诊断骨质疏松以骨密度减少为基本依据，在鉴别继发性骨质疏松的同时，诊断原发性骨质疏松。参考病史、生化和骨折进行综合考虑

2．基本手段

（1）判断骨密度减少尽可能以骨矿含量和脊柱 X 线相结合。本标准目前主要以 DXA（双能 X 线吸收法）为手段制定，不排除多种方法的应用

（2）尚无骨密度仪的单位，可以用 X 线片初步诊断骨质疏松。一般常用脊椎，也可用股骨颈、跟骨、管状骨 X 线片

3．用骨矿含量诊断及分级标准（主要用于女性成人，男性参照执行）：

（1）参考 WHO 标准，结合我国国情，以种族、性别、地区的峰值骨量（均值为 M）为依据：

＞M–1SD（SD＝标准差）正常

M–1SD～2SD 骨量减少

M–2SD 骨质疏松症（根据诊治的要求分为轻、中二级）

M–2SD 伴有一处或多处骨折，为严重骨质疏松症

（2）参考日本 1996 年修订版的标准，自己尚未作峰值骨密度调查，或做了一些调查，但 SD 不便应用时，可用骨量丢失百分率（%）诊断法

＞M–12% 正常

M–13%～24% 骨量减少

M–25% 骨质疏松症（根据诊治的要求分为轻、中二级）

M–25% 伴有一处或多处骨折，为严重骨质疏松症

4．X 线诊断要求

（1）照片质量：除跟骨仅照侧位片外，其他部位骨结构应照正位片。照片的清晰、对比度、细致度较高，软组织、骨组织层次结构清楚

（2）脊椎骨密度估计，建议用下列方法

Ⅰ度：纵向骨小梁明显

Ⅱ度：纵向骨小梁变稀疏

Ⅲ度：纵向骨小梁不明显，同时发生压缩骨折者，应测量楔型指数。楔形指数 =（椎体前高 – 后高）/ 后高

（3）股骨颈可用 Singh 指数法，Ⅲ度以下定为骨质疏松

（4）跟骨 Jhamaria 分度法：Ⅲ度定为可疑，Ⅲ度以下定为骨质疏松

（5）管状骨皮质指数法：常用在四肢长骨、第二掌骨及锁骨等部位，皮质指数二中点皮质厚度/该点骨横径。指数＜0.4 为可疑，＜0.35 诊断为骨质疏松

应注意监测人群：

（1）女性绝经后 5～10 年，尤其月经初潮年龄大，绝经年龄轻者

（2）男性 65～70 岁以上者

（3）驼背、老年变矮者

（4）长期缺乏运动、体重低于正常、历来素食、不吃牛奶和奶制品、皮肤很少暴露于日光下者

（5）有慢性肾病、慢性消化不良、严重肝病、糖尿病、甲状腺功能亢进、性功能低下者

（张学武）

第三节　大骨节病

大骨节病（kaschin-beck disease，KBD）是一种多发性、对称性、以软骨坏死为主要病变的地方性、变形性骨关节病。基本病变是发育中儿童的透明软骨的变性与坏死，以全身四肢关节最早受累，尤其是以指、趾、腕、踝等肢端关节最多见，导致成骨障碍，管状骨变短和继发性骨关节病。多发生于儿童和少年，临床表现为关节疼痛、增粗变形、肌肉萎缩、运动障碍。

一、临床分期

早期　关节疼痛、指末节掌屈、晨僵、关节活动障碍

Ⅰ期　关节增粗，关节有摩擦音，肘关节屈曲，肌肉萎缩

Ⅱ期　除上述表现加重外，出现关节游离体，短指（趾）畸形

Ⅲ期　上述表现均加重，短肢畸形，身体矮小

二、诊断

【诊断依据】

1．病区接触史、症状、体征

2．X 线片：手指、腕关节骨关节面、干骺端临时钙化带，骺核

的多发对称性凹陷，硬化、破坏及变形

【早期诊断参考指标】

凡在病区居住 6 个月以上的儿童，有上述症状、体征 2 项以上（含 2 项）阳性，对称性存在，如同时有 X 线改变，则可确认为早期。如干骺端 X 线改变与临床所见仅有 1 项阳性者，应作为早期观察对象，观察时间为 6 个月。①指末节弯曲；②弓状指；③疑似指节增粗；④踝、膝关节疼痛。

【诊断标准】 1995 年中国

1．病区接触史

2．四肢关节疼痛、增粗、变形、肌肉萎缩

3．短指、短肢、矮小畸形

4．X 线片示：手指、腕关节骨关节面、干骺端临时钙化带，骺核的多发对称性凹陷，硬化、破坏及变形

【X 线诊断标准】（表 4-12）

表4-12　X线诊断标准

检查部位：掌指骨、腕骨、距跟骨和距趾骨。

X 线征象：①钙化带变薄、模糊、中断、消失；
　　　　　②凹陷硬化；
　　　　　③钙化带 * 再现 **；
　　　　　④骺变形，骺线早期闭合；
　　　　　⑤关节增粗，短指畸形。

*"钙化带"指骺板软骨深层的临时钙化带，也包括骨骺和腕、跗骨骨化核周围肥大软骨细胞的钙化带

**"钙化带再现"指骺板软骨坏死灶上方（骺侧）的软骨细胞继续生长分化，重新出现基质钙化的肥大细胞层，X 线下重新出现一条钙化带。这视为"愈复现象"，示此处软骨不再发生坏死

【大骨节病 X 线分型】

1．活动型

（1）骨骺等径期前，干骺端先期钙化带轻度凹陷、毛糙、骺核或骨骺形态不整，骺线变窄或伴有骨小梁紊乱

（2）骨骺等径期前，先期钙化带有明显凹陷，其深度超过 2 mm

（3）先期钙化带凹陷、硬化，同时伴有骨端、骨骺或腕骨的改变

2．非活动型

（1）骨骺等径期前

①先期钙化带凹陷呈修复期的双层影像的 X 线征

②不伴有干骺端改变的骨端各种 X 线征

③不伴有干骺端改变的腕骨各种 X 线征

④不伴有干骺端改变的骨端、腕骨联合改变的各种 X 线征

（2）骨骺等径期，先期钙化带凹陷、硬化均在 2.0mm 以下者

3．陈旧型　干骺闭合后，有下列 X 线征者为陈旧型大骨节病

（1）骨端软骨下硬化、边缘凹陷、骨赘形成等 X 线征

（2）腕骨硬化、边缘凹陷、囊样变等 X 线征

（3）指间关节呈粗大变形的骨性关节者

（4）指间关节呈半脱位者

（5）以上 4 项联合出现 2 项或 2 项以上者

【大骨节病 X 线分度】

1．儿童大骨节病：干骺闭合以前及病理性早闭的儿童。

（1）病变程度判定

● 轻度：符合下列之一者为轻度病例：

①仅有干骺端病变且为（+）或（++）者

②仅有骨端病变且为（+）或（++）者

● 中度：符合下列之一者为中度病例：

①仅有骨端改变，且为（+++）者

②干骺端，骨端均有病变者

③骨骺，干骺端均有病变者

④腕骨，骨端均有病变者

● 重度：符合下列之一者为重度病例：

① 3 个部位或 4 个部位有病变者

②干骺早闭者

2．成人大骨节病：干骺闭合以后的成人。

（1）骨赘：

无：0 分

＜ 2mm 的骨赘：1 分

≥ 2mm 但＜ 4mm 的骨赘：2 分

≥ 4mm 的骨赘：3 分

（2）关节间隙狭窄：

无：0 分

有狭窄但尚未达到正常关节腔隙的 1/2 者：1 分

狭窄超过 1/2 但尚未接触者：2 分

关节半脱位或关节接触（至少有一点）或（和）有关节游

离体（关节鼠）者：3分

(3) 骨性关节面下硬化：无，0分；有，1分

(4) 骨性关节面下囊样变：无，0分；有，1分

(5) 关节横向变形：无，0分；有，1分

(6) 边缘凹陷：无，0分；有，1分

注：1. 第1腕掌关节不包括边缘凹陷

2. 头-舟关节不包括边缘凹陷、骨赘和关节变形

3. 判定分数从0～10分，0为正常成人，1～4分为轻度病变，5～7分为中度病变，8～10分为重度病变

【病情严重程度诊断】

1. 早期 干骺未完全愈合儿童，具备以下4项中（1）、（3）或（1）、（4）或（2）、（3）或（2）、（4）或只有（3）者，诊断为早期

(1) 手、腕或踝、膝关节活动轻度受限、疼痛

(2) 多发对称性手指末节屈曲

(3) 手、腕X线片示有骨关节面或干骺端临时钙化带或髓核不同程度的凹陷、硬化、破坏、变形

(4) 血清酶活性增高，尿肌酸、羟脯氨酸、黏多糖含量增加

2. Ⅰ度 在早期改变基础上出现多发对称性手指或其他四肢关节增粗，屈伸活动受限，疼痛、肌肉轻度萎缩，干骺端或骨端有不同程度的X线改变

3. Ⅱ度 在Ⅰ度基础上，症状、体征加重，出现短指（趾）畸形，X线改变出现骺线早闭

4. Ⅲ度 在Ⅱ度基础上，症状、体征、X线改变加重，出现短肢和矮小畸形

【疾病活动判断】

干骺未完全愈合的大骨节病儿童，具备以下任何1项者诊断为活动型，否则为非活动型。

1. 手、腕X线片呈现干骺端临时钙化带增宽、硬化、深凹陷

2. 血清酶活性增高，尿肌酸、羟脯氨酸、黏多糖含量增加

（吴　岳　孙　瑛）

第5章
风　湿　热

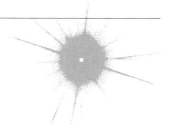

　　风湿热（rheumatic fever，RF）是甲组乙（β）型溶血性链球菌感染后发生的一种自身免疫性疫病。临床常见反复发作的急性或慢性的结缔组织炎症，多在咽喉炎感染 2 ～ 3 周之后发作。主要侵犯心脏及关节，可伴有发热、皮疹、皮下结节、环形红斑，偶有舞蹈病等。急性期关节炎较为明显，全身大关节游走性疼痛。反复发作并可发展为慢性心脏瓣膜病，甚至心功能不全。偶可累及中枢神经系统、血管、浆膜、肺、肾等脏器。多在春、秋季发病，常侵犯儿童、青少年，初次发作多在 5 ～ 15 岁，男女发病大致相等。

　　【诊断标准之一】 1965 年 Jones 标准

　　主要表现：心脏炎；多关节炎；舞蹈病；环形红斑；皮下结节。

　　次要表现：有风湿热史或现患风湿性心脏病与关节痛；发热；红细胞沉降率增快或 CRP 阳性或白细胞数增多；P-R 间期延长。

　　凡临床有 2 项主要表现或 1 项主要表现、2 项次要表现，并有近期链球菌感染证据，如 ASO 效价增高或咽拭子培养阳性者可确诊。

　　【诊断标准之二】 1992 年修订的 Jones 标准（初发风湿热的诊断标准）高度危险者（表 5-1）。

表5-1　修订的 Jones标准

主要表现	次要表现	链球菌感染证据
1. 心脏炎 　心脏杂音 　心脏增大 　心包炎 　充血性心力衰竭 2. 多发性关节炎 3. 舞蹈症 4. 环形红斑 5. 皮下结节	1. 临床表现 　既往风湿热病史 　关节痛[a] 　发热 2. 实验室检查 　ESR 增快、CRP 阳性、 　白细胞增多、贫血） 　心电图[b]：P-R 间期延长、 　Q-T 间期延长	1. 近期患过猩红热 2. 咽喉拭子培养：溶血性链球菌阳性 3. ASO 或风湿热抗链球菌抗体增高

注：a. 如关节炎已为主要表现，则关节痛不能作为 1 项次要表现；b. 如心脏炎已

为主要表现，则心电图不能作为 1 项次要表现。如有前驱的链球菌感染证据，并有 2 项主要表现或 1 项主要表现加 2 项次要表现者，高度提示可能为急性风湿热。但对下列三种情况又找不到其他病因者，可不必严格遵循上述诊断标准，即：①以舞蹈病为唯一临床表现者；② 隐匿发病或缓慢发生的心脏炎；③有风湿热史或现患风湿性心脏病，如再感染 A 组链球菌时，有风湿热复发高度危险者（摘自：Jones Criteria 1992 update：Guidelines for diagnoses of rheumatic fever.JAMA，1992，268：2069-2070.）

【诊断标准之三】　2002—2003 年 WHO 风湿热和风湿性心脏病诊断标准（表 5-2）

表5-2　风湿热和风湿性心脏病诊断标准

初发风湿热 [a]	2 项主要表现或 1 项主要表现及 2 项次要表现加前驱的 A 组链球菌感染证据
复发性风湿热不患有风湿性心脏病 [b]	2 项主要表现或 1 项主要表现及 2 项次要表现加前驱的 A 组链球菌感染证据
复发性风湿热患有风湿性心脏病	2 项主要表现加上前驱的 A 组链球菌感染证据 [c]
风湿性舞蹈病 隐匿发病的风湿性心脏炎 [b]	风湿热主要表现或 A 组链球菌感染证据可不需要
慢性风湿性心脏瓣膜病（患者第一时间表现为单纯二尖瓣狭窄或复合性二尖瓣病和（或）主动脉瓣病）[d]	不需要风湿热任何标准即可诊断风湿性心脏病
主要表现	心脏炎、多关节炎、舞蹈病、环形红斑皮下结节
次要表现	临床表现：发热、多关节痛 [a] 实验室：急性期反应物升高（ESR 或白细胞数） 心电图：P-R 间期延长
近 45 天内有支持前驱链球菌感染的证据	ASO 或风湿热链球菌抗体升高，咽拭子培养阳性或 A 组链球菌抗原快速试验阳性或新近患猩红热

注：a.患者可有多关节炎（或仅有多关节痛或单关节炎）及数项（3 个或 3 个以上）次要表现，联合近期有 A 组链球菌感染证据。其中有些病例可发展为风湿热，如风湿热诊断被排除，应将其视为"可能风湿热"（慎重）。建议继续预防，尤其对高发地区和易患病年龄患者，密切追踪随访定期检查心脏情况。b.必须排除感染性心内膜炎。c.复发性病例可能不能满足这些标准。d.应排除先天性心脏病（摘自：Rheumatic Fever and Rheumatic Heart Diseases.Report of a WHO expert consultation. WHO technical report series no.923.world Health Organization，2004.）

【确诊初发风湿热的要求】

1．2 项主要表现，加发病前 A 组链球菌感染证据

2．1 项主要表现和 2 项次要表现，加发病前 A 组链球菌感染证据

具备上述（1）或（2）项，初发风湿热诊断可以成立。

如有前驱的链球菌感染证据，并有 2 项主要表现或 1 项主要表现加 2 项次要表现者高度提示可能为急性风湿热。

有下列 3 种情况：①舞蹈病；②隐匿发病或缓慢发展的心脏炎；③有风湿热史或正在患风湿性心脏病，当再感染甲组乙型溶血性链球菌，有风湿热复发的高度危险性者。

【诊断中须注意的问题】

1．在风湿热的诊断中，必须严格掌握 1992 年 Jones 标准

2．发病前 A 组链球菌感染证据是诊断初发风湿热必备条件之一。如无 A 组链球菌感染证据，除数情况（见后）外，诊断不能成立：无 A 组链球菌抗原血清学反应阳性，又无咽部 A 组链球菌培养阳性证据，即使主要和次要表现都符合 Jones 标准，初发风湿热诊断也难以成立，因多种疾病酷似风湿热而与 A 组链球菌上呼吸道感染无关。由于抗链"O"阳性率仅占 50%，单做抗链"O"会使部分初发风湿热病例漏诊，若同时做抗 DNA 酶 -B 试验，或 3 种链球菌抗体测定，A 组链球菌感染证据阳性率几乎达 100%

3．初发风湿热的滥诊问题：严格遵守 1992 年 Jones 标准，对防止初发风湿热滥诊有重要作用。凡确诊为 A 组链球菌性咽炎后，有模糊症状和体征，如持续低热、四肢不适、肌肉隐痛、关节酸痛、心脏功能性杂音增强、心率增快、红细胞沉降率加快、心电图 P-R 间期延长，甚至抗链"O"和抗 DNA 酶 -B 升高等，但无主要表现，也不能诊断初发风湿热，只能诊断为"链球菌感染后综合征"；只有临床出现主要表现时，才能诊断为初发风湿热。对这类患者应加强定期随访

4．Jones 标准不宜作为风湿热流行病学调查的诊断依据

【"可能"风湿热的诊断标准】

凡有以下表现之一，并能排除其他疾病（尤其亚急性感染性心内膜炎、系统性红斑狼疮、类风湿关节炎、结核病等）可诊断为"可能风湿热"。

1．风湿性心瓣膜病有下列情况之一者：

（1）无其他原因短期内出现进行性心功能减退或顽固性心力衰竭，或对洋地黄治疗耐受性差

（2）进行性心悸、气短加重、伴发热、关节痛或鼻出血

（3）新近出现心动过速、心律失常、第一心音减弱，或肯定的杂音改变，或有新杂音出现，或进行性心脏增大。以上情况伴有意义的免疫指标或急性期反应物出现

（4）新出现心悸、气促、伴有有意义的心电图、超声心动图或X线改变，或有意义的免疫指标或急性期反应物出现

（5）新近出现心脏症状，抗风湿治疗后改善

2．上呼吸道链球菌感染后，有下列情况之一者：

（1）多发性、游走性关节炎伴心悸、气促进行性加重

（2）多发性、游走性关节痛伴发热、心悸、气促、有急性期反应物出现，经青霉素治疗2周无效

（3）心脏症状进行性加重，伴有急性期反应物出现，和有意义的免疫指标，或伴有有意义的心电图、超声心动图或X线改变

【复发风湿热的诊断标准】

凡以往确诊为风湿热或风湿性心脏病患者，复发风湿热（风湿活动）诊断标准如下：

1．主要表现或次要表现

（1）符合1992年Jones标准

（2）仅1项主要表现

（3）有若干项次要表现

2．发病前链球菌感染　抗链"O"和抗DNA-B升高，或咽拭子培养阳性

凡具备上述1项（任何1项）和2项，并能排除继发或感染性心内膜炎，复发风湿热诊断可以成立。

WHO建议：风湿性心脏病患者，仅有1项次要表现如：发热、关节痛或急性期蛋白增高，加上近期有链球菌感染的证据即提示风湿热复发。

注意：①超声心动检查可早期发现隐匿性心脏炎；②有猩红热病史的患者不需再作曾有链球菌感染的证据；③主要表现为关节炎者，关节痛不作为次要表现；主要表现为心肌炎者，P-R间期延长不能作为次要表现。

【风湿活动性的判断】

1．持续发热，体重和运动耐量不恢复

2．有持续心动过速或其他心率异常

3．原有心脏杂音改变或出现新的病理性杂音，或短期内有心功

能进行性减退或不明原因的心力衰竭

4．经治疗后 ESR、CRP 及抗链球菌抗体滴度不下降或白细胞持续异常，尤其近期有上呼吸道链球菌感染，更易诱发风湿病活动

（吴　岳　孙　瑛）

第6章
感染性关节炎

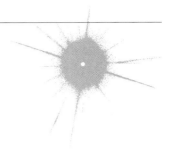

细菌、病毒或真菌等微生物通过不同的途径（直接或经血循环）侵入滑膜或关节腔，导致关节炎症，不同病原体感染关节的途径及临床表现亦不同，其治疗方法及预后也有很大的差异。

第一节　细菌性关节炎

败血症性关节炎又称化脓性关节炎（septicar arthritis），是由于细菌侵入关节滑膜所致的急性、化脓性关节炎，容易出现关节损伤和功能障碍，需要及时诊断和治疗。常见的致病菌为金黄色葡萄球菌、溶血性链球菌、肺炎链球菌。临床表现为急性起病的单关节疼痛与肿胀，多伴有发热。大关节最常受累，以膝关节最常见。性生活活跃的年轻人，最常见的急性单关节炎为淋病奈瑟菌关节炎。而在成年患者中，革兰氏阳性球菌是非淋球菌性化脓性关节炎中最常见的致病菌，其中金黄色葡萄球菌占60%。

【诊断】

1. 详细病史、全面的体检（检查原发感染灶）

2. 实验室检查　外周血白细胞总数及中性粒细胞百分比明显增高。ESR增快，CRP、α_1酸糖蛋白、淀粉样蛋白AA的血清前体（SAA）升高。关节腔穿刺，关节液涂片革兰氏染色找细菌或滑液培养找病原菌。从中找出细菌，对引起关节感染寻找病原微生物提供线索。滑膜液培养阴性者需作组织学检查（滑膜和骨活检）明确诊断

3. 影像学检查　X线检查显示：早期关节腔积液、关节间隙增宽、关节囊肿胀，正常关节面下骨质出现带状透光区，局部骨质疏松。晚期关节间隙变窄、骨质破坏和增生、闭孔内肌征阳性。关节超声、CT、MRI和放射性核素（^{99m}Tc和^{67}Ga）闪烁照像可为早期诊断细菌性关节炎提供帮助

4．抗生素治疗有效

（刘　田）

第二节　莱　姆　病

莱姆病（Lyme disease）是由伯氏疏螺旋体（Borrelia burgdorefi）引起的人兽共患病（zoonosis）。以硬蜱（tick）为主要传播媒介的自然疫源性疾病。亦是一个地区性、全身性、慢性炎症性疾病。临床表现为慢性炎症性多系统损害，除早期皮肤有慢性游走性红斑和关节炎表现外，常伴有心脏损害和神经系统受累等症状。关节炎通常在感染伯氏疏螺旋体数月或数年后才出现，多为游走性大关节疼痛，为非对称性的单关节或寡关节，多见膝关节（80%）、颞颌关节（25%）等。夏秋季发病，任何年龄均可患病，男性略多于女性。

【诊断要点】

1．发病季节、地区，蜱叮咬史

2．早期慢性游走性红斑，关节炎一般持续时间少于 6 周，累及大关节非对称性，无晨僵

3．RF 阴性、抗伯氏疏螺旋体抗体阳性

4．抗生素治疗有效

【诊断标准】　1991 年美国疾病控制中心

1．在流行区

（1）慢性游走性红斑（单个红斑的直径必须至少为 5cm，并应由医生检查确定）

（2）抗伯氏疏螺旋体抗体滴度 ≥ 1 ∶ 256，及 1 个或 1 个以上器官受累

2．在非流行区

（1）慢性游走性红斑 + 抗伯氏疏螺旋体抗体滴度 ≥ 1 ∶ 256

（2）慢性游走性红斑 +1 个或 1 个以上器官受累

（3）抗 burbdorferi 抗体滴度 ≥ 1 ∶ 256 及 1 个或 1 个以上器官受累

符合以上条件中的任何一条者均可诊断为莱姆病，但要与类风湿关节炎、反应性关节炎、骨关节炎、结晶性关节炎、结核反应性关节炎和梅毒性关节炎进行鉴别。

【诊断标准之二】　1994 年中国冯方明

1. 典型的慢性游走性红斑和抗伯氏疏螺旋体抗体滴度 ≥ 1 ∶ 128

2. 来自已知的流行病区，至少有 1 个器官受累，血清抗体滴度 ≥ 1 ∶ 128

3. 来自非流行区，至少有 2 个器官受累，血清抗体滴度 ≥ 1 ∶ 128

（刘　　田）

第三节　结核性关节炎

结核性关节炎是由原发病灶（如肺、胸膜等）中的结核分枝杆菌通过血循环、淋巴循环，直接蔓延至骨、关节而引起的关节炎。典型表现为大、中关节的单关节炎，最常见的是髋和膝关节受累。

骨、关节结核是由结核分枝杆菌引起的骨、关节感染。骨关节结核占总结核病的 1% ~ 5%。早期症状轻微或无全身表现，晚期可出现骨与软骨的破坏，关节间隙狭窄和骨侵蚀，关节功能丧失，而造成残废。临床特点是缓慢发病的单关节炎，关节反复肿胀、疼痛，负重关节（髋、膝）和脊柱最易受累，肘、腕等关节均可受累。检查胸部 X 线片正常，结核菌素试验阳性。

【诊断要点】

（1）好发于儿童、老年人、体弱及营养不良者

（2）起病隐袭，早期症状轻微，常伴有低热、盗汗、倦怠、失眠、心悸、体重减轻等结核中毒症状

（3）通常为缓慢发病的单关节炎，反复肿胀、疼痛，主要侵犯脊柱和负重关节（髋、膝），肘、腕关节均可受累。晚期可有肌肉萎缩、脊柱旁脓肿、窦道形成

（4）几乎所有病例均为继发性，约 95% 患者源于肺结核，结核分枝杆菌通过血液、淋巴液或直接由原发灶蔓延到骨与关节

（5）滑液、滑膜抗酸染色，ESR 增快，结核菌素试验阳性有助于诊断

（6）组织活检发现干酪样肉芽肿样病变及滑膜培养阳性可确诊

（7）X 线片初期关节周围骨质疏松和软组织层次模糊不清，晚期出现三联征（骨质破坏、骨质疏松和进行性关节间隙狭窄），软骨下小囊样破坏区及毛玻璃样改变，关节囊附近的点状或片状钙化，关节软骨下骨板破坏，关节间隙狭窄或消失，关节强直、畸形或半脱位

（8）抗风湿治疗无效，抗结核治疗有效

【诊断标准】

1．多发性关节炎

2．无心脏瓣膜损害

3．具备以下 3 项中 2 项者：

（1）体内其他部位有活动性结核或陈旧性结核灶，或未发现结核灶，结核菌素试验（5 或 10 单位）呈强阳性者

（2）关节症状对水杨酸制剂无效

（3）抗结核治疗有效

（李　茹）

第四节　非结核性分枝杆菌关节炎

分枝杆菌是慢性骨、关节感染的主要病原体之一。非结核性分枝杆菌，多指鸟型细胞内的分枝杆菌、海鱼分枝杆菌、兔分枝杆菌、堪萨斯分枝杆菌等。它们存在于土壤和水中。目前尚不能证实人类之间互相传播感染。

临床表现和 X 线特征是进展缓慢，有时保持静止状态，有时则潜伏多年。典型表现为膝关节、手和腕关节的慢性无痛性非对称性肿胀。

【诊断】

通常需要行组织活检和培养。从标本中检出抗酸杆菌和肉芽肿性炎症为微生物学的诊断提供依据，而分枝杆菌扩增试验可进一步明确组织标本中的分枝杆菌的种类。

附：结核过敏性关节炎

结核过敏性关节炎是 1897 年 Poncet 首先提出的一种非特异性、非感染性关节炎，也称"Poncet 关节炎"，是因人体感染结核分枝杆菌后，引起机体对结核分枝杆菌毒素的一种超敏反应性疾病，而非关节结核。该病好发于青壮年，男女比 1 ：2.57。发病机制可能为人体感染结核分枝杆菌后，菌体蛋白质或代谢产物诱发机体体液免疫，免疫复合物在皮肤和关节等部位血管壁沉积而诱发炎症反应。在关节，该病病变局限于滑膜，不累及骨骺端及骨组织，关节积液中找不到结核分枝杆菌。

【诊断依据】

该病尚无统一的诊断标准，其诊断可依据：

（1）关节炎伴结节性红斑

（2）有结核病史或活动性结核

（3）结核菌素试验阳性

（4）排除其他原因的关节炎及抗结核治疗有效

（李　茹）

第五节　真菌性关节炎

真菌性关节炎（Fungal Arthritis）又称霉菌性关节炎。真菌感染所致肌肉骨骼病变罕见，但致病性和机会性真菌感染的发生以及新型真菌感染的出现概率在增加，特别是在使用免疫抑制剂的患者中。多数病例表现为慢性无痛性关节炎。

真菌是慢性肉芽肿性关节炎的常见致病因子。各种真菌都可以引起骨关节病变，常见的包括孢子丝菌病、球孢子菌病、芽生菌病、假丝酵母菌（念珠菌）病等。

【临床特点】

1．发病有地区性、与职业有关

2．真菌多由皮肤或肺进入体内

3．健康宿主感染后，多关节炎有自限性

4．免疫功能低下或血性播散的宿主，多出现慢性单关节炎或骨髓炎

5在滑膜液或组织中检出真菌即可诊断

6．联合使用抗真菌药物与清创术治疗

【诊断】

依赖于在滑膜和关节液中找到致病真菌。滑膜组织培养比关节液培养阳性率高。涂片和培养要避免污染，以免干扰判断。

1．假丝酵母菌（念珠菌）病　X 线摄片检查可见 2/3 患者邻近关节处有骨髓炎。滑膜液病原菌培养阳性可以确立诊断

2．孢子丝菌病　关节液或滑膜组织中培养出真菌即可确定诊断。组织学检查可见肉芽肿性滑膜炎，但很少直接见到雪茄形菌体

3．芽生菌关节炎　在临床上与结核性关节炎难以区别，需依靠病原菌的分离，才能确定诊断

（刘　田）

第六节　病毒性关节炎

病毒性关节炎是由病毒感染引起的非特异性关节炎，常见病毒有乙型肝炎病毒、风疹病毒、细小病毒、腮腺炎病毒、腺病毒、虫媒病毒等。病毒感染引起关节炎的机制不清。

病毒性关节炎的共同特点：

（1）起病急，病程短，复发较少

（2）患者常有特征性皮疹，红色斑丘疹多见

（3）关节炎多发生在病毒感染的前驱期或疾病的早期

（4）关节破坏性改变较少，关节无畸形

（5）多无非特异性实验室指标改变，确诊需靠检测病毒抗体或病毒分离

一、乙型肝炎病毒相关性关节炎

有以下任何一项阳性，可诊断为现症 HBV 感染：①血清 HBsAg 阳性；②血清 HBV DNA 阳性；③血清抗 -HBc IgM 阳性；④肝内 HBcAg 和（或）HBsAg 阳性，或 HBV DNA 阳性。

1．急性乙型肝炎诊断：须与慢性乙型肝炎急性发作鉴别。诊断急性乙型肝炎可参考下列动态指标：① HBsAg 滴度由高到低，HBsAg 消失后抗 -HBs 阳转；②急性期抗 -HBc IgM 滴度高，抗 -HBc IgG 阴性或低水平

2．慢性乙型肝炎诊断：临床符合慢性肝炎，并有一种以上现症 HBV 感染标志阳性

3．慢性 HBsAg 携带者诊断：无任何临床症状和体征，肝功能正常，HBsAg 持续阳性 6 个月以上者

乙型肝炎病毒相关性关节炎临床表现：常在疾病的前驱期发生，急性发作，伴有发热、皮疹（荨麻疹、斑丘疹）和水肿，多关节受累，以双手掌指关节、近指关节、膝关节最常见，多呈对称性，也可呈非对称性、游走性关节炎发作，关节疼痛剧烈，有轻中度关节肿胀，明显的晨僵。症状可持续 1～3 周，也有的长达数月。关节无骨质破坏，通常无关节畸形。

二、风疹病毒相关性关节炎

风疹病毒为单链 RNA 病毒。1906 年，Osler 首先发现风疹患者可并发关节炎。1/3 风疹病毒患者出现关节肿痛。有人在接种风疹疫

苗后可出现关节炎。该关节炎在成人较儿童多件。青年女性较男性多件，男女比例约为 1 : 5。

关节炎常在皮疹发作期间或皮疹出现后期发病，也可见于出疹前几天，主要累及手、腕和膝关节，其次为踝、足、肘关节。血清抗风疹病毒抗体阳性及咽拭子培养风疹病毒阳性结果有助于确定风疹病毒感染的诊断。

【诊断依据】

有风疹病毒感染的证据，并在除外其他原因后，可对其伴发的关节炎作出风疹病毒性关节炎的诊断。

三、腮腺炎病毒性关节炎

腮腺炎病毒是一种单链 RNA 副病毒，每年 3 ～ 4 月是腮腺炎发病高峰季节。腮腺炎病毒性关节炎多发生在 30 岁左右成年人，男女比例约为 6 : 1，有时接种腮腺炎疫苗也可引起关节炎。关节炎通常始于腮腺炎发病后 1 ～ 3 周，平均 10 日左右。常伴有低热，关节炎呈游走性，主要受累部位为膝、肩、肘、髋及手指关节。有时无腮腺炎症状也可出现关节炎。

【诊断依据】

有关节疼痛和肿胀，有或没有腮腺炎或腮腺疫苗接种史，排除其他原因关节炎及腮腺炎病毒抗体补体结合试验阳性者可诊断腮腺炎病毒性关节炎。

四、细小病毒性关节炎

人类细小病毒 B19（HPV B19）是一种单链 RNA 病毒，是目前已知唯一感染人类的细小病毒。该病毒引起的关节炎常表现为急性、一过性关节炎或关节痛，个别病例表现为慢性迁延性。女性多见，多为对称性小关节受累。儿童主要累及大关节，很少呈对称性。此外，多数患者伴有发热、全身不适、轻度上呼吸道及胃肠道病毒血症的表现，还可伴有皮疹、再生障碍性贫血危象、紫癜、肢端麻木刺痛等。

【诊断依据】

尚无统一的诊断标准，对于急性起病的多关节炎，若伴有发热、皮疹、肢端麻木、流感样症状等临床表现，尤其是儿童，应考虑到该病的可能。

若检出 B19 IgM 抗体和（或）B19 DNA，在除外其他关节炎的基础上，可考虑诊断该病。

五、虫媒病毒关节炎

目前，已发现250余种虫媒病毒，其中至少80种虫媒病毒可引起人类疾病。以蚊虫为媒介的甲型虫媒病毒，如基孔肯雅、Mayaro、Ross River、O'nyong-nyong、Sindbis病毒等，均可引起关节炎。其中基孔肯雅病毒关节炎的诊断依据如下：

【诊断依据】

1. 流行病学资料：生活在基孔肯雅热流行地区或12日内有疫区旅行史，发病前12日内有蚊虫叮咬史

2. 临床表现：急性起病，以发热为首发症状，病程2～5日，出现皮疹、多个关节剧烈疼痛

3. 实验室检查：急性特异性IgM抗体阳性；恢复期血清特异性IgG抗体滴度比急性期增高4倍以上；从患者标本中检出基孔肯雅病毒RNA，以及从患者标本中分离出基孔肯雅病毒

六、人类免疫缺陷病毒关节炎

为人类免疫缺陷病毒（HIV）引起的一种严重传染病。

【诊断依据】

符合HIV感染或艾滋病的诊断标准，临床出现关节肿痛，排除其他原因关节炎及血清在抗HIV抗体阳性者，可确立HIV关节炎的诊断。

七、登革热关节炎

登革热潜伏期2～15日，前驱症状不明显。

【诊断依据】

登革热流行季节中，凡是疫区或者有外地传入可能的港口与旅游地区的人群，发生高热、皮疹、骨及关节剧痛并排除其他疾病者，应考虑登革热关节炎。

有明显出血点、紫斑、鼻出血、便血等，束臂试验阳性、血液浓缩、血小板减少者应考虑登革出血热。

但首例或者首批患者确诊与新疫区的确定，必须结合血清学检查或病毒分离。

第七节 淋球菌性关节炎

淋球菌性关节炎是淋病奈瑟菌感染的一种常见的感染性关节炎，

由尿道、宫颈或咽部黏膜的淋病奈瑟菌感染，由血行播散引起的菌血症所致。0.1% ～ 0.5% 的淋病患者可合并此病。女性较男性多见。

【诊断依据】

1．年轻成年人，急性发病，发热伴典型的皮炎、腱鞘炎和关节炎三联症

2．非对称性多关节或单关节关节炎，关节滑液白细胞增多，革兰氏染色和（或）淋病奈瑟菌培养呈阳性

3．血液、泌尿生殖系或直肠标本行淋病奈瑟菌培养，阳性结果有助于确诊

4．经抗生素治疗有效

（李　茹）

第7章
结晶性关节炎

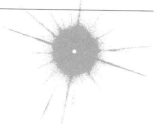

结晶性关节炎（crystal arthritis）由结晶（尿酸钠盐、焦磷酸钙和羟基磷灰石）所致的一组关节病变，亦是中老年人常见的一种关节炎。包括痛风性关节炎、焦磷酸钙沉积病、磷灰石沉积症及类固醇结晶关节炎。

第一节 痛 风

痛风（gout）是由于嘌呤合成代谢障碍、尿酸产生过多或因排泄减少而致血尿酸升高，尿酸盐结晶沉积在关节滑膜、滑囊、软骨及其他组织中引起组织损伤的一组疾病。其临床特点为高尿酸血症、反复发作的特征性急性关节炎（关节滑液的白细胞内可找到尿酸盐结晶）、痛风石沉积，痛风性慢性关节炎和关节畸形、常累及肾引起慢性间质性肾炎和尿酸性肾结石形成。

发病年龄多见于40岁以上的男性，女性患者可在绝经期后发病，发病率随年龄增加而增加，多在春、秋季发病，与高嘌呤饮食有关，有家族遗传倾向。

一、高尿酸血症的定义

高尿酸血症的定义是从正常人和痛风人群的流行病学研究及数学中或从尿酸盐理化性质标准中得以确定。目前高尿酸血症的定义有两种：统计学定义和理化定义。

统计学定义：血清尿酸浓度在人群中呈正态分布，超过 $\bar{x}+2s$ 定义为高尿酸血症。血尿酸正常值在不同人群、不同种族和不同时代都有很大差别。

物理化学定义是根据尿酸盐的饱和点制定的：在37℃，使试管中钠含量与间质液中相同时，尿酸钠溶解度极限是 64 mg/L（换算：1 mg/L=6 μmol/L），考虑血浆蛋白结合尿酸量，高尿酸血症的尿酸水平为 68 mg/L 或 70 mg/L。

此定义有一定的局限性，饱和点随温度和局部环境不同可能有改变，尿酸的溶解度随温度降低而降低。因此以物理化学角度界定高尿酸血症也未必准确。

高尿酸血症是血清中尿酸盐过度饱和的生理紊乱现象，是导致痛风发作的最主要的生化基础。据以往研究显示，仅有 5%～10% 的高尿酸血症患者患有痛风。而痛风是单钠尿酸盐（monosodium urate，MSU）沉积所引发炎症反应的一种疾病。无并发痛风的高尿酸血症称为无症状高尿酸血症。

正常血尿酸（serun uric acid，SUA）浓度：男性 150～350 μmol/L（3.5～7.0 mg/dl）；女性 100～300 μmol/L（2.5～6.0 mg/dl）。女性绝经期后血尿酸水平接近男性。

二、分期

【按自然病程分期】

1．无症状高尿酸血症

2．急性关节炎发作期

3．间歇期

4．慢性关节炎期

5．肾病变（表现为慢性肾病、尿酸性肾石病、急性肾衰竭三种形式）

【高尿酸血症和痛风的新临床分期】

1．高尿酸血症，无 MSU 沉积的证据

2．有 MSU 沉积（镜下或影像），但无痛风的临床症状

3．间歇性痛风（MSU 沉积，以往或现在有急性发作）

4．慢性痛风（进行性，需专科处理）

* MSUC 尿酸盐结晶

强调痛风为慢性晶体沉积后，无症状前治疗。

（引自：Dalbeth N. Stamp L. Hyperuricacmia and gout：time for a new system. Ann Rheum Dis，2014，73：1598.）

三、HUA 的诊断标准和分型

国际上将 HUA 的诊断定义为：正常嘌呤饮食状态下，非同日两次空腹 SUA 水平：男性＞ 420μmol/L，女性＞ 360μmol/L。

【分型诊断】

HUA 患者低嘌呤饮食 5 天后，留取 24h 尿检测尿酸水平。根据

SUA 水平和尿尿酸排泄情况分为以下三型：

1. 尿酸排泄不良型：尿酸排泄 < 0.48 mg $\cdot$ kg$^{-1} \cdot$ h^{-1}，尿酸清除率 < 6.2 ml/min

2. 尿酸生成过多型：尿酸排泄 > 0.51 mg $\cdot$ kg$^{-1} \cdot$ h^{-1}，尿酸清除率 $\geqslant 6.2$ ml/min

3. 混合型：尿酸排泄 > 0.51 mg $\cdot$ kg$^{-1} \cdot$ h^{-1}，尿酸清除率 < 6.2 ml/min

〔注：尿酸清除率（Cua）= 尿尿酸 × 每分钟尿量 /SUA〕

考虑到肾功能对尿酸排泄的影响，以肌酐清除率（Ccr）校正，根据 Cua/Ccr 比值对 HUA 分型如下：$> 10\%$ 为尿酸生成过多型，$< 5\%$ 为尿酸排泄不良型，$5\% \sim 10\%$ 为混合型。

临床研究结果显示，90% 的原发性 HUA 属于尿酸排泄不良型。

四、高尿酸血症

（一）诊断

【诊断依据】

1. 病史

（1）高尿酸血症是继发性还是原发性？肥胖与否、饮酒量多少、饮酒有无约束、是否用噻嗪类药物、有无肾病、有无髓性增生综合征及慢性溶血性贫血

（2）有无急性关节炎发作？有何特征、对秋水仙碱治疗的反应如何、有无痛风石

（3）有无肾结石

（4）有无高血压病或其他心血管病

（5）有无高尿酸血症、痛风、肾结石、肾病家族史

2. 物理检查

（1）身高、体重、血压

（2）有无多血质或贫血、淋巴结肿大、肝脾大

（3）心血管系统有无异常

3. 实验室检查

（1）血红蛋白和红细胞比积、白细胞总数及分类、血小板计数

（2）尿比重、蛋白、细胞计数、结晶检查（尿酸结晶在酸性尿沉渣中易见）

（3）血生化检查、糖、尿素氮、肌酐、钙、磷、白蛋白 / 球蛋白、ALT、LDH、胆固醇、三酰甘油（甘油三脂）、尿酸

（4）无药物及食物影响的尿酸清除率与肌酐清除率的比率，24

小时尿尿酸定量

（5）心电图

（6）X线检查：胸片（观察心脏大小），关节（特别是第一跖趾关节）改变

（7）B超：有无肾结石

（8）肾图：肾功能及肾结石

4．特殊检查

（1）结晶体检查：关节液分析，针吸及活组织检查，光镜或偏振光显微镜下晶体分析，或取结石进行紫外线分光光度计测定，或用尿酸氧化酶分解分析。

（2）是否由铅中毒引起？需进行 Ca‑EDTA 检测

【高尿酸血症的诊断标准】

正常血尿酸浓度：男性 150 ～ 350 μmol/L

女性 100 ～ 300 μmol/L

高尿酸血症：　　男＞ 420 μmol/L（7 mg/dl）

女＞ 357 μmol/L（6 mg/dl）

（正常嘌呤饮食状态下，非同日两次空腹血尿酸水平）

【高尿酸血症高危人群】

1．60 岁以上的老年人，无论男女及是否肥胖

2．肥胖的中年男性及绝经期后的女性

3．高血压、动脉硬化、冠心病、脑血管病患者

4．糖尿病，尤其是 2 型糖尿病患者

5．中年以上原因未明的关节炎，尤其以单关节发作为特征

6．肾结石，尤其是多发性肾结石及双侧肾结石患者

7．长期嗜食肉类，并有饮酒习惯的中、老年人

【高尿酸血症与痛风的分级】　见表 7-1。

表7–1　高尿酸血症与痛风分级

分级	持续时间	临床特征
无症状性高尿酸血症[*]	大于 10 ～ 15 年	无症状
急性痛风发作	1 ～ 2 周	急性单关节或少数关节关节炎突然发作（如足部痛风）
痛风发作间歇期	数周至数年不等	急性痛风发作期之间的无症状的间歇期
慢性痛风石性痛风	首次急性痛风发作后 10 年及以上	关节内和周围及软组织痛风结石形成

[*] 高尿酸血症是指血清尿酸盐水平男性＞ 420 μmol/L（7 mg/dl）；女＞ 357 μmol/L（6 mg/dl）

【高尿酸血症鉴别程序】

见图 7-1。

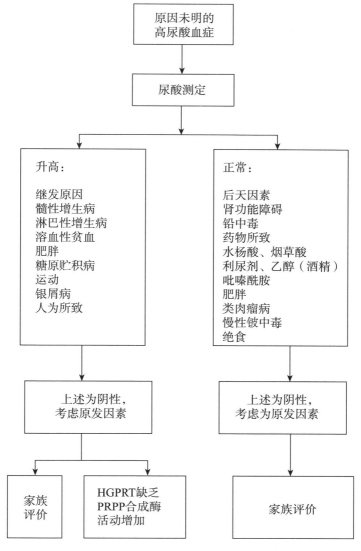

图 7-1 高尿酸血症鉴别程序

【高尿酸血症诊治流程】

见图 7-2、7-3、7-4。

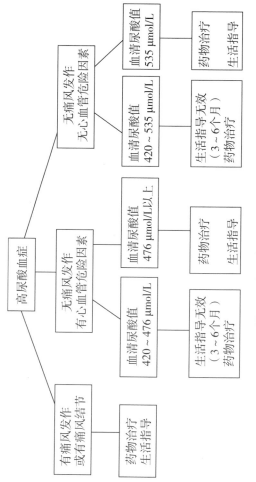

图 7-2 高尿酸血症中国专家共识

危险因素包括：高血压、糖耐量异常或糖尿病、高脂血症、代谢综合征

心血管疾病包括：冠心病、脑卒中、心力衰竭、肾功能异常

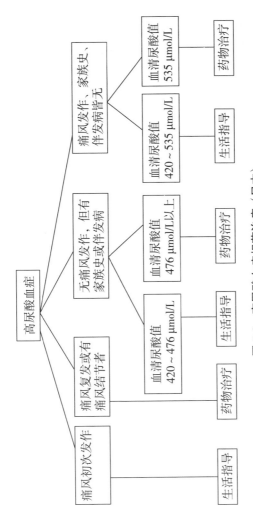

图 7-3 高尿酸血症规范治疗（日本）

国际上第一次提出应视有无合并症进行分层降尿酸治疗，如肾功能障碍、尿路结石、高血压、高血脂、缺血性心脏病、糖尿病。

[引自：Nippon RinSho, 2008 Apr, 66（4）：643-646.]

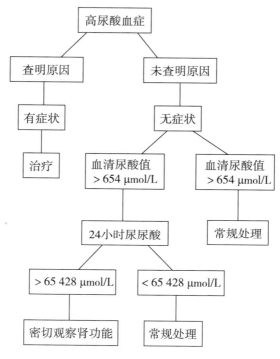

图 7-4　无症状高尿酸血症诊治流程

五、急性痛风性关节炎

（一）诊断

【诊断依据】

1．中、老年男性肥胖者

2．突然发作的跖趾、跗跖、踝等单关节的红、肿、剧痛，反复发作

3．疼痛可自行缓解，间歇期可无症状

4．高尿酸血症，对秋水仙碱治疗有特效

5．滑液或滑膜活检见尿酸盐结晶

【诊断标准之一】　1963 年罗马标准

1．血清尿酸盐浓度：男性 ≥ 420 μmol/L（7 mg/dl），女性 ≥ 357 μmol/L（6 mg/dl）

2．痛性关节肿胀，伴突然发生

3．滑液中出现尿酸盐结晶

4．痛风石出现

注：满足 4 条中的 2 条即可诊断，此诊断采用高尿酸血症的流行病学定义，忽略了尿酸的理化性质，也可能忽略滑液中单钠尿酸盐（monosodium urate，MSU），缺少更全面的临床参数。

【诊断标准之二】 纽约痛风诊断标准（1968）

滑液或组织中尿酸盐结晶的化学或显微镜证据，或下述标准的 2 个或 2 个以上表现：

1．2 次痛性关节肿伴突然发作，基本 12 周缓解的发作

2．单个如发作累及大趾

3．对秋水仙碱反应，伴 48 小时内炎症极大减轻

4．出现痛风石

注：临床中获取 MSU 晶体并不容易，放弃了高尿酸血症和放射学异常。

【诊断标准之三】

1．急性关节炎发作一次以上，在 1 天内到发作高峰

2．急性关节炎局限于个别关节，整个关节呈暗红色，第一踇趾关节肿痛

3．单侧跗骨关节炎急性发作

4．有痛风石

5．高尿酸血症

6．非对称性关节肿痛

7．发作可自行停止

凡具备上述条件中 3 条以上，并可除外继发性痛风者即可确诊。

【诊断标准之四】 1975 年 ACR 诊断与治疗标准分会

1．一次以上的急性关节炎发作

2．炎症反应在 1 天内达高峰

3．单关节炎发作

4．患病关节皮肤暗红色

5．第一跖趾关节疼痛或肿胀

6．单侧发作累及第一跖趾关节

7．单侧发作累及跗骨关节

8．有可疑痛风石

9．高尿酸血症

10．X 线显示关节非对称性肿胀

11．X 线显示骨皮质下囊肿不伴骨质侵蚀

12．关节炎发作期间关节液中尿酸盐微结晶

13．发作时关节液微生物培养阴性

注：符合 13 项中的 6 项或 6 项以上可诊断。敏感性 87.6%，特异性 94.9%。

（此为 1975 年 ACR 经 38 个医疗中心的风湿病学专家调查统计分析产生的痛风标准。）

【诊断标准之五】　1977 年美国风湿病学会（ARA）急性痛风性关节炎的诊断标准（表 7-2）

表7-2　1977年ARA急性痛风性关节炎的诊断标准

1．滑囊液中查见特异性尿酸结晶，或

2．痛风石经化学方法或偏振光显微镜检，证实含尿酸钠结晶，或

3．具备下列 12 项中的（临床、实验室和 X 线征象）6 项者：

（1）一次以上的急性关节炎发作

（2）炎症反应在一天内达高峰

（3）单关节炎发作

（4）患病关节皮肤暗红色

（5）第一跖趾关节疼痛或肿胀

（6）单侧发作累及第一跖趾关节

（7）单侧发作累及跗骨关节

（8）有可疑痛风石

（9）高尿酸血症

（10）X 线显示关节非对称性肿胀

（11）X 线显示骨皮质下囊肿不伴骨质侵蚀

（12）关节炎发作期间关节液微生物培养阴性

注：具备临床、实验室和 X 线征象 12 项中的 6 项者可诊断

（引自：Wallace SL，Robinson H，Masi AT，et al.Preliminary criteria for the classification of primary gout.Arthritis Rheum，1997，20：895-900.）

【诊断标准之六】　1981 年 ACR

1．关节液白细胞内有特征性尿酸盐结晶

2．痛风结节针吸或活检有尿酸盐结晶者（用化学方法或偏振光显微镜证实）

3．具备以下 12 项中 6 项以上即可确诊（有 98% 的准确性）：

①一次以上急性关节炎发作；②炎症在 1 日之内达到高峰；③单关节炎发作；④关节充血肿胀（关节发红）；⑤第一跖趾关节疼痛或肿胀；⑥单侧第一跖趾关节肿痛发作；⑦累及单侧跗骨关节；⑧可疑痛风石；⑨血清尿酸水平升高；⑩不对称的一个关节肿痛；

⑪X线显示骨皮质下囊性变不伴骨浸润；⑫ 关节炎症状发作期间，关节液细菌培养阴性。

4．无上述3项，具有以下3项者亦可确诊：

①典型单关节炎，随之有一个无症状的间歇期；②给予秋水仙碱治疗后，滑膜炎可迅速缓解，有特殊治疗效果；③高尿酸血症。

具备以上第1或第2项，或2项均具备者即可确诊为急性痛风性关节炎（第1、2项为确诊标准）；

如患者不具备第1、2项时，依据临床特征的第3、2项辅助条件亦可确诊。

【诊断标准之七】 1985年HOLMES诊断标准

符合下列一条即可：

1．滑囊液白细胞有吞噬尿酸盐结晶的征象

2．关节腔积液或结节活检有大量尿酸盐结晶

3．反复发作的急性关节炎和无症状间歇期、高尿酸血症及对秋水仙碱治疗有特效者

注：除外继发性痛风，具1项即可诊断。第1、2条为诊断的"金标准"，但不实用，第3条最常用，但易误漏诊。

【诊断标准之八】 1997年ACR痛风性骨关节炎诊断标准

1．急性关节炎发作一次以上，在1天内即达到发作高峰

2．急性关节炎局限于个别关节

3．整个关节呈暗红色

4．第一跖趾关节肿痛

5．单侧趾关节炎急性发作

6．有痛风石

7．高尿酸血症

8．非对称性关节肿

9．发作可自行终止

凡具备该标准3条或3条以上，并可除外继发性痛风者，即可确诊。

【诊断标准之九】 2007 年 EULAR 对痛风诊断的推荐（表 7-3）

表7-3　2007年EULAR关于痛风诊断的推荐意见

序号	推荐内容	推荐级别	
		VAS100 (95%CI)	A+B 所占 比例（%）
1	急性发作时，出现严重疼痛、肿胀、触痛，在 6～12h 内迅速进展达高峰，尤其是出现红斑，这些增高度提示有晶体炎症存在，但对痛风诊断不特异	88(80～96)	93
2	对于有典型痛风表现的患者，如痛风复发同时出现高尿酸血症，单一的临床诊断可能是相当精确的，但若未检出尿酸盐晶体则不能确诊	95(91～98)	100
3	在滑液中检出尿酸单钠（MSU）晶体或结节抽吸物呈现阳性，则可确诊为痛风	96(93～100)	100
4	建议对未确诊的炎性关节的所有滑液样本进行常规的 MSU 晶体检测	90(83～97)	87
5	在痛风间歇期，在无症状的关节检测出 MSU 晶体可确诊痛风	84(78～91)	93
6	痛风和败血症可同时存在；若疑有败血症关节炎时，即使检出 MSU 晶体，也应进行革兰氏染色和滑液培养	93(87～99)	93
7	血清尿酸是痛风最重要的危险因素，但血清尿酸水平不能确诊痛风或排除痛风的诊断正如许多有高尿酸血症的人并未发展成为痛风，在急性发作期血清尿酸水平可能正常	95(92～99)	93
8	对部分痛风患者应检测其肾尿酸排泄物，尤其是有早发痛风家族史的患者（发病年龄＜25岁）或有肾结石的患者	72(62～81)	60
9	虽然影像学检查有助于鉴别诊断和显示慢性痛风的典型特征，但对早期和急性期痛风的确诊无益	86(79～94)	93
10	应评估痛风的危险因素和相关的并存病，包括代谢综合征的一些特征（肥胖、高血糖症、高脂血症和高血压）	93(88～98)	100

（Zhang W，et al. Ann Rheum Dis，2006，65：1301.

来自 ESCISIT 的报告，Zhang W. Ann Rheum Dis. 2007，6.）

（医学参考报. 风湿免疫频道，2007.9.19.A）

【诊断标准之十】 2010 年 ACR 及 EULAR 慢性痛风的诊断建议

1. 临床指标：现病史或既往史

①多关节炎发作；②单个或少关节炎发作；③疼痛及肿胀迅速发生；④足痛风；⑤红斑；⑥单侧睑板炎；⑦痛风石

2 实验室指标：高尿酸血症

满足 4 个或 4 个以上者即可诊断。

（医学参考报. 风湿免疫频道，2010.11.11.A8）

【诊断建议】 2011 年 EULAR 诊断建议（见表 7-4）

表7-4 **2011年EULAR诊断建议**

建议	VAS (95%CI)	A+B 所占比例（%）
1. 下肢急性单关节发作，快速进展的剧痛、肿胀和压痛，并在 6～12 小时达高峰，尤其是伴有皮肤表面发红，虽对痛风诊断无特异性，但高度提示晶体性炎症（1B）	93（91～94）	96
2. 虽然只有关节液或痛风石中证实存在尿酸盐晶体才能够诊断痛风，但当患者出现痛风的典型症状时，单凭临床诊断是合理准确的（1B）	90（89～91）	90
3. 尽管血尿酸是痛风最重要的危险因素，但血尿酸水平不能确诊或排除痛风，因为多数高尿酸血症者并不发展为痛风，而在痛风急性发作期血尿酸水平可以正常（2C）	80（79～81）	47
4. 一旦从未确诊的炎性关节中获得关节液标本时，推荐常规进行尿酸钠晶体检查（2D）	82（81～82）	53
5. 当痛风的诊断有疑问时，间歇期在无症状关节内发现尿酸钠晶体可以确诊（2D）	85（84～86）	65
6. 痛风和感染可以共存，因此当怀疑感染性关节炎时，即使发现尿酸钠晶体，仍需做关节液革兰氏染色和细菌培养（1D）	92（91～93）	95
7. 评估肾的尿酸排泄对于痛风患者几乎没有必要。然后，对青年起病痛风（年龄＜25岁）或有青年起病痛风家族史的患者应该予以考虑（2D）	87（76～88）	80
8. 痛风患者肾结石的发生率高，以及已经发生肾结石者均需行结石相关检查（新）（2D）	88（87～89）	80

表7-4 **2011年EULAR诊断建议（续表）**

建议	VAS（95%CI）	A+B 所占比例（%）
9. 放射线可能有助于鉴别诊断和显示痛风的典型特征。但无助于早期或急性期痛风的诊断，因此只建议用于怀疑有骨折的患者（2D）	91（90～92）	89
10. 应对痛风的危险因素进行评估，包括代谢综合征（肥胖、高血糖、高血脂和高血压）、慢性肾病、药物、家族史和生活方式。仅慢性肾病、利尿剂为（1B），其他结果均为（2B）	97（96～98）	100

注：VAS（视觉模拟尺）从 60 分（不推荐）到 100 分（强烈推荐）。分数越接近 100 分表示越值得推荐。A：极度推荐；B：强烈推荐；C：中等推荐；D：弱推荐；E：不推荐

【分类标准之十一】 2014 年 ACR 推荐（见表7-5）

表7-5 **2014年ACR推荐的分类标准**

标准	分类	得分
损害的类型	踝 / 足中部	1
	MTP1	2
既往发作的特征	1	1
	2	2
	3	3
既往发作的时间周期	一次典型发作	1
	反复发作	2
痛风石	存在	4
血清尿酸	6～8mg/dl	2
	8～10mg/dl	3
	≥10mg/dl	4

评分≥ 8 分

注：① MIPI 第一跖趾关节；②泌尿系结石可发生于痛风任何病程中；③老年人或绝经期妇女痛风性关节炎症状不典型并较轻；④诊断不明确时可试用秋水仙碱

（引自：宋慧，颜淑敏. 痛风诊断与鉴别诊断. //伍沪生. 痛风与晶体性关节病. 北京：人民卫生出版社，2014：125.）

【痛风诊断流程图】

见图 7-5。

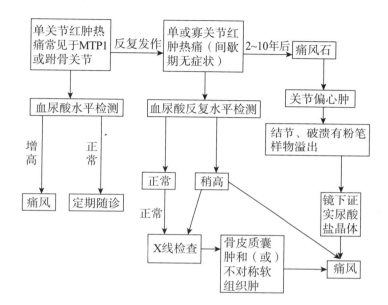

图 7-5　痛风诊断流程图

① MTP1：第一跖趾关节；②泌尿系统结石可发生于痛风任何病期中；③老年人或绝经期妇女痛风性关节炎症状不典型关较轻；④诊断不明确时可试用秋水仙碱（引自：宋慧，颜淑敏．痛风诊断与鉴别诊断 // 伍沪生．痛风与晶体性关节病．北京：人民卫生出版社，2014：125.）

（二）痛风性关节炎关节肿胀、疼痛评分

【关节疼痛评分】　六点行为评分法（BRS 6）

0分：无疼痛

1分：有疼痛但易被忽视

2分：有疼痛，无法忽视，不干扰正常生活

3分：有疼痛，无法忽视，部分影响正常生活

4分：有疼痛，无法忽视，所有日常生活都受影响，但能完成基本生理需要，如进食、睡眠、排便等

5分：存在剧烈疼痛，无法忽视，不能完成基本生理要求

【关节肿胀评分】

0分：正常皮肤纹理，骨突无改变，关节腔无积液

1分：皮肤纹理变浅，附近骨突清晰可见，少量关节腔积液

2分：皮肤纹理基本消失，肿胀与骨突相平，骨突标志不明显，关节腔积液中等量

3分：皮肤纹理完全消失，肿胀高出骨突，骨突标志消失，关节腔积液多量，影响关节功能

（三）慢性痛风性关节炎关节表现

【关节畸形分期】 受累关节病变程度分为轻，中，重三度

轻度：轻微的关节局部肿胀，骨性标志清晰，关节畸形不明显，局部关节的功能不受影响；

中度：关节明显肿胀，骨性标志模糊，关节出现畸形，受累关节的活动范围受限，不能像正常人一样从事各种运动；

重度：出现下列情况，可考虑局部关节病变程度为重度；

1. 多个关节出现畸形，受累关节的活动范围明显受限，关节僵硬，受累关节功能受限

2. 单个关节明显畸形，关节明显肿胀同时伴关节表面皮肤破溃、感染，受累关节功能明显受限

【影像学分期（骨破坏）】

轻度：CT 或 X 线表现为虫噬样骨质缺损；

中度：CT 或 X 线表现为斧凿样骨质破坏；临床表现有关节局部持续性肿胀、疼痛；

重度：CT 或 X 线表现为明显的骨质破坏和骨折，临床表现有关节畸形，关节功能明显受损。

（四）痛风性关节炎的不典型表现

1. 儿童、青少年患者首发症状常为尿酸性肾病和尿酸性肾结石，继有关节炎，且症状较重，发作频繁，病情进展迅速并累及多个关节

2. 多关节炎型，多见于绝经后妇女，特别是合并高血压或肾疾患，而长期使用利尿剂的患者

3. 少部分患者首次发作症状较轻，经 1～2 天症状即消失，随着病情的进展，关节炎发作越来越频繁，症状也越来越不典型

4. 老年痛风性关节炎：受累关节较多，可影响到上肢关节，有1/4 的女性患者以双手关节受累起病。急性发作少，常呈慢性发作，无明显间歇期；多有高血压或充血性心力衰竭而长期服用利尿剂、小剂量阿司匹林，肾功能不全或饮酒等诱发因素。痛风石出现频率较高

六、间歇期痛风

【诊断依据】

1．一次以上急性典型发作，之后有些症状完全缓解

2．痛风家族史

3．尿结石、尿酸盐沉积

4．滑膜活检 针刺取组织，用无水乙醇固定，找尿酸盐结晶；如间歇期痛风患者有细胞外尿酸结晶存在，对诊断有重要价值

七、慢性结节肿性痛风

【诊断依据】

1．痛风结节 中年男性、反复发作并有间歇期单关节炎，体表可检查到痛风结节时即可确诊。疑诊者可用 20 号针穿刺结节，发现尿酸盐结晶可确诊

2．血清尿酸水平持续升高

3．其他病史、家族史、尿酸盐结石、急性关节炎发作后的间歇期。痛风结节肿

4．X 线检查 关节旁软组织呈偏心肿胀，关节边缘骨破坏呈穿凿状，破坏周围多为硬化边。晚期关节脱位及软组织内痛风石改变

八、慢性高尿酸血症肾病

1．诊断依据

【诊断依据之一】

（1）中年、男性肾病患者

（2）关节病变

（3）尿石症、酸性尿、尿石成分为尿酸盐

（4）血尿酸升高

【诊断依据之二】

（1）高尿酸血症

（2）具有下列肾损害表现之一：血尿或蛋白尿、肾功能减退、泌尿系结石

（3）除外其他导致肾损害的因素

2．痛风性肾病的形式

（1）急性高尿酸血症肾病

（2）慢性高尿酸血症肾病

（3）尿酸性肾结石

九、难治性痛风

1．急性痛风反复发作数年后

2．慢性、多发性、破坏性关节炎伴痛风石形成和（或）尿酸性肾结石

3．常规剂量降尿酸药不能使尿酸降至 < 357 μmol/L（6 mg/dl）

十、影响预后的因素

1．病程长、血尿酸长期维持在较高水平，降尿酸药物疗效不佳

2．发病年龄较轻

3．有阳性家族史

4．未进行饮食控制

5．伴发肾病，如多发性双肾结石和肾功能减退等

6．急性发作期未能及时控制症状，发作次数频繁，1 年内超过5 次以上

7．较早出现痛风结节且数量较多及体积较大者

十一、代谢综合征（metabolic syndrome，MS）

高尿酸血症是动脉粥样硬化、心脑血管病预后的不良的预警因素。可伴发相关疾病：中心性肥胖（27% ~ 52%）、高三酰甘油（甘油三脂）血症（25% ~ 47%）、糖尿病（10% ~ 26%），高血压病（10% ~ 26%）；肾是高尿酸血症引起内脏受损唯一肯定的脏器。

【代谢综合征诊断标准之一】 1999 年 WHO

1．糖耐量减低或空腹血糖异常或糖尿病

2．胰岛素抵抗

3．同时具备下列 2 项及以上：

（1）高血压 ≥ 140/90 mmHg

（2）高三酰甘油（甘油三脂）≥ 1.7 mmol/L（150 mg/dl）

（3）低 HDL-C：男性：< 0.9 mmol/L（35 mg/dl）

女性：< 1.0 mmol/L（39 mg/dl）

（4）中心性肥胖：腰 / 臀围比：男性 > 0.9，；女性 > 0.85 和（或）BMI > 30 kg/m²

（5）微量白蛋白尿：尿白蛋白排泄率 ≥ 20 μg/min 或白蛋白 / 肌酐 ≥ 30 mg/g

【代谢综合征诊断标准之二】 2004 年中华医学会糖尿病学分会

1. 超重和（或）肥胖（体重指数 $\geq 25\ kg/m^2$）

2. 高血糖 空腹血糖（FPG）$\geq 6.1\ mmol/L$（110 mg/dl）和（或）餐后 2 小时血糖 $\geq 7.8\ mmol/L$（140 mg/dl），和（或）已确诊糖尿病并已接受治疗者

3. 高血压 收缩压 / 舒张压 $\geq 140/90\ mmHg$，和（或）已确诊高血压并已接受治疗者

4. 血脂紊乱 空腹血三酰甘油 $\geq 1.7\ mmol/L$（150 mg/dl），和（或）空腹血 HDL-C $< 0.9\ mmol/L$（35 mg/dl）（男），$< 1.0\ mmol/L$（39 mg/dl）（女）

具备以上 4 项组成成分中的 3 项或全部者可确诊为代谢综合征。

【代谢综合征诊断标准之三】 2005 年国际糖尿病联盟

1. 中心性肥胖欧洲男性的腰围 $\geq 94\ cm$，女性腰围 $\geq 80\ cm$；华人及南亚人为：男性 $\geq 90\ cm$，女性 $\geq 80\ cm$，其他不同种族有各自的腰围参考值

2. 同时合并以下 4 项指标中的任何 2 项：

（1）三酰甘油水平升高 $> 1.7\ mmol/L$，或已接受相应治疗

（2）HDL-C 水平降低，男性 $< 0.9 mmol/L$，女性 $< 1.3\ mmol/ L$，或已接受相应治疗

（3）血压升高：收缩压 $\geq 130\ mm\ Hg$，或舒张压 $\geq 85\ mm\ Hg$，或此前已接受相应治疗，或此前已诊断高血压

（4）空腹血糖升高 $\geq 5.6\ mmol/L$，或已接受相应治疗，或此前已诊断 2 型糖尿病，如果空腹血糖 $\geq 5.6\ mmol/L$，则强烈推荐口服葡萄糖耐量实验（OGTT）。但 OGTT 检测结果阳性，对诊断 MS 并非必要

【代谢综合征诊断标准之四】 2007 年中国成人血脂异常防治指南

腹型肥胖：腰围男性 $> 90\ cm$（男性 > 0.9）

女性 $> 85\ cm$（女性 > 0.85）

血脂： TG $\geq 1.70\ mmol/L$（150 mg/dl）

HDL-C $< 1.0\ 4\ mmol/L$（40 mg/dl）

血压： 血压 $\geq 130/85\ mmHg$

血糖： 空腹血糖 $\geq 6.1\ mmol/L$（110 mg/dl），或

糖负荷后 2 小时血糖 $\geq 7.8\ mmol/L$（140 mg/dl），或

有糖尿病史

具备以上 3 项或 3 项以上即可诊断。

十二、药物——别嘌呤醇

【别嘌呤醇过敏综合征】

1．多发生在有肾功能不全、服用剂量在 200 ～ 400 mg/d 的患者

2．临床表现：发热、嗜酸性粒细胞增多、皮疹、肝功能异常、肾功能不全及血管炎

3．有明显的剂量依赖性

4．少见，一旦出现可致死亡，病死率高达 20%

【别嘌呤醇过敏综合征的诊断标准】

1．明确的用药史

2．临床症状：至少满足下列 2 条中的 1 条

（1）至少满足下列标准中的 2 项。

①肝功能恶化

②急性肝细胞受损

③皮疹：包括中毒性表皮坏死、多形红斑或弥散型斑丘性或剥脱性皮炎

（2）上述项目中的 1 项加上下列项目中至少 1 项：

①发热

②嗜酸性粒细胞增多

③白细胞增多

3．无其他可引起类似临床症状药物的服药史

十三、2007 年 EULAR 关于痛风治疗共识

1．最佳疗法为药物和非药物治疗的联合

2．患者教育和改变生活方式（如饮食、乙醇的摄入）

3．重视并存病和发病相关的危险因素（如高脂血症、高血压、高血糖症）

4．一线药物为秋水仙碱和（或）NSAIDs，是最易接受的选择

5．秋水仙碱可引起不良反应，可使用小剂量（0.5 mg，每日 3 次）

6．关节穿刺和注射长效类固醇的疗法对痛风急性发作安全而有效

7．对复发关节痛风石或有影像学改变的患者使用降尿酸药物

8．降尿酸治疗的目标为控制血尿酸水平在其饱和点以下（≤ 360 μmol/L）

9．别嘌呤醇起始剂量宜低（如 100 mg/d），可每 2 ～ 4 周增加 100 mg

10．苯溴马隆可用于有轻到中度肾功能不全的痛风患者

11．有些药物可预防痛风急性发作，如秋水仙碱（0.5 ～ 1 mg/d）和（或）NSAIDs

12．痛风发作时尽可能终止利尿剂的使用，对高血压、高脂血症患者，应分别考虑使用氯沙坦和非诺贝特

第二节 焦磷酸钙沉积病

焦磷酸钙（calcium pyrophosphate dihydrate，CPPD）沉积病，是一种由焦磷酸钙结晶沉积于关节软骨及其周围组织，引起以关节炎为主要表现的疾病。临床表现酷似痛风，又称假性痛风（pseudogout）或软骨钙化症（chondrocalcinosis）。多见于 50 岁以上的老年人，男性较女性多，发病率随年龄增加而增加。

根据 X 线有软骨钙化征象和组织或关节液中找到 CPPD 结晶即可确立诊断。

一、临床分型

1．按临床表现分为 6 个亚型：

A 型：假性痛风型

B 型：假性类风湿关节炎型

C 型：假性骨关节炎型伴有反复急性发作

D 型：假性骨关节炎型不伴急性发作

E 型：无症状型

F 型：假性神经病变性关节炎型

2．亦有建议分为 3 个类型：

（1）急性滑膜炎型：（即 A 型：假性痛风型）

（2）慢性关节炎型：

包括：B 型（即假性类风湿关节炎型）；C 型和 D 型（即假性骨关节炎型，伴有或不伴反复急性发作）；E 型（即无症状型）；F 型（即假性神经病变性关节炎）

（3）特殊类型 CPPD 沉积病：脊柱病变；肌腱炎和腱鞘炎；滑囊炎；结节性 CPPD 沉积

二、诊断

【诊断依据】

1．在关节滑液或关节软骨、滑膜、肌腱、滑囊等组织中发现

CPPD 晶体存在的直接证据

 2．影像学的软骨钙化症表现

 3．临床上常发生于大关节的较特异的急、慢性关节炎

【诊断标准】 CPPD 沉积病的诊断标准（表7-6）

表7-6　CPPD沉积病的诊断标准

Ⅰ：通过 X 线衍射法、红外线光谱或化学分析，在关节滑液或活检组织中明确鉴定出 CPPD 晶体；

Ⅱa：在相差偏振光显微镜下显示样本中弱正性双折光或无折光的单斜晶或三斜晶晶体；

Ⅱb：X 线显示典型的纤维软骨或透明软骨钙化；

Ⅲa：急性关节炎发作，尤其是膝关节或其他大关节受累；

Ⅲb：慢性关节炎，可有或无急性发作，尤其是膝、髋、腕、肘、肩或掌指关节受累。

注：明确诊断：标准Ⅰ或Ⅱa+Ⅱb；可能诊断：标准Ⅱa或Ⅱb；可能存在：标准Ⅲa或Ⅲb

（引自：McCarty DJ．Crystals and arthritis.Dis month 6：255，1994.//Kelley's Textbook of Rheumatology，2011.）

【诊断推荐意见】 2011 年 EULAR 诊断推荐意见（表7-7）

表7-7　2011年EULAR诊断推荐意见

推荐意见	证据等级
1．CPPD 通常无症状，但其临床表现多样，最常见为 OA 合并 CPPD、急性焦磷酸钙晶体性关节炎和慢性晶体性关节炎	Ⅱb
2．急起的严重关节疼痛、肿胀和压痛迅速进展并于 6 ～ 24 小时达到高峰（尤其是合并上覆红斑时）并非急性焦磷酸钙晶体性关节炎的特异性表现，但高度提示为急性晶体性炎症	Ⅳ
3．> 65 岁且膝、腕、肩关节表现为晶体性炎症特征者，提示为急性焦磷酸钙晶体性关节炎的可能性大。若 X 线检查表现为软骨钙化症（CC）和高龄者，则提示为该病的可能性更大。但确诊须发现晶体的存在	Ⅱb
4．合并 CPPD 的 OA 患者易累及膝关节，表现为慢性症状和（或）晶体性炎症急性发作。与未合并 CPPD 的 OA 患者相比，合并 CPPD 的 OA 患者可能出现更多的炎症症状和体征，且多为非典型部位关节受损（如桡腕或腕骨间关节、盂肱关节、后足或足中段关节），X 线检查可见明显的囊肿和骨赘形成	Ⅰb/Ⅱb

表7-7 **2011年EULAR诊断推荐意见**（续表）

推荐意见	证据等级
5. 慢性焦磷酸钙晶体性关节炎可表现为慢性单关节炎或多关节炎的症状和体征，或偶尔伴C反应蛋白（CRP）和红细胞沉降率增快；若出现伴晶体性炎症特征的关节炎反复发作则支持该诊断。在鉴别诊断老年患者是否存在类风湿关节炎和其他慢性炎症性关节病时，应考虑到该病。X线检查有助于诊断，但确诊须发现晶体的存在	Ⅱb
6. 若在滑液（或偶尔在活检组织）中证实存在CPPD晶体，可确诊CPPD	Ⅰb
7. 对于从未确诊的炎性关节（尤其是老年患者的膝或腕关节）中所获得的滑液标本，建议常规查找CPPD（和尿酸盐）晶体	Ⅳ
8. X线检查发现CC支持CPPD的诊断，但未查出CC亦不能排除CPPD的存在	Ⅱb
9. 超声检查有助于诊断外周关节CPPD，其典型表现为透明软骨中细的高回声带或者纤维软骨中高回声闪光点。超声检查的敏感性和特异性俱佳，且可能优于传统X线检查	Ⅱb
10. 急性焦磷酸钙晶体性关节炎和脓毒症可能会共存，因此当怀疑感染时，即使证实存在CPPD晶体和（或）CC，亦应进行微生物学检查	Ⅲ
11. 对于CPPD患者，须评估包括OA、既往关节损伤、易感性代谢疾病（如血色病、原发性甲状旁腺功能亢进症和低镁血症）和罕见的家族性倾向等危险因素和合并其他疾病。对于年龄（＜55岁）的多关节CC患者，尤应考虑其是否具代谢性或家族性倾向	Ⅰb/Ⅱb

【**慢性关节炎的特点**】（不同于其他骨关节炎）

1．不常见部位：如腕、掌指、肘、肩关节

2．X线表现：如桡腕或髌骨关节腔狭窄，尤其是孤立性（髌骨"包裹"股骨）

3．软骨下囊肿形成

4．严重变性：进行性，伴软骨下骨萎缩和骨碎片，关节内有放射密度体形成

5．骨赘形成：变化不定或不恒定

6．肌腱钙化，尤其是跟腱、三头肌腱、闭孔肌腱

本病需与痛风、类风湿关节炎、骨关节炎、Charcot关节、感染性关节炎和强直性脊柱炎进行鉴别。辅助检查是鉴别的关键。

焦磷酸钙沉积病诊疗流程图见图7-6。

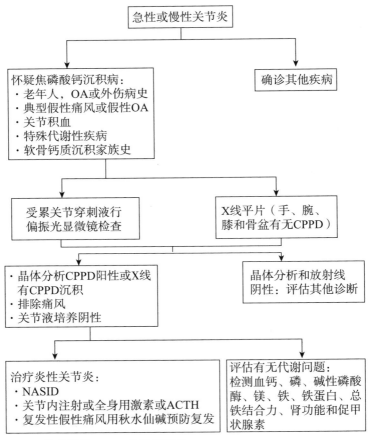

CPPD=焦磷酸钙；OA=骨性关节炎

图 7-6　焦磷酸钙沉积病诊疗流程图

第三节　碱性磷酸钙晶体沉积病

　　碱性磷酸钙（basic calcium phosphate，BCP）晶体沉积病是数种不同的含钙晶体的混合物（羟基磷灰石、磷酸八钙、磷酸三钙等）沉积在关节周围、肌腱、滑囊、皮下组织或关节内引起的疾病。其中羟基磷灰石（HA）是主要的成分，羟基磷灰石分子中羟基常被碳酸根所取代，以碳酸钙的形式存在，依据 BCP 晶体沉积在不同部位，碱性磷酸钙晶体沉积病（basic calcium phosphate crystal deposition disease，简称 BCP 晶体沉积病），可分为钙化性关节周围炎和关节内 BCP 晶体沉积病两类。

一、诊断

【碱性磷酸钙晶体沉积病的诊断】

目前国际上尚无 BCP 晶体沉积病确定的诊断标准，主要依靠较为特异的病史和临床表现，影像学检查、滑液和组织中 BCP 结晶的明确鉴定。

二、临床

钙化性关节周围炎最常累及肩部，典型表现是急性单关节周围炎的发作性肿痛、功能受限，仅少数可有反复发作。创伤史或关节过度使用是发病的诱因。关节内 BCP 晶体沉积病以膝、肩关节受累为主的单关节的一过性急性滑膜炎，常与关节退行性变并存。Milwaukee 肩 / 膝综合征多见于老年女性，表现为膝、肩等部位的大关节的破坏改变。

三、影像学检查

对诊断有重要的价值。

钙化性关节周围炎：在关节周围出现钙化物质，急性期可消失，急性发作后再现。

Milwaukee 肩 / 膝综合征：有关节的侵蚀破坏。但影像学检查不易发现关节内 BCP 沉积。

滑液和组织中 HA 等 BCP 晶体常需应用一种或多种常规实验室以外的特异性技术检测，发现和鉴定十分困难。

四、碱性磷酸钙（BCP）晶体沉积病的分类建议

见表 7-8。

表 7-8 　BCP 晶体沉积病的分类法（Gryula poor 和 MIla Mituszova 建议）

Ⅰ 部位

● 关节周围碱性磷酸钙晶体沉积

无症状性关节周围晶体沉积或急性钙化性关节周围炎（肌腱炎，滑囊炎，附着点病）

● 关节内碱性磷酸钙晶体沉积病

急性羟磷灰石性关节炎或羟磷灰石相关破坏性关节炎，包括 Mi/waukee 肩 / 膝综合征

Ⅱ +15 碱性磷酸钙晶体沉积相关因素

● 遗传性

不同国家（美国、英国、法国、西班牙、意大利、阿根廷等）报道的家族性滑囊炎、肌腱炎、关节炎或破坏性关节病

X 性连锁低磷血症性附着点病

骨骺发育不良

纤维发育不良进行性骨化

● 继发性

慢性肾衰竭长期透析治疗

结缔组织病（硬皮病、皮肌炎、多发性肌炎、系统性红狼疮）

原发性甲状旁腺功能亢进、高维生素 D 或结节病所致的高钙血症

神经系统疾病（偏瘫、截肢、昏迷等）相关的异质性钙化

关节腔内注射糖皮质激素

● 散发性（特发性）

单灶性（包括羟磷灰石性假性痛风）或多灶性沉积

（引自：伍沪生，李宏超. 碱性磷酸钙晶体沉积病. // 伍沪生. 痛风与晶体性关节病. 北京：人民卫生出版社，2014，202-214.）

（张学武）

第8章
软组织风湿病

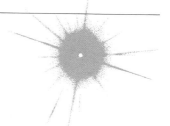

软组织风湿病（soft tissue rheumatism，STR）也称非关节风湿病，此类疾病多无关节炎或骨损伤，病变部位在关节周围组织，包括肌腱、腱鞘、韧带、滑囊、关节囊、肌肉、筋膜等，临床表现有反复发作疼痛，功能障碍。症状持续数周至数月，多可自行缓解。急性期仅需局部和（或）对症处理，无需完全休息。

一、分类

1. 全身型 STR　纤维肌痛综合征，慢性疲劳综合征，慢性周身性疼痛，精神性风湿病。

2. 局限性 STR　按发病部位可分为：头颈部、上肢、前胸壁、腰、下肢。按解剖结构及病变性质可分为：

（1）肌腱及腱鞘的断裂、退化、肌腱炎、肌腱周围炎、腱鞘炎、腱鞘囊肿；

（2）肌腱骨外膜连接处的附着点炎，骨突炎；

（3）急性或慢性滑囊炎；

（4）筋膜炎：如 Dupuytren 挛缩；

（5）韧带劳损、撕裂、扭伤；

（6）窘迫性外周神经病，如腕管综合征等。

局限性 STR 患病率 3.4%～7.4%，各年龄人群均可受累（尤其是工作人群）

第一节　纤维肌痛综合征

纤维肌痛综合征（fibromyalgia syndrome，FMs）是引起腰背部、肩、颈以及四肢关节周围疼痛的慢性软组织非化脓性、非关节性疾病。临床表现为广泛的肌肉骨骼疼痛、晨僵、疲劳、睡眠障碍及伴有多部位的压痛点。病因不清。症状常因劳累、应激、紧张、缺乏睡眠和天气的改变而加重，精神放松、良好睡眠、适度活动、局部受热可使症状减轻。也可以认为是躯体与心理混合的疾病状态，≤ 10% 仅是一种心理疾病状态。

好发于 25 ~ 45 岁的中年女性。此病曾有"纤维炎""纤维肌炎""纤维肌痛""肌纤维炎""肌肉风湿""非关节性风湿病"等名称。

一、分类

1．原发性：不伴有其他疾患
2．继发性：继发于其他各种风湿病、非风湿病或外伤
多种风湿性疾病如类风湿关节炎、系统性红斑狼疮、干燥综合征等
非风湿病如甲状腺功能低下、恶性肿瘤

二、诊断依据

1．以下 9 对压痛点中至少 11 个有压痛（4 kg 力量）
①颈肌枕部附着点
②斜方肌上缘中点
③膝内侧脂肪垫关节褶皱线的近侧（膝内侧鹅状滑囊区）
④肱骨外上髁远端 2 cm 处
⑤第二肋骨与软骨交界处的外上缘
⑥臀外上象限的臀肌前皱襞处
⑦大粗隆后方（大转子后 2 cm）
⑧第 5 ~ 7 颈横突间隙前面
⑨冈上肌起始部，肩胛棘上方近内侧缘
2．持续 3 个月以上的全身性疼痛或身体的偏侧和上、下腰部疼痛，且必须有中轴骨骼疼痛
3．参考特征性表现（如疲劳、失眠和晨僵等）和各项实验室检查无异常
4．4 个对照点无压痛：大拇指，大腿前中部位，足第一趾，三角肌中部

注：诊断敏感性 88.4%，特异性 81.1%，准确率 84.9%。其他症状不能提高诊断的正确性，不需除外其他疾病或实验室／放射线检查异常

（引自：Wolfe F. et al. Arthritis Rheum，1990，33：160-172）

三、诊断标准

【分类标准之一】 1990 年 ACR 提出的分类标准

1．持续 3 个月以上的全身性疼痛，即身体的左、右侧，腰的上、下部及中轴骨骼（颈椎或前胸或胸椎或下背部）等部位同时存在疼痛

2．压痛点：用拇指按压（压力约为 4 kg/cm^2），18 个压痛点中至少 11 个有压痛

18 个（9 对）压痛点的部位是：枕骨下肌肉附着处；斜方肌上

缘中点；第 5 至第 7 颈椎横突间隙的前面；冈上肌起始部，肩胛冈上方近内侧缘；肱骨外上髁远端 2 cm 处；第 2 肋骨与软骨交界处外侧上缘；臀外上象限，臀肌前皱襞处；大粗隆后方（大转子后方）；膝内侧脂肪垫关节折皱线的近侧（图 8-1）。

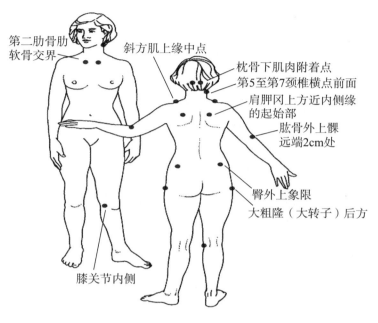

第二肋骨肋软骨交界

斜方肌上缘中点

枕骨下肌肉附着点

第5至第7颈椎横点前面

肩胛冈上方近内侧缘的起始部

肱骨外上髁远端2cm处

臀外上象限

大粗隆（大转子）后方

膝关节内侧

图 8-1　压痛点示意图

同时满足上述 2 条者，可诊为纤维肌痛综合征。敏感性 88.4%，特异性 81.1%。

常见的伴随症状：睡眠障碍、疲劳、头痛或偏头痛、肠激惹综合征、心理异常（包括抑郁和焦虑）及患者主诉关节及关节周围肿胀，但无客观体征。

【诊断标准之二】　2010 年 ACR 年会 Wolf 提出的新标准

患者如满足以下 3 条即符合纤维肌痛诊断标准：

1．弥漫疼痛指数（WPI）≥ 7；症状严重程度（SS）评分≥ 5；或 WPI=3 ～ 6 和 SS 评分≥ 9

2．症状持续相同水平在 3 个月以上

3．无其他引起疼痛的疾病

判断：

（1）弥漫疼痛指数（WPI）：指前一周疼痛的区域有多少，评分的范围为 0 ~ 19（总共 19 个区域）：左、右肩部区域，左、右臀部区域，左、右上臂，左、右颌部，左、右臀部，左、右前臂，左、右大腿，左、右小腿，胸，颈，腹部

（2）严重程度（SS）量表评分：疲劳，醒来萎靡不振，认知症状以上 3 个症状在一周前的严重程度按以下评分：

0= 无；1= 轻微；2= 中等；3= 严重，弥漫，持续，影响生活

● 评定患者是否有躯体症状：0= 无；1= 轻微；2= 中等；3= 严重

SS 量表评分是以上 3 个症状（疲劳，醒来萎靡不振，认知症状）的严重程度以及躯体症状严重程度评分的集合。（总分 0 ~ 12 分）

纤维肌痛综合征应注意与早期类风湿关节炎、系统性红斑狼疮、风湿性多肌痛、代谢性肌痛、骨关节炎、区域性肌筋膜痛综合征、精神性风湿病等相鉴别。

2010 年 FM 诊断标准

纤维肌痛综合征的诊断应该满足以下三个条件：

1．广泛的疼痛指数（WPI）≥ 7 和症状严重评价分数（SS）≥ 5；或者 WPI 在 3 ~ 6 之间且同时 SS > 9（表 8-1）

2．症状持续 > 3 个月

3．患者没有可以解释症状的其他疾病

表 8-1　FAS 31（Fibromyougia Activity Score 31，FAS 31）疼痛评分

1．WPI：标记出患者上周以来疼痛的范围。在标记患者疼痛的范围应该在 0 到 19			
左肩区	右前臂	左小腿近端	腹部
右肩区	左髋和骶髂关节区	右小腿近端	上背部
左上臂	右髋和骶髂关节区	左下颌	下腰部
右上臂	左大腿近端	右下颌	颈部
左前臂	左髋和骶髂关节区	胸部	

2．SS 评价指数			
疲惫	晨起精神倦怠		认知症状
评价患者上周以来的以上 3 个症状应该用一下标准来评分			
0= 没有问题	1= 很轻的症状或间断出现症状	2= 中度有相当大的症状，经常出现达到中度程度	3= 症状严重且经常发生，妨碍日常生活
考虑整体的躯体症状，提示患者是否有			
0= 没有症状	1= 很轻的症状或间断出现症状	2= 中度症状	3= 严重症状
SS 评价指数是根据 3 个症状的严重性（疲惫、晨起精神倦怠和认知表现）加上躯体症状的严重性来评分的，最后的得分应在 0 ~ 12 之间			

纤维肌痛综合征的诊断流程见图 8-2。

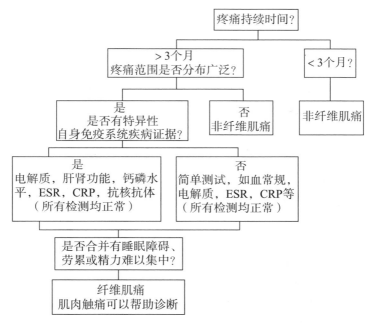

图 8-2　纤维肌痛（FMS）诊断流程

第二节　慢性疲劳综合征

慢性疲劳综合征（chronic fatigue syndrome，CFS）是一组以慢性持久或反复发作的脑力和体力疲劳为主要特征的症候群。持续 1个月以上的疲劳称为长期疲劳，持续或反复发作 6 个月以上的疲劳称为慢性疲劳。因长期极度疲劳而严重影响体力活动，同时伴有低热、咽喉痛、淋巴结肿痛，肌肉关节痛以及神经、精神等症状。劳动妇女多见，好发年龄为 30 ～ 55 岁。1987 年由美国疾病预防控制中心正式命名。

一、疲乏的类型

1. 生理性疲乏：休息后可恢复

2. 病理性疲乏：感染性疾病，职业性疾病，营养缺乏性疾病，新陈代谢疾病，超敏反应性疾病，风湿病，其他系统疾病，各系统、各部位恶性肿瘤

二、诊断

【诊断依据】 美国疾病预防控制中心

1．主要症状：持续 6 个月以上的疲劳，致体力下降 50%，无其他病因可以解释

2．次要症状：低热，咽痛，淋巴结肿痛，肌无力，肌痛，关节痛，睡眠不好，神经精神症状，运动后疲劳 24 小时不能恢复

3．体征：低热（T 36.7℃ ~ 38.6 ℃），非渗出性咽炎，淋巴结肿大

4．诊断：主要症状伴有 6 项或更多次要症状和 2 项体征，或主要症状伴有 8 项或更多次要症状，可诊断疲劳综合征

在临床中应注意鉴别，疲乏仅是一个常见的症状，慢性疲劳不一定就是慢性疲劳综合征。

【诊断标准】 1994 年美国疾病预防控制中心

1．排除其他疾病的情况下，不能解释的持续或反复发作的慢性疲劳持续 6 个月或以上，经休息后不能明显缓解。

2．至少同时具备以下症状中的四项：

（1）短期记忆力减退或注意力不能集中

（2）咽痛

（3）淋巴结痛

（4）肌肉酸痛

（5）不伴有红肿的多关节疼痛

（6）新发严重头痛

（7）睡眠后精力不能恢复

（8）活动后疲倦、身体不适持续 24 小时以上

【活动后疲倦严重程度评分】（postexertional malaise，PEM）

0：没有活动后疲倦

1：轻度活动后疲倦 / 疼痛 / 神经系统症状（认知或躯体症状）

2：中度活动后疲倦 / 疼痛 / 神经系统症状

3：重度，疲乏无力持续 < 24 小时

4：疲乏无力持续 > 24 小时，< 2 天

5：疲乏无力持续 > 2 天

6：临床症状复发

第三节 慢性周身性疼痛

持续 3 个月以上的周身性疼痛：即身体左、右侧，腰上、下部及中轴骨骼肌（包括颈椎或前胸或胸椎或腰部）等部位都有疼痛。除疼痛外，临床表现还有疲劳、躯体疾病、睡眠障碍、精神痛苦、麻木、感觉异常、肠激惹综合征和认知功能障碍等。

（定义中，肩痛和臀部痛属左右侧，下背部痛属腰部，不符合 FMS 诊断标准的周身性疼痛）。

第四节 反射性交感神经营养不良综合征

反射性交感神经营养不良综合征（reflex sympathetic dystrophy syndrome，RSDS）是以肢端疼痛、触痛、肿胀、营养不良、皮肤损害以及血管运动障碍与出汗为特征的综合征，任何年龄均可发病，但多见于年龄较大的成年人。

一、临床分期

1. 第一期（急性期）

肢体远端烧灼样疼痛，有时疼痛不缓解，触痛、肿胀、痛觉过敏。血管舒缩功能障碍、皮肤苍白、湿冷、色泽微暗、受累皮肤水肿呈可凹性或非可凹性。

2. 第二期（营养不良期）

除具备第一期症状外，皮肤营养不良（皮肤发亮、皮纹消失或多毛）、破溃性丘疹、网状色素沉着或皮肤干燥症。

3. 第三期（萎缩期）

皮肤、皮下组织逐渐萎缩、挛缩、进行性骨质减少。

二、诊断

【诊断标准】 kozin 等提出

1. 确诊 RSDS[*]

（1）肢体远端疼痛与触痛；

（2）血管舒缩功能障碍的症状或体征；

（3）肢体肿胀，以关节周围最明显；

---

[*] 反射性交感神经营养不良综合征（reflex sympathetic dystrophy syndrome，RSDS）

（4）常有营养不良性皮肤损害

2．拟诊 RSDS

（1）肢体远端疼痛与触痛；

（2）血管舒缩功能障碍或肢体肿胀；

（3）常有营养不良性皮肤损害。

3．可能 RSDS

（1）血管舒缩功能障碍

（2）和（或）肢体肿胀，无疼痛，有轻度触痛

（3）偶有营养不良性皮肤损害

4．可疑 RSDS　一个肢体有不可解释的疼痛和触痛

（孙　瑛）

第9章
其他疾病

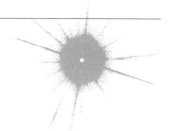

第一节 结 节 病

结节病（sarcoidosis）是一种原因未明、慢性、多器官、多系统非干酪性肉芽肿性疾病，可累及全身所有器官，以双侧肺门淋巴结肿大、肺浸润、关节炎、皮肤结节和眼部病变为主要临床表现，起病缓慢，多见于 20 ～ 40 岁青壮年，女性患病略多于男性。部分病例有自限性，大多预后良好。糖皮质激素治疗有效。

一、诊断

【诊断要点】

1．多系统临床表现。

2．非干酪性肉芽肿病理改变。

3．除外其他肉芽肿性疾病。

【诊断依据】见表 9-1。

表9-1 结节病的诊断依据

条件	诊断依据
主要条件	（1）胸部 X 线片示肺门和纵隔淋巴结对称性肿大，伴或不伴肺内网格、结节状或片状阴影
	（2）组织学活检证实有非干酪性坏死性肉芽肿，抗酸染色阴性
	（3）血清血管紧张素转化酶（ACE）活性升高（正常 17.6 ～ 34U/ml）
次要条件	（4）血清或肺泡灌洗液中可溶性 IL-2 受体升高
	（5）PPD 试验阴性或弱阳性
	（6）肺泡灌洗液中淋巴细胞 > 10%，$CD4^+/CD8^+$ 比值 ≥ 3
	（7）高血钙和高钙尿症
	（8）Kveim 试验阳性
	（9）除外结核病和其他肉芽肿性疾病

注意：结节病诊断需综合临床表现、放射学、实验室和病理检查，并排除肺门转移癌、淋巴癌、淋巴结结核及其他肉芽肿病

【诊断标准之一】 1985 年中国结节病科研组提出

1．胸部影像学检查显示双侧肺门及纵隔淋巴结对称肿大，伴（或）不伴有肺内网格、结节状或片状阴影

2．组织学活检证实有非干酪性坏死性肉芽肿，且抗酸染色阴性

3．SACE 或 SL 活性增高

4．血清或 BALF 中 sIL-2R 增高

5．旧结核菌素（OT）或 PPD 试验阳性或弱阳性

6．BALF 中淋巴细胞＞10%，且 $CD4^+/CD8^+$ 比值≥3

7．高血钙、高尿钙症

8．Kveim 试验阳性

9．除外结核病或其他肉芽肿性疾病

以上 9 条中，第 1、2、3 条为主要条件，其他为次要条件。

【诊断标准之二】 1989 年中国

1．多器官损害，症状随受累脏器不同。应注意除外结核病或合并结核病、淋巴系统肿瘤或其他肉芽肿性疾病

2．X 线胸片示双侧肺门及纵隔淋巴结对称性肿大，伴或不伴有肺内网状、结节状、片状阴影

3．组织活检证实或符合结节病。取材部位：肿大的浅表淋巴结、纵隔淋巴结、支气管内膜结节、前斜角肌脂肪垫淋巴结；肝穿刺或肺活检及皮肤损害处活检等

4．Kveim 试验反应阳性（+）

5．sACE 增加

6．5TU（国际结素单位）PPD（1∶10 000）试验或 5TU 旧结核菌素（1∶2 000）试验阴性或弱阳性反应

7．高血钙症，高尿钙症，ALP 增高，免疫球蛋白增高；支气管灌洗液中 T 淋巴细胞及其亚群检测

注：第 2、3、4 条为主要指标，第 1、5、6 条为重要参考指标。注意综合诊断，动态观察。

【诊断标准之三】 1993 年中华医学会呼吸病学会结节病学组第 3 次修改

● 临床诊断

1．胸片显示双侧肺门及纵隔对称性淋巴结肿大（偶见单侧肺门淋巴结肿大）。伴（或）不伴有肺内网状、结节状、片状阴影，必要时参考胸部 CT 进行分期

2．组织活检证实或符合结节病（注：取材部位可为表浅肿大的

淋巴结、纵隔肿大淋巴结、支气管内膜的结节、前斜角肌脂肪垫淋巴结活检、肝穿刺或肺活检等）

3．Kveim 试验阳性反应

4． 血清血管紧张素转换酶（SACE）活性升高（接受激素治疗或无活动性的结节病患者可在正常范围）

5．5TU PPD-S 试验或 5TU 结核菌素试验为阴性或弱阳性反应

6． 高血钙、高尿钙症，碱性磷酸酶增高，血浆免疫球蛋白增高，支气管肺泡灌洗液中 T 淋巴细胞及其亚群的检查结果等可作为诊断结节病活动性的参考

有条件的单位可作 ^{67}Ga 放射性核素注射后，应用 SPECT 显像或 γ 照像，以了解病变侵犯的程度和范围。

具有第 1、2 或第 1、3 条者，可诊断为结节病。第 4、5、6 条为重要的参考指标。注意综合诊断、动态观察。

● 病理诊断

1．病变主要为上皮样细胞组成的肉芽肿性结节，结节体积较小，大小形态比较一致，境界清楚

2．结节内无干酪样坏死，偶尔结节中央可有小灶性纤维素样坏死

3．结节内常有多核巨细胞（异物巨细胞、朗格汉斯细胞）及少量散在的淋巴细胞。周围有较多淋巴细胞浸润，后期为纤维组织包绕。结节多时可彼此融合，但通常仍保留原有结节轮廓

4．巨细胞内出现包涵物舒曼（Schaumann）小体，双折光结晶、星状体的机会较结核结节为多，尤其是见较多舒曼小体，或偏光显微镜下见较多双折光结晶时，提示结节病

5．镀银染色可见结节内及结节周围有大量网状纤维增生（结核结节中央的网状纤维大多不完整）

6．特殊染色未见结核菌（油镜多视野检查）或真菌等病原微生物

7．结节内可偶见薄壁小血管

组织病理学检查是确诊结节病最重要的手段。各活检部位的阳性率分别为：浅表淋巴结 65%～81%；前斜角肌脂肪垫 40%～75%；经纤维支气管镜肺活检 62%。如 X 线有斑状结节阳性率为 80%～90%，X 线无改变者阳性率为 50%～60%；X 线Ⅰ期 69%，Ⅱ期 80%，Ⅲ期 83%。多处活检可提高阳性率；胸、肺、纵隔活检阳性率可达 95%～100%，但胸、肺活检创伤大，危险大，纵

隔活检技术要求高，临床应用较少。

[引自：中华医学会呼吸病学会结节病学组．结节病诊断治疗方案（第三次修改稿草案）．中华结核和呼吸杂志，1994，17：9.]

二、分型

1．胸内结节病

0 期：无异常 X 线所见

Ⅰ期：肺门淋巴结肿大，而肺部无异常

Ⅱa 期：肺部弥漫性病变，伴有肺门淋巴结肿大

Ⅱb 期：肺部弥漫性病变，不伴肺门淋巴结肿大

Ⅲ期：肺纤维化

2．全身多脏器结节病：胸内及胸外均受侵犯

三、活动性判断

● 活动性

1．支气管肺泡灌洗液（BAL.F）中 T 淋巴细胞计数＞28%，CD4/CD8 的比例＞3.5

2．测定血清 sACE 水平增高；免疫球蛋白增高或红细胞沉降率加快，^{67}Ga（镓）放射性核素扫描阳性

3．临床症状

（1）发热，伴或不伴眼色素膜炎或腮腺炎

（2）皮肤多发结节性红斑或者其他急性皮肤改变

（3）除外其他原因的关节炎

（4）排除其他原因所致的呼吸困难和咳嗽

● 无活动性

临床好转，上述客观指标基本上正常者。如果持续好转。病情稳定状态达 5 年以上者，可称为痊愈。

● 当有下列情况时需警惕结节病

（1）发热、盗汗、食欲缺乏、体重下降、乏力等全身症状

（2）反复多发皮疹、关节痛

（3）呼吸困难、胸骨后压迫感、咳嗽等

（4）浅表淋巴结、肝脾大

（5）眼睛病变：双侧葡萄膜炎及各种视网膜病变

（6）其他：如腮腺肿大、中枢末梢神经系统受累（面神经瘫、尿崩症），心脏、肾、血管受累，精神症状等

四、结节病肺部 X 线分期

0 期：肺部清晰，X 线表现正常

Ⅰ 期：双侧肺门和（或）纵隔淋巴结肿大，肺部无异常

Ⅱ 期：双侧肺门淋巴结肿大，肺部弥漫性病变，粟粒状、斑片状阴影

Ⅲ 期：肺部漫性病变，不伴肺门淋巴结肿大

Ⅳ 期：肺纤维化

五、结节病性关节炎

结节病性关节炎可累及骨、关节、骨骼肌腱和腱鞘，以侵犯大关节为主。早期 X 线检查无明显的改变，晚期为慢性骨关节病或关节畸形。如患者有对称性、游走性和多发性急、慢性关节疼痛和肿胀，同时合并结节性红斑或双侧肺门淋巴结肿大等表现时，应考虑结节病关节炎的可能。应除外类风湿关节炎、感染性关节炎（如结核性关节炎），必要时作滑液常规及病理检查以助诊断。

1．急性结节病性关节炎　疾病早期的对称性、游走性和多发性关节炎，常累及膝、踝和近端指（趾）间关节、腕、肩和肘关节，起病 3 天内症状最严重，可持续 2 周～4 个月。关节红肿、疼痛、活动受限。可有 ESR 增快，CRP 增加

2．慢性结节病性关节炎　关节炎可发生于结节病的中期或后期，隐匿发作或多关节破坏和功能丧失，常见膝、踝的单关节受累。可伴随皮肤、眼及外分泌腺的病变

3．结节病关节周围炎　关节周围皮肤发红、发热及触痛，但不累及滑膜

4．Lofgren 综合征　急性结节病关节炎合并结节红斑和双肺门淋巴结肿大

（陈　敏）

第二节　缺血性骨坏死

缺血性骨坏死（avascular necrosis，AVN）也称无菌性骨坏死，是因各种骨内、外致病因素引起骨组织营养血流减少，骨内血管网受压或流出静脉阻塞，造成局部血供障碍，严重时可引起骨组织缺血性坏死，为一常见病，与外伤、服用激素、酗酒等因素有关。不

同年龄、性别的人群均可受累。常见于股骨头、肱骨头、股骨髁、胫骨近端及足、踝、腕部骨组织。其中股骨头最易受侵犯，常双侧受累。严重时可出现关节面塌陷、关节功能障碍及畸形。也可称为无血管坏死、无血供性坏死、非感染性坏死等。

一、分类

1. 创伤性缺血性坏死
2. 非创伤性缺血性坏死如激素性、酒精性、特发性等

二、诊断

【X 线分级标准】　1968 年 Arlet 和 Ficat 提出 X 线分级标准

0 级：无临床表现，X 线片正常（MRI 证实有坏死）

Ⅰ级：有临床表现，X 线片正常或轻微坏死

Ⅱ级：X 线片上可见骨减少和骨硬化，常呈楔形区，邻近关节正常

Ⅲ级：早期骨塌陷，透亮的皮质下带显现"新月征"（勾出的死骨范围），此区域可有关节腔增宽

Ⅳ级：晚期骨塌陷，骨性关节面变平，形成散在的中断（关节梯），广泛破坏导致进行性退行性改变，边缘性骨赘形成，关节腔狭窄

三、股骨头缺血性坏死 Steinberg X 线分级

0 期：X 线检查及骨扫描正常

Ⅰ期：X 线检查正常，骨扫描异常

Ⅱ期：股骨头硬化或囊性变

　　　　轻度＜ 20 %

　　　　中度 20% ～ 30 %

　　　　重度＞ 40 %

Ⅲ期：软骨下松质骨塌陷，关节面仍完整：

　　　　轻度＜ 15%

　　　　中度 15% ～ 30 %

　　　　重度＞ 30 % 关节面或压缩＞ 4 mm

Ⅳ期：股骨头变扁，无关节间隙狭窄和（或）髋臼病变：

　　　　轻度 ＜ 15% 关节面压缩＜ 2 mm

　　　　中度 15% ～ 30% 关节面或压缩＜ 4 mm

　　　　重度 ＞ 30% 关节面或压缩＞ 4 mm

Ⅴ期：股骨头变扁，关节间隙狭窄和（或）髋臼病变：

根据髋臼病变范围分度：

  轻度

  中度

  重度

Ⅵ期：严重骨关节炎

四、股骨头缺血性坏死的分期标准

0 期：（前临床期 preclinicalstage）。无临床症状，标准 X 线平片亦无异常，称为静默髋（silenthip）

Ⅰ期：（前放射线期 preradiographicstage）。有最早临床表现（轻微髋痛，负重时加重。检查示髋关节活动受限，以内旋活动受限最早，强力内旋时出现髋关节疼痛加重）。标准 X 线片阴性（或）散在性骨质疏松或骨小梁界限模糊。MRI 检查阳性

Ⅱa 期：（坏死形成，股骨头变扁前）临床症状明显，较Ⅰ期加重。标准 X 线片示广泛骨质疏松，散在性硬化或囊性变，但股骨头的外轮廓未中断，关节间隙正常；MRI 检查阳性，必要时断层摄片或 CT 扫描可提高诊断的阳性率

Ⅱb 期：（移行期）临床症状明显。标准 X 线片示股骨头轻度变扁，塌陷在 2mm 以内，关节间隙正常。必要时可行 MRI 或骨活检

Ⅲ期：（塌陷期）临床症状较重，标准 X 线片示股骨头外轮廓中断，有半月征，塌陷＞2mm，死骨形成，股骨头变扁，关节间隙正常

Ⅳ期：（骨关节炎期）临床症状类似骨关节炎表现，疼痛明显，关节活动范围明显减少，标准 X 线片示股骨头塌陷，边缘增生，关节间隙变窄，Shenton 线不连

五、如出现下列情况应警惕骨坏死

1．原因不明的髋痛，偶有跛行

2．对侧髋关节已明确诊断为特发性股骨头缺血性坏死

3．有明显诱因，如长期或短期大量应用类固醇激素，长期大量饮酒、风湿病（系统性红斑狼疮、类风湿关节炎等）、镰状细胞贫血、戈谢病及减压病史等

应及时进行功能性骨检查、骨内压测定、组织学检查和骨髓静脉造影，以早期诊断、治疗。

六、疗效判定标准

【X 线评价标准】 1982 年北京标准（表 9-2）

表9-2　X线分级评定得分标准

级别	评定标准	得分
6	无坏死及囊性变，股骨头无塌陷，髋臼与关节间隙正常	100
5	坏死区及囊性变尚未完全修复，股骨头无塌陷，髋关节正常	80
4	坏死区及囊性变存在，股骨头塌陷＜ 2 mm，髋关节正常	60
3	股骨头塌陷＞ 2 mm，关节间隙正常，髋臼无硬化	20
2	股骨头塌陷＞ 2 mm，关节间隙轻度变窄，髋臼轻度硬化	40
1	股骨头明显变扁，存在严重的骨性关节炎征象	0

【髋关节功能评定标准】

临床检查四项（疼痛、生活能力、关节活动度、行走距离），每项分为 6 级，1 级最差，6 级最好（表 9-3）。

表9-3　不同级别与项目的具体标准

级别	疼痛	生活能力	关节活动度	行走距离
6	无痛	工作生活正常	＞210°	不受限制
5	活动后偶有轻痛，不用服止痛剂	基本维持原工作，但难以从事重体力劳动	161°~210°	徒步行走 ＞1000 m
4	活动后疼痛较重，偶服缓和止痛剂	不能坚持全天轻工作	101°~160°	徒步行走 ＞500 m
3	限制活度后疼痛可忍受，常服缓和镇痛药	日常生活、工作需支具	61°~100°	扶单拐行走 ＞500 m
2	稍活动即感疼痛剧烈，偶服强烈镇痛药	下蹲困难，不能穿鞋袜、系鞋带	30°~60°	扶双拐行走 ＞200 m
1	卧床不敢活动，常服剧烈镇痛药	丧失工作能力，生活完全不能自理	＜30°	不能行走

【Harris 标准】（表 9-4）

表9-4　4项6级计分标准

级别	疼痛	生活能力	关节活动	行走距离	合计
6	40	25	20	15	100
5	32	20	16	12	80
4	24	15	12	9	60
3	16	10	8	6	40
2	8	5	4	3	20
1	0	0	0	0	0

注：计分方法：4项总分（疼痛，生活能力，关节活动度，行走距离）＋X线标准。例如：76分（32、20、15、9）＋50分

疗效总评定：优≥80分；良＞60分；可≥40分；差＜40分

（吴　岳　孙　瑛）

第三节　淀粉样变

淀粉样变（amyloidosis）性是体内蛋白质代谢紊乱，产生一种特殊的蛋白质——"淀粉样蛋白（amyloid）"沉积于组织或器官，引起组织或器官损伤的一种临床综合征——淀粉变样综合征（amyloidosis syndrome，AS），又称淀粉样蛋白病（amyloid disease）。病变可累及肾、心脏、神经、皮肤、骨和关节、胃肠等多系统。淀粉样变性类型繁多，不同类型的临床表现不同，即使同一类型也可有不同的临床表现。多见于中、老年人，好发年龄在 55～60 岁，男女发病率相等。

一、类型

淀粉样变性类型的确定需鉴定淀粉样蛋白的性质，WHO 提出将淀粉样变性分为四大类：

1. 原发性或骨髓瘤伴发的免疫球蛋白轻链沉淀的淀粉样变性（AL）

2. 炎症引起的继发性淀粉样变性（AA）

3. 家族性淀粉样变性（AF）

（1）家族性肾淀粉样变综合征

（2）家族性神经淀粉样变综合征：Ⅰ型淀粉样变（葡萄牙型）；Ⅱ型神经淀粉样变（芬兰型）；Ⅲ型神经淀粉样变（英格兰 / 苏格兰 /

爱尔兰型）

（3）家族性心肌淀粉样变综合征

4．血液透析伴发的淀粉样变性（β2-m）

二、诊断

【诊断依据】　日本厚生省特定疾病研究班

1．诊断方法

（1）由于本病征症状的多样性，必须经常注意本征的可能性，在充分考虑本征可能时，通过积极进行活组织检查以求确诊

（2）除对骨髓瘤及其类似病注意外，对长期难治的炎症疾病亦应考虑本征的可能

2．症状及表现

（1）全身衰弱、体重减轻、贫血、水肿、呼吸困难、胸痛、胃肠障碍（尤其应注意顽固性腹泻）

（2）心电图示低电压，心律不齐，传导阻滞，QS 型（$V_1 \sim V_3$），低血压，直立性低血压，心脏肥大

（3）蛋白尿，肾功能障碍

（4）巨舌

（5）肝脾大、淋巴结肿大

（6）声音嘶哑

（7）肩垫征及其他关节肿大

（8）多发性神经障碍

（9）腕管综合征

（10）皮肤硬皮病样增厚，结节

（11）免疫球蛋白异常：血清 M 蛋白、本周蛋白的量较骨髓瘤少

3．活检

疑有皮肤、甲状腺、舌、唾液腺肿大病变，可进行活检。直肠活检发现率最高，腹部脂肪抽吸活检最为便捷，肾与肝活检也常可发现。除 HE 染色外，还可用 Alkalicongo red 染色标本进行偏光镜检查，可见绿色或黄色强闪光的双折射物，并尽可能加作电镜检查。

4．已怀疑本征者避免下述检查

（1）Congored 试验：有报告可发生休克，且试验本身价值不高

（2）肝活检有大出血危险，宜慎重

（3）尿有大量本周蛋白时，静脉肾盂造影（1VP）有诱发尿闭症危险

5．判断

（1）可能性：具有第二项中 1 ～ 11 项中 1 项以上并持续存在者，应考虑本征的可能性

（2）可疑：具有 1 ～ 10 项中 1 项以上，并具备第 11 项者，应考虑本征可能性

（3）确诊：活检为阳性者

如遇下列情况应警惕：①不明原因的蛋白尿；②周围神经病变；③舌肿大；④限制性心肌病；⑤小肠吸收不良；⑥双侧或家族性腕管综合征。

【诊断标准】

1．临床表现　中老年人有原因不明的器官（舌、心、肝、脾、肾等）肿大和（或）器官（心、肝、肾、胃、肠、神经、肌肉等）功能不全

2．原发性系统性淀粉样变性患者血和尿中有单克隆免疫球蛋白或单克隆免疫球蛋白轻链；伴发于恶性浆细胞病或其他疾患的淀粉样变性患者，应有相应疾病的实验室检查的阳性发现

3．活体组织（牙龈、腹部脂肪、直肠、受累组织器官）病理检查及刚果红染色证实为淀粉样变性

本病的临床表现缺乏特异性，诊断必须依靠活体组织病理检查及刚果红染色证实。

（张晓盈）

第四节　多发性骨髓瘤

多发性骨髓瘤（multiple myloma，MM）是浆细胞异常增生的恶性肿瘤，又名浆细胞瘤。疾病呈进行性，主要特征为异常浆细胞，即骨髓瘤细胞浸润骨骼和软组织，血清或尿中出现过量的单克隆免疫球蛋白（M 成分），常伴有多发性溶骨性骨骼破坏、高钙血症、贫血、出血、肾损害及免疫缺陷导致的反复感染。

一、诊断

【诊断标准之一】　2008 年中国医学会血液学分会

主要标准：

1．组织活检证明有浆细胞瘤或骨髓涂片检查：浆细胞＞ 0.3，常伴有形态改变

2．单克隆免疫球蛋白（M 蛋白）：IgG > 35 g/L，IgA > 20 g/L，IgM > 15 g/L，IgD > 2 g/L，IgE > 2 g/L；尿中单克隆 κ 或 λ 轻链 > 1 g/24h，并排除淀粉样变

次要标准：

1．骨髓检查：浆细胞 0.10 ～ 0.30

2．单克隆免疫球蛋白或其片段的存在，但低于上述标准

3．X 线检查有溶骨性损害和（或）广泛骨质疏松

4．正常免疫球蛋白量降低：IgM < 0.5 g/L，IgA < 1.0 g/L，IgG < 6.0 g/L

凡满足下列任何一条者可诊断为 MM：

主要标准：（1）+（2）；或主要标准（1）+次要标准（2）、（3）、（4）中之一；或主要标准（2）+次要标准（1）、（3）、（4）中之一；或次要标准（1）、（2）+次要标准（3）、（4）中之一。

最低诊断标准（符合下列 2 项）：

1．骨髓恶性浆细胞 ≥ 0.10 或虽 < 0.10，但证实为克隆性和（或）活检为浆细胞瘤，血清和（或）尿出现单克隆 M 蛋白；如未检测出 M 蛋白，则需骨髓恶性浆细胞 ≥ 0.30 和（或）活检为浆细胞瘤

2．骨髓瘤相关的器官功能损害至少 1 项，其他类型的终末器官损害也偶可发生，并需进行治疗。如证实这些脏器损害与骨髓瘤相关，则也可用于骨髓瘤的诊断（表 9-5）

表9-5　多发性骨髓瘤相关器官或组织损伤表现

血钙水平增高	校正血清钙 * 高于正常上限值 0.25 mmol/L（1 mg/dl）或 > 2.8 mmol/L（11.5 mg/dl）
肾功能损害	血肌酐 > 176.8 μ mol/L（2 mg/dl）
贫血	血红蛋白 100 g/L 或低于正常值 20 g/L 以上
骨质破坏	溶骨性损害或骨质疏松伴有压缩性骨折
其他	有症状的高黏滞血症，淀粉样变，反复细菌感染（≥ 2 次 / 年）

注：* 校正血清钙（mmol/L）= 血清总钙（mmol/L）−0.025× 血清白蛋白浓度（g/L）+1.0 mmol/L 或校正 mmol/L

【诊断标准之二】　2011 年中国医学会血液学分会

1．有症状骨髓瘤

（1）血 / 尿 M 蛋白（无血、尿 M 蛋白量的限制，大多数 IgG > 30g/L 或 IgA > 25g/L 或 24h 尿轻链 > 1g，但有些有症状 MM 患者低于此水平）

（2）骨髓单克隆浆细胞或浆细胞瘤（单克隆浆细胞通常＞10%，但未设定最低阈值，因为约5%有症状MM患者骨髓浆细胞＜10%，但诊断不分泌型骨髓瘤时需要浆细胞≥10%，单克隆浆细胞需要行免疫组化染色体证实κ或λ轻链限制性表达）

（3）出现骨髓瘤相关器官或组织损害（CRAB：高钙血症、肾功能不全、贫血、溶骨损害）（有症状MM最重要的标准是确定终末器官的损害，包括：贫血、高钙血症、溶骨损害、肾功能不全、高黏血症、淀粉样变性或者反复感染）

2．无症状（冒烟型）骨髓瘤

（1）血清M蛋白达到骨髓瘤水平（＞30 g/L）；和（或）

（2）骨髓中单克隆浆细胞≥10%

（3）无骨髓瘤相关器官和组织损害（CRAB）或骨髓瘤相关症状

二、分型

依照增多的异常免疫球蛋白类型分为8型：IgG型、IgA型、IgD型、IgM型、IgE型、轻链型、双克隆型以及不分泌型。根据轻链类型分为κ、λ型。

三、分期

【Durie-Salmon分期体系】（见表9-6、表9-7）

表9-6　Durie-Salmon分期体系

分期	Durie-Salmon 分期标准
Ⅰ	Hb＞100 g/L，血清钙≤3.0 mmol/L（12 mg/dl）；骨骼X线：骨骼结构正常或孤立性骨浆细胞瘤，血清骨髓瘤蛋白产生率低IgG＜50 g/L，IgA＜30 g/L，本周蛋白＜4 g/24h，瘤细胞数＜0.6×10^{12}/m² 体表面积
Ⅱ	不符合Ⅰ和Ⅲ期的所有患者，瘤细胞数（0.6～1.2）×10^{12}/m² 体表面积
Ⅲ	Hb＜85 g/L，血清钙＞3.0 mmol/L（12 mg/dl）；血清或尿骨髓瘤蛋白产生率非常高：IgG＞70 g/L，IgA＞50 g/L，本周蛋白＞12 g/24h；骨骼检查中溶骨病损大于3处，瘤细胞数＞1.2×10^{12}/m² 体表面积
亚型A	肾功能正常：血清肌酐水平＜176.8 μmol/L（2 mg/dl）
亚型B	肾功能正常：血清肌酐水平≥176.8 μmol/L（2 mg/dl）

表9-7　Durie Salmon Plus 分期标准

临床分期	标准
原 Durie-Salmon 分期	加上 MRI / PET 骨质病变数
Ⅰ B	0～4
Ⅱ A 或 B	5～20
Ⅲ A 或 B	＞20

注：原 Durie-Salmon 分期指应用普通 X 线片检查结果

【国际分期体系】 ISS 分期标准（ISS）2005 年（表 9-8）

表9-8 国际分期体系（ISS）

分期	ISS 分期标准	中位生存期（月）
Ⅰ期	β_2 微球蛋白 < 3.5 mg/L，白蛋白 ≥ 35 g/L	62
Ⅱ期	不符合 Ⅰ 期和Ⅲ期的所有患者	44
Ⅲ期	β_2 微球蛋白 ≥ 5.5 mg/L	29

（孙 瑛）

第五节 骨硬化性浆细胞瘤
（附 POEMS 综合征）

骨硬化性浆细胞瘤或称骨硬化性骨髓瘤（osteosclerotic myeloma）是多发性骨髓瘤的一个少见类型，以骨硬化性骨损害为特征，与 POEMS 综合征密切相关，较溶骨性损害的多发性骨髓瘤发病年龄早、中位生存期长；死亡原因常与多神经病变有关，可用骨髓瘤标准方法治疗，有多神经病变患者避免使用长春新碱。

POEMS 综合征是一种病因和发病机制不清，与浆细胞病有关的一种多系统病变，又称 Crow-Fukase 综合征或 Nakanishi 综合征。临床以多发性神经病变（Polyneuropathy，P）、脏器肿大（organomegaly，O）、内分泌障碍（endocrinopathy，E）、M 蛋白血症（M-protein，M）和皮肤改变（skin change，S）为特征。骨髓瘤或浆细胞的异常增生是发病的基础。慢性经过，病程可达 6 个月 ~ 13 年。死亡原因多与全身衰竭或与多发性神经病变有关。系统损害的临床表现易误诊为结缔组织病（如 SLE、急性感染性多发性神经根神经炎、血友病等）。POEMS 综合征常伴有骨硬化性骨损害，活检可见恶性浆细胞，属于浆细胞瘤的一种特殊类型。

诊断

【诊断标准之一】

1. 多发性周围神经病变：四肢渐进性弛缓性瘫痪，对称性进行性感觉障碍，呈手套、袜套样感觉减退或痛觉过敏，腱反射减弱，视盘水肿，脑脊液蛋白细胞分离现象

2. 脏器肿大，主要为肝、脾大和淋巴结肿大

3. 内分泌障碍：性腺功能减退，阳痿、闭经以及糖尿病，甲状腺和肾上腺功能减低

4. M 蛋白 *血症或浆细胞瘤，多为 IgG，λ 轻链

5. 皮肤改变：色素沉着、干燥、增厚、多毛和皮肤小血管瘤

6. 骨硬化病变（sclerotic bone lesion）或 Gastleman 病或视盘水肿（papilledema）

*M 蛋白指：①血中出现 M 蛋白；②有浆细胞瘤而无 M 蛋白；③ M 蛋白与浆细胞瘤同时存在。三种情况中的任何一种均符合诊断标准。

注：典型病例具备上述 5 项即可诊断。不典型病例必须具有多发性周围神经病和 M 蛋白血症（主要条件），再加上其余 3 项中的任 1 项也可诊断。

【诊断标准之二】　2003 年 Dispenzieri 提出（表 9-9）

表9-9　POEMS综合征诊断标准

主要标准	多发神经病变
次要标准	单克隆浆细胞增殖性疾病
	硬化性骨损害†
	Castleman 病‡
	脏器肿大（脾大、肝大或淋巴结肿大）
	水肿（水肿、胸腔积液或腹水）
	内分泌病变（肾上腺、甲状腺‡、垂体、性腺、甲状旁腺、胰腺‡）
	皮肤改变（色素过度沉着、多毛、多血症、血管瘤、指甲变白）
	视盘水肿
已知关联	杵状指
	体重减轻
	血小板增多
	红细胞增多
	多汗
可能关联	肺动脉高压
	限制性肺疾病
	血栓素质
	关节痛
	心肺疾病（收缩功能不全）
	发热
	维生素 B_{12} 降低
	腹泻

*：诊断需要 2 条主要标准和至少 1 条次要标准

†：骨硬化性骨损害或 Castleman 病几乎总是存在

‡：由于糖尿病和甲状腺疾病的发病率高，单独的这一诊断不足以满足次要标准

[引自：Dispenzieri A，et al. Blood，2003，101（7）：2496-2506.]

（张晓盈）

第六节　冷球蛋白血症

冷球蛋白（cryoglobulin）又称冷免疫球蛋白（cryoimmunoglobulin），是一组在低温下发生沉淀的免疫球蛋白和免疫复合物，加温后沉淀复溶解。血清中冷球蛋白增高（正常＜80 mg/L），则称为冷球蛋白血症。临床表现复杂，引起多脏器受损，常见皮肤损害、雷诺现象、关节痛、肝肾损害和神经系统症状，胃肠、甲状腺、涎腺、淋巴结和心脏等均可受累。

一、分类

1. 原发性　少见，不伴随任何明确的疾病

2. 继发性　多见于感染性疾病、自身免疫性疾病、淋巴组织增生性疾病、肝病和肾病

二、诊断

【诊断标准】

1. 临床表现与原发疾病有关，症状轻重与温度高低相关，遇冷时病情加重

（1）皮肤损害：紫癜、坏死、溃疡、荨麻疹、肢端发绀、网状青斑

（2）雷诺现象

（3）关节痛

（4）肾损害

（5）神经系统：主要为周围神经受累的表现

2. 实验室检查　血清出现特异性的冷球蛋白（＞250 mg/L），丙种球蛋白增高、类风湿因子阳性、红细胞沉降率增快、血清补体降低、血黏度升高

3. 有无原发病　原发性者找不到病因；继发性者有引起冷球蛋白血症的病因或原发疾病，常见病有：①感染性疾病；②自身免疫疾病；③淋巴组织增生性疾病；④肝、肾疾病

【诊断参考】

不典型患者，如有下列表现，应考虑本病的可能：

1．浆细胞或淋巴细胞增生性疾病的患者，伴有异常的血栓或出血，或对寒冷不耐受、雷诺现象、皮肤损害者

2．已确诊的结缔组织病患者，伴有明显的血管炎改变或神经系统病变者

3．不能解释的皮肤紫癜、肾小球肾炎、不典型的风湿病症状，伴有明显的神经系统症状、皮肤或深部血管炎者

4．伴有多系统损害以神经系统症状为主者，特别是以单侧或双侧肢体疼痛和（或）感觉障碍开始，病情多次反复者，应想到本病的可能；若伴有对寒冷不耐受、雷诺现象、皮肤损害等表现，则可能性更大

5．无明显临床表现，有化验结果异常者，如血涂片红细胞呈缗钱状排列、红细胞沉降率增快、蛋白电泳出现类似M蛋白峰、不能解释的类风湿因子滴度明显波动等，应警惕有冷球蛋白血症的可能

（李　茹）

第七节　反应性浆细胞增多症

反应性浆细胞增多症（reactive plasmacytosis）是继发于多种病因或疾病的一组病症，临床表现与原发病有关，主要依据骨髓浆细胞增多（＞3%）来诊断。临床可有发热、贫血、皮疹、皮肤瘀斑、四肢关节酸痛，以及肝脾大、淋巴结肿大等非特异性表现。血清γ球蛋白和（或）免疫球蛋白正常或增高，增高时血清蛋白电泳呈多克隆免疫球蛋白增多，排除浆细胞恶性增生性疾病，特别是多发性骨髓瘤即可诊断为反应性浆细胞增多症。

常见的病因或原发病：①感染性疾病；②超敏反应性疾病；③结缔组织病；④肝胆疾病；⑤恶性肿瘤；⑥造血系统疾病。

成人反应性浆细胞增多症的发生率为6.6%～8.7%，其治疗转归和预后取决于原发性疾病。

一、诊断

反应性浆细胞增多症的临床表现随原发病不同而表现各异，缺乏特异性。临床上如有发热、红细胞沉降率增快、球蛋白增高，应

考虑有反应性浆细胞增多症的可能，尽早进行全面检查，寻找原发病，以期早期诊断和治疗。

【国内诊断标准】

1．有引起反应性浆细胞增多症的病因或原发疾病，常见有：

①病毒感染；②超敏反应性疾病；③结缔组织病；④结核病及其他慢性感染疾病；⑤慢性肝病；⑥恶性肿瘤；⑦血液系统疾病：如再生障碍性贫血、粒细胞缺乏症、骨髓增生异常综合征等

2．存在与原发病相关的临床表现

3．γ球蛋白和（或）免疫球蛋白正常或稍增高，以多克隆免疫球蛋白（IgG）增高较常见

4．骨髓浆细胞≥3%，通常为成熟浆细胞[*]

5．能排除多发性骨髓瘤、骨髓外浆细胞瘤、巨球蛋白血症、重链病、原发性淀粉样变性等浆细胞病

注：[*]诊断的主要依据

【国外标准】　1985 年 Hoffmann JJMI

1．有引起反应性浆细胞增多症的病因或原发疾病存在

2．临床表现和原发疾病有关

3．γ球蛋白及（或）免疫球蛋白正常或增高，以多克隆免疫球蛋白增多较常见

4．骨髓浆细胞≥4%，通常为成熟浆细胞[*]

5．能除外浆细胞恶性增生性疾病，尤其要除外多发性骨髓瘤。鉴别要点有：

（1）骨骼疼痛：多发性骨髓瘤常见，反应性浆细胞增多症少见

（2）溶骨性损害：多发性骨髓瘤常见，反应性浆细胞增多症少见

（3）本周蛋白尿：多发性骨髓瘤常见，反应性浆细胞增多症少见

（4）免疫球蛋白增高：多发性骨髓瘤常见，为单克隆免疫球蛋白增高，反应性浆细胞增多症不常见，为多克隆免疫球蛋白增高

（5）骨髓浆细胞的百分比：多发性骨髓瘤多数＞10%，反应性浆细胞增多症一般＜10%

（6）骨髓浆细胞的成熟程度：多发性骨髓瘤多数是原始浆细胞和幼稚浆细胞，反应性浆细胞增多症一般为成熟浆细胞

（7）骨髓浆细胞的酸性磷酸酶积分：多发性骨髓瘤显著高于反应性浆细胞增多症

（8）骨髓瘤细胞结节：多发性骨髓瘤常见，反应性浆细胞增多症罕见

（9）骨髓血管周围的浆细胞分布：多发性骨髓瘤不多见，反应性浆细胞增多症较多见

注：* 反应性浆细胞增多症是继发的，好转与否取决于原发性疾病治疗的效果，原发性疾病治愈后，浆细胞增多才有可能消失。

【疗效标准】

1．痊愈　骨髓浆细胞，各种球蛋白恢复正常

2．好转　增多的骨髓浆细胞及增高的各种球蛋白有所下降，但未恢复正常

3．无效　骨髓浆细胞增多及各种球蛋白增高未见好转

（张晓盈）

第八节　噬血细胞综合征

噬血细胞综合征（hemophagocytic syndrome，HPS）亦称噬血细胞性淋巴组织细胞增生症（hemophagocyticlymphohistocytosis，HLH），又称噬血细胞性网状细胞增多症（hemophagocytic reticulosis）。是由不同原因引起的一种多器官、多系统受累，进行性加重伴免疫功能紊乱的巨噬细胞增生性疾病。其特征是发热，肝、脾、淋巴结肿大，全血细胞减少。血液铁蛋白、转氨酶、胆红素、三酰甘油（甘油三脂）增高，血液白蛋白降低，凝血异常，自然杀伤细胞数量或功能下降，骨髓、血液或其他组织可见吞噬血细胞的巨噬细胞（又称为噬血细胞）等。

一、分类

1．原发性或称家族性HPS　为常染色体隐性遗传病，其发病和病情加剧常与感染有关

2．继发性HPS　由多种因素导致的具有HPS临床特征的疾病群，包括：

（1）病毒相关性HPS（virus-associated hemophagocytic syndrome，VAHS）

（2）肿瘤相关性HPS（malignancy-associated hemophagnocytic syndrome，MAHS）

（3）感染相关性HPS（infection-associated hemophagocytic syndrome，IAHS）

继发性 HPS 可由多种疾病引起，如某些细菌、支原体、病毒感染，多种自身免疫疾病如儿童幼年类风湿关节炎、系统性红斑狼疮，恶性淋巴瘤、恶性肿瘤、器官移植后免疫缺陷状态等。

二、诊断

【诊断标准之一】

1．发热超过 1 周，高峰 ≥ 38.5℃

2．肝、脾大伴全血细胞减少（累及 ≥ 2 个细胞系，骨髓无增生减低或增生异常）

3．肝功能异常（血 LDH ≥ 正常均值 + 3SD，一般 ≥ 1000 U/L）及凝血功能障碍（血纤维蛋白原 ≤ 1.5 g/L），伴高铁蛋白血症（≥ 正常均值 + 3SD，一般 ≥ 1000 ng/ml）

4．噬血组织细胞占骨髓涂片有核细胞 ≥ 3%，和（或）累及骨髓、淋巴结、肝、脾及中枢神经系统的组织学表现

【诊断标准之二（国外）】 2004 年组织细胞协会修订

当患者符合以下两条任何一条时可诊断 HPS：

1．分子生物学检查符合 HPS（例如存在 PRF 或 SAP 基因突变）

2．符合以下 8 条标准中的 5 条：

（1）发热超过 1 周，热峰 > 38.5℃

（2）脾大

（3）两系或三系血细胞减少（血红蛋白 < 90 g/L，血小板 < 100 × 10^9/L，中性粒细胞绝对值 < 1.0 × 10^9/L）

（4）血三酰甘油升高（≥ 3 mmol）和（或）纤维蛋白原下降（< 1.5 g/L）

（5）血清铁蛋白升高（≥ 500 μg/L）

（6）血浆可溶性 CD25（可溶性 IL-2 受体）升高（≥ 2400 U/ml）

（7）NK 细胞活性下降或缺乏

（8）骨髓、脾、脑脊液或淋巴结发现噬血细胞现象。未见恶性肿瘤细胞

【诊断标准之三】 噬血细胞综合征（2009）

满足以下两条中的任一条的即可诊断为 HLH：

1．分子生物学诊断符合噬血细胞综合征或 X- 连锁淋巴组织增生综合征（XLP）

2．符合以下条件：

（1）以下指标 4 条中至少符合 3 条：

发热

脾大

血细胞减少（外周血中三系中至少有两系减少）

有肝外表现

（2）以下指标 4 条中至少符合 1 条：

骨髓、脾和淋巴结中发现噬血现象

铁蛋白升高

可溶性 IL-2 受体（sCD2）水平升高（有年龄相关性）

NK 细胞活性减低或缺失

（3）其他可支持 HLH 诊断的指标：

高三酰甘油血症

低纤维蛋白原血症

低钠血症

【疗效标准】 2004 年国际组织细胞协会提出

1．临床有效　在诱导治疗阶段符合以下标准时认定临床治疗有效

（1）体温正常

（2）脾缩小

（3）血小板 $\geqslant 100 \times 10^9/L$

（4）纤维蛋白原水平正常

（5）铁蛋白水平下降 $> 25\%$

2．临床缓解 在诱导治疗结束后如达以下标准，认定临床缓解。

（1）体温正常

（2）脾大小恢复正常

（3）血细胞计数恢复正常（血红蛋白 $\geqslant 90$ g/L，血小板 $\geqslant 10 \times 10^9/L$，中性粒细胞绝对值 $\geqslant 0.5 \times 10^9/L$）

（4）血三酰甘油恢复正常（< 3 mmol/L）

（5）血清铁蛋白正常（< 500 μg/L）

（6）脑脊液检查正常（治疗前脑脊液检查异常者）

（7）血浆可溶性 CD25 下降（有条件进行该项检查时）

3．疾病活动　如患者未达到临床缓解标准时，则认为疾病活动

4．疾病再活动　如患者在达到临床缓解后再次出现以下表现中的 3 条及 3 条以上时则认为存在疾病再次活动

（1）发热

（2）脾大

(3) 血小板计数 < 100×10^9/L

(4) 血三酰甘油升高（≥ 3 mmol/L）

(5) 纤维蛋白原下降（< 1.5 g/L）

(6) 噬血细胞现象

(7) 铁蛋白水平升高

(8) 血浆可溶性 CD25 升高（≥ 2400 U/ml）

如患者出现新的中枢神经系统症状，则单独即可诊断疾病再活动。

（李　茹）

第九节　自身免疫性肝病

自身免疫性肝病（autoimmune liver disease ALD）是以肝受累为主的一类自身免疫性疾病，病因不清。包括：以肝细胞受损为主的自身免疫性肝炎（autoimmune hepatitisis，AIH），以胆管细胞受损及胆汁淤积为主的原发性胆汁性肝硬化（primary biliary cirrhosis，PBC）和原发性硬化性胆管炎（primary sclerosing cholangitis，PSC）。这些疾病都是机体免疫系统攻击自身肝组织造成肝病理损害及肝功能异常，晚期均可进展为肝硬化。这些病有其各自的特点，又有共同的特征。

一、自身免疫性肝炎

自身免疫性肝炎（autoimmune hepatitisis，AIH）是以肝慢性、坏死性炎症为特点的疾病。血清中有多种自身抗体，伴高丙种球蛋白血症，肝炎病毒系列指标均为阴性，病理改变为门静脉周围炎症，肝小叶周围有碎屑坏死，桥样坏死伴有明显淋巴细胞、单核细胞及浆细胞浸润。

（一）临床分型

根据自身抗体的种类将 AIH 分为 4 个亚型：

Ⅰ型 AIH：血清抗核抗体（antinuclear antibody，ANA）和抗平滑肌抗体（anti-soomth muscle antibody，SMA）阳性，部分患者有抗肌动蛋白抗体。25% 发展为肝硬化。17% 合并自身免疫性甲状腺炎、Grave 病、类风湿关节炎及溃疡性结肠炎等肝外自身免疫病。

Ⅱ型 AIH：血清抗肝肾微粒体（LKM）Ⅰ型抗体（antibody to liver kidney microsome-1，anti-LKM-1）是Ⅱ型自身免疫性肝炎的特异性抗体，抗肝胞质Ⅰ型抗体（antibody to liver cytosol-1，anti-LC-1）是本型 AIH 的另一特征性抗体。Ⅱ型 AIH 发病年龄低，常见于儿童，可呈进行性，重症肝炎及肝硬化发生率较高，免疫抑制治疗缓解率较低，且易复发。

Ⅲ型 AIH：血清抗可溶性肝抗原抗体（antibody to soluble liver antigen，anti-SLA），及抗肝胰抗体（antibody to liver pancreas，anti-LP）阳性是Ⅲ型 AIH 的标志。它参与了 AIH 的发病过程，与疾病严重程度相关。多见于女性患者。

Ⅳ型 AIH：约 13% AIH 患者血清中缺少典型的自身抗体，但患者有 AIH 的表现及抗原表达特征，高 γ 球蛋白血症，有与自身抗体阳性患者类同的组织学改变，对糖皮质激素治疗反应较好，有人将该类患者称为Ⅳ型。

（二）诊断

【诊断条件】

1．无活动性病毒感染标志，无过度饮酒及服用肝损害药物

2．血清抗核抗体（ANA），抗平滑肌抗体（SMA）或抗肝肾微粒体抗体（LKMI）阳性，滴度在 1：80 以上

3．血清 γ 球蛋白或 IgG 水平在正常上限 1.5 倍以上

4．血清转氨酶升高

5．病理上存在碎片样坏死伴或不伴小叶性肝炎

6．无胆系病变、肉芽肿等其他表现

【诊断依据】

1．年轻女性

2．有慢活肝的病史、体征

3．肝炎病毒（HBsAg，以及丙型、丁型、戊型肝炎）标志物阴性

4．高球蛋白血症

5．自身抗体阳性（ANA、抗平滑肌抗体）

【诊断要点】

1．女性

2．起病较隐袭缓慢

3．血清 γ 球蛋白显著升高，以 IgM 为主

4．血清转氨酶轻度或重度增高

5．血清 ANA、SMA、LKM I、SLP/LP 滴度较高

6．病毒性肝炎标志物均为阴性

7．病理检查示慢性活动性肝炎的组织学改变：汇管区碎屑样坏死或小叶中央区与汇管区之间的桥样坏死，伴有明显的淋巴细胞、浆细胞浸润；无胆管损伤

8．排除其他原因导致的肝病，如病毒性肝炎、原发性胆汁性肝硬化、原发性硬化性胆管炎、Wilson 病

9．无酗酒，近期未用过肝毒性药物

10．对肾上腺皮质激素或免疫抑制剂药物治疗有效

【诊断标准】　表 9-10。

表9-10 自身免疫性肝炎诊断标准

	肯定的自身免疫性肝炎	可能的自身免疫性肝炎
生化检查	血清铜蓝蛋白、血清铜、α1-抗胰蛋白酶水平正常；转氨酶明显增高，增高的倍数大于碱性磷酸酶增高的倍数	血清铜蓝蛋白和血清铜的水平异常，但需除外 Wilson 病
病毒标志物	甲肝抗体 IgM HAV 抗体、HBsAg、IgM 抗 HBc 抗体；抗 HCV 抗体均阴性 巨细胞病毒和 EB 病毒阴性 无输血及血制品史	抗 HCV 抗体阴性，但可除外活动性丙型肝炎 同左 同左
血清免疫球蛋白	血清 γ 球蛋白、IgG 或总球蛋白水平高于正常的 1.5 倍	血清 γ 球蛋白、IgG 或总球蛋白水平高于正常
自身抗体	SMA、ANA 或抗 LKM I 的滴度成人 >1：80，儿童 >1：20	SMA、ANA 或抗 LKMI 的滴度成人 >1：40，儿童 >1：10，SMA1 >1：20，或以上抗体均为阴性，但其他肝细胞相关抗体阴性 同左
肝组织学检查	肝活检示：中到重度碎片样坏死，伴（或）不伴小叶肝炎或中央门静脉区桥样坏死，无胆道损伤、肉芽肿样等其他肝病病的特征性皮改变	同左
其他因素	乙醇（酒精）摄入量男性 <35 g/d，女性 <25 g/d 近期未用过肝毒性药物	酒精摄入量男性 <50 g/d，女性 <40 g/d 近期用过肝毒性药物，但活动性肝炎出现在停药以后

注: 应与病毒性肝炎、Wilson 病、原发性胆汁性肝硬化、原发性硬化性胆管炎、系统性红斑狼疮鉴别诊断

【AIH 的诊断评分标准】（见表9-11）

表9-11　AIH的诊断评分标准

参数	临床特征	计分
性别	女性	+2
ALP/AST（或 ALT）比值	＜ 1.5	+2
	1.5 ～ 3.0	0
	＞ 3.0	−2
血清球蛋白或 IgG 高于正常值上限的倍数	＞ 2.0	+3
	1.5 ～ 2.0	+2
	1.0 ～ 1.5	+1
	＜ 1.0	0
ANA、抗 SMA 或抗 LKM-1	＞ 1：80	+3
	1：80	+2
	1：40	+1
	＜ 1：40	0
AMA 阳性		−4
肝炎病毒标志物（复制或活动期）	阳性	−3
	阴性	+3
肝毒性药物史	有	−4
	无	+1
平均乙醇（酒精）摄入量	＜ 25g/d	+2
	＞ 60g/d	+1
肝组织学检查	主要为淋巴细胞浸润	+1
	肝细胞呈玫瑰花结样改变	+1
	无上述表现	−5
	胆管改变	−3
	其他非典型改变	−3
其他免疫性疾病		+2
其他可用的参数	其他非特异性自身抗体（抗 SLA/LP，LC-1，p-ANCA）	+2
	HLA-DR3 或 DR4	+1
对治疗的反应	完全缓解	+2
	缓解后复发	+3

注：治疗前：明确的 AIH ＞ 15 分，可能的 AIH 为 10 ～ 15 分

治疗后：明确的 AIH ＞ 17 分，可能的 AIH 为 10 ～ 17 分

敏感性 97% ～ 100%，特异性 90%

【RUCAM评分】（见表9-12）

表9-12 RUCAM简化评分系统

指标	评分	指标	评分
1. 药物治疗与发生肝损伤的时间关系		5. 除外其他非药物因素	
①初次治疗5～90d，后续治疗1～15d	+2	6. 主要因素：甲型、乙型或丙型病毒性肝炎；胆道阻塞；酒精性肝病近期有血压急剧下降史	
②初次治疗<5d或>90d，后续治疗>15d	+1	其他因素：本身疾病并发症：巨细胞病毒、EB病毒或Herpes病毒感染	
③停药时间≤15d	+1	①除外以上所有因素	+2
2. 撤药反应		②除外6个主要因素	+1
①停药后8d内ALT从峰值下降≥50%	+3	③可除外4～5个主要因素	0
②停药后30d内ALT从峰值下降≥50%	+2	④除外主要因素<4个	-2
③停药后30d后，ALT从峰值下降≥50%	0	⑤高度可能为非药物因素	-3
④停药后30d后，ALT峰值下降<50%	-2	7. 药物肝毒性的已知情况	
3. 危险因素		①在说明书中已注明	+2
①饮酒或妊娠	+1	②曾有报道但未在说明书中注明	+1
②无饮酒或妊娠	0	③无相关报告	0
③年龄≥55岁	+1	8. 再用药反应	
④年龄<55岁	0	①阳性（再用药后ALT升高>2倍正常值上限）	+2
4. 伴随用药		②可疑阳性（再用药后ALT升高>2倍正常值上限，但同时合并使用其他药物）	+1
①伴随用药肝毒性不明，但发病时间符合	-2	③阴性（再用药后ALT升高<2倍正常值上限）	-2
②已知伴随用药的肝毒性且与发病时间符合	-1		
③有伴随用药导致肝损伤的证据（如再用药反应等）	-3		

注：最后判断：>8，极有可能；6～8，很可能；3～5，可能有关；1～2，可能无关；≤0，无关

【自身免疫性肝炎评分】（见表9-13）

表9-13　简化自身免疫性肝炎诊断积分系统

变量	标准	分值	备注
ANA 或 SMA	≥1:40	1分	
ANA 或 SMA	≥1:80		
或 LKM-1	≥1:40	2分	多项同时出现时最多2分
或 SLA	阳性		
IgG	≥正常值上限	1分	
	≥1.1倍正常值上限	2分	
肝组织学	符合 AIH	1分	界面性肝炎，汇管区和小叶内淋巴细胞浆细胞浸润，肝细胞玫瑰花结样被认为是特征性
	典型 AIH 表现	2分	AIH 组织学改变，3项同时存在时为典型 AIH 表现
排除病毒性肝炎	是	2分	
总分		≥6分	AIH 可能
		≥7分	确诊 AIH

（任立敏　孙　瑛）

第十节　原发性胆汁性肝硬化

原发性胆汁性肝硬化（primary biliary cirrhosis，PBC）是以肝内胆管慢性进行性非化脓性破坏，胆汁淤积，肝纤维化为特征的自身免疫性疾病，最终导致肝硬化。血清中抗线粒体抗体（AMA）阳性和 IgM 升高。组织病理改变为肝内小胆管特征性损害。好发于女性，PBC 患者中女性占 90%，大多数为 40 岁左右的中年女性。

一、诊断

【诊断要点】

女性患者如有乏力、食欲减低（退）、皮肤轻度瘙痒，应想到 PBC 的可能性，如实验室检查血清 ALP、谷氨酰转肽酶、IgM 升高，需进一步作 ANA、AMA 及其他自身免疫性抗体的测定，必要时行肝穿进行病理检查。

【诊断标准之一】　2000 年美国肝病学会诊断标准

1．对无法解释的血清 ALP 升高，B 超检查胆道系统正常者，应检测 AMA

2．高滴度 AMA（≥1∶40），肝表现以 ALP 和 GGT 升高为主的胆汁淤积性改变，无其他原因解释者，可诊断 PBC

3．若 AMA≥1∶40，血清 ALP 正常者，应每年随访复查

4．无法解释的血清 ALP 升高（B 超检查胆道系统正常），AMA 阴性，应检测 ANA、抗 SMA 及免疫球蛋白，应做肝活检

* 同时具有 PBC（ALP 升高 2 倍以上，AMA 阳性，肝活检有胆管损伤）和 AIH（ALP 升高 5 倍以上，血清 IgG 升高 2 倍以上或抗 SMA 阳性，肝中度以上界面性肝炎）主要特点各 2 个以上者，应诊断为 PBC 和 AIH 重叠综合征（表 9-14）。

表9-14　重叠综合征的参考诊断标准

诊断标准	PBC	AIH
自身抗体	ALP > 2×ULN 或 GGT > 5×ULN AMA≥1∶40	ALT > 5×ULN IgG > 2×ULN 或抗平滑肌抗体（ASMA）阳性
病理组织学	汇管区胆管损伤	中～重度汇管区周围或小叶间隔淋巴细胞碎屑样（坏死性界面炎）（为必备诊断条件）

注：重叠综合征 2009 年 EASL 标准：分别符合上述 2 种疾病以下主要临床特征中的至少 2 个

【诊断标准之二】 2009 年美国肝病学会（AASLD）

1．胆汁淤积的生化证据，碱性磷酸酶升高

2．抗线粒体抗体阳性

3．非化脓性破坏性胆管炎和小叶间胆管坏死的组织病理学证据

以上 3 条符合 2 条者即可诊断为原发性胆汁性肝硬化。

腹部 B 超或 CT 检查：无肝胆系统结石和肿瘤引起肝内外胆管阻塞，并且排除合并病毒性肝炎或其他原因引起的肝硬化。

二、组织学分级

PBC 组织学分级新评分系统及分级（日本 Nakanuma Y 等提出）

【PBC 评分】

1．纤维化评分

0 分：肝门束无纤维化，或纤维化仅限于肝门表面

1 分：肝门束周围纤维化或不完全性小叶排列紊乱

2 分：小叶间桥纤维化合并肝小叶排列紊乱

3 分：肝硬化合并结节再生及广泛纤维化

2．胆管消失评分

0 分：无胆管消失

1 分：< 1/3 肝门束中胆管消失

2 分：1/3 ~ 2/3 肝门束的肝管消失

3 分：> 2/3 肝门束的肝管消失

3．地衣红阳性颗粒沉积情况评分

0 分：无颗粒沉积

1 分：< 1/3 肝门束的肝细胞周边有沉积

2 分：1/3 ~ 2/3 肝门束的肝细胞周边有沉积

3 分：> 2/3 肝门束的肝细胞周边有沉积

【PBC 分级】 见表 9 -15。

表9–15 原发性胆汁性肝硬化分级

分级	积分：纤维化、胆管消失、地衣红阳性颗粒沉积情况
1 级（病情无进展）	0
2 级（轻度进展）	1 ~ 3
3 级（中度进展）	4 ~ 6
4 级（高度进展）	7 ~ 9

分级	积分：胆管消失和肝硬化
1 级（病情无进展）	0
2 级（轻度进展）	1 ~ 2
3 级（中度进展）	3 ~ 4

新分级依据：

● 纤维化（反映从慢性肝病到硬化的过程）

● 胆管消失（PBC 的特征，胆管损害的结果）

● 地衣红阳性颗粒沉积情况（溶酶体中铜结合蛋白及其沉积物，阳性存在慢性胆管炎）

【坏死性炎症活动度评分】 PBC 坏死性炎症活动度分级（修正后）

1．胆管炎

CA0（无活动）：无胆管炎，或有轻度胆管上皮损害

CA1（轻度活动）：活检标本中可见一条胆管有明显慢性炎症

CA2（中度活动）：2 条以上胆管可见明显慢性炎症

CA3（明显活动）：活检标本中可见至少一条胆管有慢性非化脓性破坏性胆管炎（CNSDC）

2．肝炎活动度

HA0（无活动）：无界面性肝炎，或仅有轻微小叶性肝炎

HA1（轻度活动）：同一纤维间隔或肝门束中可见 10 个相连的肝细胞有炎症，伴轻～中度小叶性肝炎

HA2（中度活动）：2 个以上的纤维间隔或肝门束中可见 10 个相连的肝细胞有炎症，伴轻～中度小叶性肝炎

HA3（明显活动）：半数以上的肝门束中可见 20 个相连的肝细胞有炎症，伴中度小叶性肝炎或有桥型或带状坏死

（摘自：Pathol Int. 2010 年 3 月）

【坏死性炎症活动度评分】

0 级：表示无活动或胆管轻微损伤，但可有轻微胆管上皮损害

1 ～ 3 级：为肝病理活检可见明显胆管炎，包括 CNSDC，累及范围分别＜ 1/3 肝门束、1/3 ～ 2/3 肝门束、＞ 2/3 肝门束

HA：

0 级：为无界面性肝炎

1 ～ 3 级：分别为炎症累及范围小＜于 1/3 肝门束、1/3 ～ 2/3 肝门束、＞ 2/3 肝门束

0 级：HA 为无或轻微肝小叶性炎症

1 或 2 级：可见轻～中度肝小叶性炎症，或轻微肝小叶性炎症伴偶发带状坏死

3 级：可见肝小叶连接部位的坏死

4 级：界面性肝炎伴或不伴小叶性肝炎

PBC 根据组织学损害程度分为 4 级：

1 级：特征为存在胆管明显损害或 CNSDC

2 级：特征为胆管增生

3 级：特征为存在纤维化或瘢痕

4 级：特征为存在硬化

【Scheuer 系统 PBC 组织学损伤程度】

1 级：特征为存在胆管明显损害或慢性非化脓性破坏性胆管炎（CNSDC）

2 级：特征为胆管增生

3 级：特征为存在纤维化或瘢痕

4 级：特征为存在硬化

［引自：Proc R Soc Med,（67160）：1257-1260

医学参考报. 2010.06.10 A8]

（任立敏）

第十一节　自身免疫性硬化性胆管炎

自身免疫性硬化性胆管炎（autoimmune sclerosing cholangitis，ASC）又称原发性硬化性胆管炎（primary sclerosing cholangitis PSC）是一种慢性胆汁淤积性肝病，肝、内外胆管炎症和纤维化，引起多灶性胆管狭窄或闭塞，最终导致肝硬化、门脉高压。多见中青年男性。常伴发炎症性肠病。

【诊断要点】

1．临床症状、体征和病史　乏力、瘙痒、黄疸等

2．血生化改变　以胆管酶升高为主

3．胆管造影　硬化性胆管炎特征性的串珠样改变

4．肝病理　特征性的纤维闭塞性胆管炎（洋葱皮样改变）

除外其他引起硬化性胆管炎的病因，如其他胆系肿瘤、结石、创伤、胆道手术史及先天性胆管异常

【诊断标准】

1．肝外胆管普遍狭窄，但胆管外径并不缩小，壁厚，腔小，扪时呈条索感

2．胆管造影显示胆管呈普遍性狭窄，内径仅 2 ~ 3 mm

3．胆总管壁呈慢性炎症改变

4．肝门脉区周围淋巴细胞浸润，胆汁潴留，纤维结缔组织增生，肝硬化

5．既往无胆道手术史

6．肝外胆管无结石

7．经 2 年以上随访不是硬化性胆管癌

（引自：黄志强 . 医学参考报 . 2010.06.10.A8）

（任立敏）

第十二节 自身免疫性胰腺炎

自身免疫性胰腺炎（autoimmune pancreatitis，AIP）是由免疫介导的以胰腺肿大，主胰管不规则狭窄，血清 IgG 或 IgG4 水平升高或自身抗体阳性；以显著淋巴细胞与浆细胞浸润及胰管纤维化为特征的特殊类型的慢性胰腺炎（chronic pancreatitis，CP）。AIP 是 IgG4 相关性硬化性疾病（IgG4 related sclerosing disease）在胰腺的局部表现，还可累及胆管、涎腺、泪腺、肾、肺、淋巴结等。AIP 多见于中老年男性，多以梗阻性黄疸为首发症状，腹痛常不明显，类固醇激素治疗有效。

一、诊断

【临床特点】

1．多好发于老年男性

2．疾病初期常有无痛性梗阻性黄疸

3．偶有胰腺内分泌或外分泌功能障碍和各种胰腺外病变

4．类固醇治疗反应良好

5．影像学　主胰管不规则狭窄及胰腺肿大

6．血清学　血清 γ- 球蛋白、IgG 或 IgG4 水平升高 *，并伴有一些自身抗体的存在

7．组织学　胰腺大量的淋巴细胞浸润、纤维化 * 和闭塞性静脉炎

* IgG4 水平升高、大量的淋巴细胞浸润、纤维化是 AIP 较特异的。

【诊断标准之一】　2002 年日本胰腺学会（Japan Pancreas Society，JPS）

1．影像学　主胰胆管（MPD）弥漫性狭窄，伴管壁不规则（＞1/3），腺体弥漫性或局灶性增大

2．血清学　血清 γ 球蛋白和（或）IgG 升高，或自身免疫性抗体如抗核抗体、RF 阳性

3．组织学　显著的小叶间纤维化和淋巴细胞浸润

（引自：J Gastroenterol，2008，43：403.）

【诊断标准之二】　2006 年日本胰腺协会（JPS）修改后

1．影像学　主胰胆管弥漫性或局限性狭窄伴管壁不规则，腺体弥漫性或局灶性增大

2．血清学　γ 球蛋白、IgG 或 IgG4 升高，或自身抗体如抗核抗

体、RF 阳性

3．组织学　小叶间纤维化和导管周围明显的淋巴细胞和浆细胞浸润，胰腺中偶可见淋巴滤泡

＊其中 1 为必备条件，2 或 3 可仅有其一，需排除胰腺和胆道的恶性肿瘤

【诊断标准之三】　2006 年韩国亚洲医学中心的 Kim 标准

1．影像学　主胰胆管弥漫性或局限性狭窄伴管壁不规则，腺体弥漫性或局灶性增大

2．血清学　γ 球蛋白、IgG 或 IgG4 升高，或自身抗体如抗核抗体、RF 阳性

3．组织学　小叶间纤维化和导管周围明显的淋巴细胞和浆细胞浸润，胰腺中偶可见淋巴滤泡

4．激素治疗有效

＊其中 1 为必备条件，2 ～ 4 至少符合 1 条。

（引自：J Gastroenterol，2008，43：403.）

【诊断标准之四】　2006 年美国梅奥医院 HISORt 标准

1．组织学

（1）手术或穿刺标本见淋巴浆细胞性硬化性胰腺炎（LPAP）改变，仅有淋巴浆细胞浸润而无其他 LPAP 者，不能诊断 AIP

（2）免疫染色显示 IgG4 阳性细胞 ≥ 10/HPF

2．影像学

（1）典型表现：CT 或 MRI 显示胰腺弥漫性增大伴有延时的"边缘"强化，主胰管弥漫性不规则变细

（2）不典型表现：局灶性胰腺肿块或增大，局限性胰管狭窄、胰腺萎缩，胰腺钙化或胰腺炎

3．血清学　IgG4 水平升高

4．其他脏器受累　肝门部或肝内胆管狭窄，腮腺和泪腺受累，纵隔淋巴增大和腹膜后纤维化

5．激素治疗的反应　激素治疗后，胰腺和胰腺外表现消退或明显改善

确诊：HISORt 标准分为下列三组，其中任意一组均可单独诊断 AIP。

A 组：具备胰腺组织学①和（或）②

B 组：典型影像学表现 + 血清 IgG4 水平升高

C 组：难以解释的胰腺疾病 + 血清 IgG4 水平升高和（或）其他

脏器出现 IgG4 细胞 + 激素治疗后，胰腺和胰腺外表现消退或明显改善

【诊断标准之五】 2008 年亚洲诊断标准（表 9-16）

表9-16　AIP亚洲标准（2008年）

影像学 （必备 2 条）	（1）胰腺实质：腺体弥漫性 / 局灶性增大，有时有包块和（或）低密度边缘
	（2）胰胆管：弥漫性 / 局限性 / 局灶性胰管狭窄，常伴胰管狭窄
血清学 （可仅有一条）	（1）血清高水平 IgG 或 IgG4
	（2）其他自身抗体阳性
组织学	胰腺病变部位活检示：淋巴细胞浸润伴纤维化，大量 IgG4 阳性细胞浸润，
可选标准	对激素治疗的反应

注：2 条影像学标准为必备条件；血清学或组织学标准可具备其中 1 条

仅有影像学标准，肿瘤标志物均阴性时，可在医生指导下激素试验治疗

如手术切除胰腺，组织学表现为 IPSP 时可确诊

（引自：J Gastroenterol，2008，43：40.）

【诊断标准之六】 中国 AIP 诊治指南

1．影像学　典型的 CT、MRI、ERCP 或 EUS 征象

2．实验室检查　血清 IgG4 水平升高

3．胰腺外器官受累　肝门部或肝内胆管狭窄，泪腺或腮腺受累，肺门淋巴结肿大，腹膜后纤维化等

4．组织病理学　病理所见：

（1）淋巴浆细胞性硬化性胰腺炎（LPAP）：免疫组化显示 IgG4 阳性细胞 ≥ 10 个 /HPF

（2）胰腺导管周围有大量中性粒细胞浸润并导致导管上皮损害（IDCP）

5．激素疗效　激素治疗后，胰腺和（或）胰腺外表现迅速消退或明显改善。

注：下列任何一组均可诊断：.

A 组：胰腺组织病理学①或②

B 组：典型影像学征象 + 血清 IgG4 水平升高或典型胰腺外器官受累表现

C 组：非典型影像学征象 + 血清 IgG4 水平升高和（或）其他脏器出现 IgG4 阳性细胞 + 除外胰腺肿瘤 + 激素治疗显效

（中国胰腺病杂志编委会，2012 年）

【诊断标准之七】 2012 年 10 月日本卫生劳动福利部最新诊疗共识

认为自身免疫性胰腺炎是一种罕见的疾病，分为 2 个亚型：

Ⅰ型：淋巴浆细胞硬化性胰腺炎（LPSP）

与 IgG4 密切相关，老年男性多见，血清 IgG4 明显升高，病理以淋巴细胞和 IgG4 阳性浆细胞浸润的硬化性胰腺炎表现和纤维化为主，累及胰腺小叶、导管和胰腺周围脂肪组织，常见嗜酸性细胞浸润。临床可并发各种综合紊乱

Ⅱ型：特发性导管中心性慢性胰腺炎（IDCP）

多见于青壮年，血清 IgG4 水平不高，病理以特发导管中心慢性炎症胰腺炎和粒细胞上皮的病变为主（中性粒细胞浸润小叶间导管内和管腔上皮细胞）。临床可并发炎性肠病等。

二、国际诊断标准

【Ⅰ型 AIP 诊断标准】 AIP 的国际诊断标准

1．影像学、CT 或 MRI

典型：胰腺弥漫性肿大或节段性、局灶性胰腺肿大

ERP 又将胰管受累分为：

1 级：较长或多个狭窄无明显的上游扩张

2 级：呈节段性、局灶性狭窄无明显的上游扩张

2．血清学

1 级：血清 IgG4 水平明显升高＞正常值上限的 1 倍以上

2 级：血清 IgG4 水平轻度升高

3．其他器官受累

1 级：胰腺外器官的典型病理（4 个特征中的任意 3 个）

影像学典型（近端胆管狭窄或腹膜后纤维化）

2 级：病理组织学改变或体检或影像学（对称性唾液腺 / 泪腺肿大或肾损害）

4．组织病理学

1 级：LPSP 3 个以上典型特征

2 级：任何 2 个特征改变

5．对激素的反应 在 2 周内快速起效，影像学快速改善或胰腺症状改善或胰腺外表现好转

** 确诊Ⅰ型 AIP：病理特征、影像学（弥漫性病变）+ 非导管型的主要标准，如影像学呈节段性或局限性病变确诊需 2 个以上 1 级

标准和导管病变 2 级标准（表 9-17）。

【Ⅱ型 AIP 诊断标准】

无血清学标准，其他器官受累 2 级（临床诊断炎性肠病）

组织病理学：粒细胞浸润，无或很少有 IgG4 阳性（+）和细胞浸润

** 确诊Ⅱ型 AIP：

病理证实 IDCP 或临床确诊炎性肠病病理组织学 2 级

表9-17　采用国际诊断标准确诊和拟诊拟诊Ⅰ型AIP

诊断	主要诊断依据	影像学证据	次要证据
确诊	组织学	典型 / 可疑	组织学证实为 LPSP（1 级组织学）
Ⅰ型 AIP	影像学	典型	任何非导管病变 1 级 /2 级
		可疑	≥ 2 个 1 级（+2 级导管*）
	对激素的反应	可疑	1 级血清 / 其他器官受累 + 对激素的反应或 1 级导管 +2 级血清 / 其他器官受累 / 组织学 + 对激素的反应
拟诊 Ⅰ型 AIP		可疑	2 级血清 / 其他器官受累 / 组织学 + 对激素的反应

* 此处 2 级导管被计为 1 级

（摘自：医学参考报．风湿免疫频道．2013.02.14A，A8）

（任立敏）

第十三节　IgG4 相关性疾病

IgG4 相关性疾病（IgG4-related disease，IgG4-RD）是原因不明的慢性、进行性自身免疫性疾病。以血清中 IgG4 水平升高及受累组织或器官 IgG4 阳性浆细胞浸润，而致组织增生硬化或纤维化、阻塞性静脉炎为特征。好发于中、老年男性。

IgG4 相关性疾病常可累及胰腺、胆管、泪腺、腮腺、中枢神经系统、垂体、甲状腺、肺、肝、消化道、肾、前列腺、腹膜后间隙、动脉周围组织、皮肤及淋巴结等。IgG4-RD 累及不同的组织或器官，临床表现亦不相同。

IgG4 相关性疾病包括：自身免疫性肝炎（AIH）、自身免疫性胰腺炎（autoimmune pancreatitis，AIP）、IgG4 相关性硬化性胆管炎、慢性硬化性涎腺炎、米库利兹病（Mikulicz 病，即良性淋巴上皮病）、IgG4 相关性腹膜后纤维化、IgG4 相关性肾小球肾炎、淋巴浆细胞性动脉周围炎、脏器炎性假瘤（肺、肝、口腔等）、桥本甲状腺炎、硬脑膜炎等。

一、IgG4 相关性疾病共同特点

1．血清 IgG4 水平升高（＞135 mg/dl）

2．一个或多个组织器官受累增大，伴纤维化和硬化改变，似肿瘤性

3．受累脏器组织有大量 IgG4 阳性浆细胞浸润（IgG4 阳性浆细胞占浆细胞 50% 以上）

4．对糖皮质激素治疗反应良好

二、诊断

【诊断标准之一】 2012 年 IgG4 相关性疾病的综合诊断标准（表 9-18）

表9-18　IgG4相关性疾病的综合诊断标准

1．一个或多个器官出现弥漫性 / 局限性肿胀或肿块的临床表现

2．血清 IgG4 浓度 ≥ 135 mg/dl

3．组织病理学检查

（1）明显的淋巴细胞和浆细胞浸润伴纤维化

（2）IgG4+ 浆细胞浸润：$IgG4^+/IgG^+$ 细胞 > 40%，$IgG4^+$ 浆细胞 > 10 个 / 高倍视野（HPF）

确定诊断：　1+2+3

很可能诊断：1+3

可能诊断：　1+2

应注意与肿瘤和类似疾病如干燥综合征、原发性硬化性胆管炎、Castleman 病（又称巨大淋巴结增生症）、继发性腹膜后纤维化、韦格纳肉芽肿（肉芽肿性多血管炎）、结节病、变应性肉芽肿性血管炎（Churg-strauss 综合征）的鉴别。

如不能满足综合诊断标准，若符合器官特异性的 IgG4 相关性疾病诊断标准，亦可诊断（图 9-1）。

IgG4-RD 的诊断流程见图 9-1。

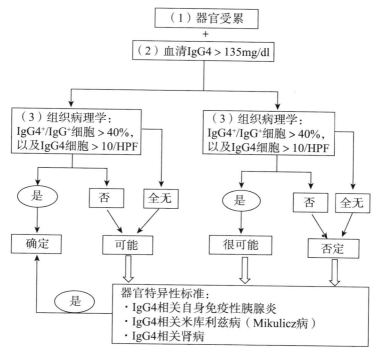

图 9-1　IgG4-RD 的诊断流程

【**诊断标准之二（病理）**】　2012 年 5 月国际病理学界

主要标准：组织病理学特征

1．大量的淋巴浆细胞浸润

2．席纹状的纤维化

3．闭塞性静脉炎

次要标准：

1．IgG4$^+$ 细胞的计数

2．IgG4$^+$/Ig G$^+$ 细胞比例（> 40% 不作为 IgG4-RD 的充分诊断标准）

三、临床应注意观察

1．有下述任何一项应高度怀疑 IgG4-DR

（1）对称性泪腺或腮腺或颌下腺肿大

（2）自身免疫性胰腺炎（AIP）

（3）炎性假瘤

（4）腹膜后纤维化

（5）组织病理提示淋巴浆细胞增生或怀疑 Castleman 病

2．有下述任何一项应怀疑 IgG4-DR

（1）单侧泪腺或腮腺或颌下腺肿大

（2）眼部肿瘤样病变

（3）自身免疫性肝炎

（4）硬化性胆管炎

（5）前列腺炎

（6）间质性肺炎

（7）间质性肾炎

（8）甲状腺炎或甲状腺功能减退

（9）垂体炎

（10）炎性动脉瘤

（11）硬脑膜炎

（12）纵隔纤维化

3．如有下列现象应考虑 IgG4-DR

（1）多克隆高免疫球蛋白血症

（2）血清 IgE 升高或嗜酸性粒细胞增多

（3）低补体或血清中存在免疫复合物

（4）^{18}F- 脱氧葡萄糖 - 正电子发射计算机断层扫描（18-FDG -PET）可出现肿瘤样改变或淋巴增殖改变

四、IgG4 相关的胆管炎

IgG4 相关的胆管炎（Immunoglobulin G4 –associated cholangitis，IAC）的发病机制不明，是以血清 IgG4 水平升高、组织病理检查可见胆管壁有密集浸润的 IgG4 阳性浆细胞为特征的胆管硬化性炎症。

【临床特点】

1．老年男性多见

2．经常出现梗阻性黄疸

3．血清 IgG4 明显升高

4．常伴有 AIP，病理检查：胆管壁和肝汇管区有大量 IgG4 阳性浆细胞浸润（> 10 个细胞 / 高倍视野）及纤维化

5．胆管狭窄多位于肝内或肝外近端胆管

6．对激素治疗反应良好，激素治疗后胆管狭窄可明显缓解，但停药后易复发

【诊断依据】 2009 年 EASL 胆汁淤积性肝病指南

硬化性胆管炎影像学改变依据：

1. 近期接受胰腺癌 / 胆道外科手术 胰腺腺体活检发现有 AIPLAC 特征；或

2. 有典型的 AIP 影像学改变和 IgG4 升高；或

3. 符合下述生化、病理和影像学诊断标准中的两项：

IgG4 升高；胰腺影像学表现；其他脏器的变化，包括硬化性腮腺炎、腹膜后纤维化或腹部淋巴结肿大及 IgG4 阳性浆细胞浸润；胆管活检 IgG4 阳性浆细胞＞ 10/HPF

4. 类固醇激素治疗 4 周，胆道支架拆除后，梗阻性胆汁淤积不复发、肝功能试验＜ 2×ULN、IgG4 和 CA19-9 下降，即可诊断

【诊断标准】 2012 年日本胆道协会制定

1. 特征性胆管影像学表现　肝内和（或）肝外胆管壁增厚、弥漫或结段性狭窄

2. 血清总 IgG（≥ 1800 mg/dl）和 IgG4（≥ 135 mg/dl）水平升高

3. 伴有 AIP、IgG4 相关的泪腺、涎腺炎或 IgG4 相关的腹膜后纤维化

4. 组织病理学特征性表现

（1）标志性的淋巴细胞或浆细胞浸润及纤维化

（2）IgG4 阳性的浆细胞浸润（IgG4 阳性浆细胞＞ 10/HPF）

（3）轮辐状纤维化

（4）闭塞性静脉炎

（引自：Hirotaka O，kazuichi O，Hirohito T，et al. Clinical diagnostic criteria of IgG4-related sclerosing cholangitis 2012.J Japan Biliary Association，2012，26：59-63.）

五、IgG4 相关肾病

IgG4-RD 累及肾时，主要表现为肾及其周围器官组织病变，被称为 IgG4 相关肾病（IgG4-related kidney disease，IgG4-RKD）。肾损害的主要特征是肾小管间质肾炎（tubulointerstitial nephritis，TIN），又称为 IgG4 相关肾小管间质性肾炎（IgG4-related tubulointerstitial nephritis，IgG4- TIN）。临床多表现为急、慢性肾功能不全，蛋白尿，组织病理表现为肾小管间质肾炎，以间质大量 IgG4 阳性浆细胞浸润为主要特征。

大多见于老年（60 岁以上）、男性（约占 80%）。患者可有尿液

检查异常、少量至中等量蛋白尿，偶有大量蛋白尿，偶有镜下血尿。尿 β_2 微球蛋白升高，肾功能受损多数有急、慢性肾功能不全。

影像学检查示有肾盂、输尿管肥厚及肿瘤样病变，部分可伴有肾小球病变。除肾外，常有涉及其他脏器的损害，如胰腺、肝、唾液腺和泪腺、肺、胆囊等，也有患者病变仅局限于肾。

目前国际上对 IgG4-RKD 的诊断标准尚未达成一致，仅根据 IgG4-RD 的特征及肾受累的特殊表现提出。2011 年，美国的 Raissian 和日本的 Kawano 分别提出了 IgG4-RKD 的建议诊断标准。

【诊断标准之一】 2011 年美国 Raissian 等提出（表 9-19）

表9-19 美国肾脏病学会IgG4-TIN的推荐诊断标准

检查方法和部位	病变特点
组织学	富含浆细胞浸润 TIN，在细胞浸润最集中区域 IgG4+ 浆细胞数 > 10 个 /HPF[a] 免疫荧光或电镜检查毛细血管壁或 TBM 存在免疫复合物沉积[b]
影像学	肾皮质小结节，圆形或楔形损害，或呈弥漫斑片状受累 肾体积增大
实验室检查	血清 IgG4 或 IgG 水平升高 高免疫球蛋白血症 嗜酸性粒细胞增多
其他受累器官	包括 AIP、硬化性胆管炎、任何器官的炎性肿物、唾液腺和泪腺受累、炎性动脉瘤、肺部受累、腹膜后纤维化等

注：TIN：肾小管间质性肾炎；TBM：肾小管基底膜；AIP：自身免疫性胰腺炎
a：必备条件；b：80% 病例中出现

[引自：Raissian Y，Nasr SH，Larsen CP，et al. Diagnosis of IgG4-related tubulointerstitial nephritis.J Am Soc Nephrol，2011，22（1）：1343-1352.]

【诊断标准之二】 2011 年日本 Kawano 等建议（表 9-20）

表9-20 日本肾病学会IgG4-RKD诊断标准

序号	病变特点
1	尿液、肾功能检查有任何异常，血清学检查有高 IgG 血症、低补体血症、高 IgE 血症中任何一个
2	影像学有特征性的异常改变（弥漫性肾肿大、肾实质多发性低密度区域、单发性肾肿瘤、肾盂壁肥厚）
3	有高 IgG4 血症（≥ 135 mg/L）

表9-20　日本肾脏病学会IgG4-RKD诊断标准（续表）

序号	病变特点
4	肾病理有以下改变： （1）有明显的淋巴细胞、浆细胞浸润，以 IgG4 或 IgG 阳性浆细胞比 ≥ 40%、或 IgG 阳性浆细胞数量 > 10/HPF （2）浸润细胞周围有特征性的纤维化改变
5	肾以外的脏器组织病理学检查有淋巴细胞、浆细胞浸润，伴纤维化改变，以 IgG4 或 IgG 阳性浆细胞比 ≥ 40%，或 IgG 阳性浆细胞数量 > 10/HPF

注：（1）临床上要鉴别以下疾病，如肉芽肿性血管炎、嗜酸性肉芽肿性血管炎、髓外浆细胞瘤等

（2）影像学上要鉴别以下疾病：恶性淋巴瘤、肾癌、肾梗塞、肾盂肾炎等

确诊标准：	拟诊标准：	疑诊标准：
①＋③＋④a，b	①＋④a，b	①＋③
②＋③＋④a，b	②＋④a，b	②＋③
①＋③＋⑤	②＋⑤	①＋④a
①＋③＋④a＋⑤	③＋④a，b	②＋④a

[引自：Kamano M，Saeki T，Nakashima H，et al.Proposal for diagnosic criteria For IgG4-related kidney disease.Clinical and Experimental Nephrology，2011，15（5）：615-626.]

[李正东，杜晓刚.IgG4 相关性肾病研究进展（J/CD）.中华临床医师杂志：电子版，2014，8（3）：538-541.]

六、IgG4 相关性垂体炎

【诊断标准】

1．垂体组织病理学　腺垂体单核细胞浸润，富含淋巴细胞和浆细胞，IgG4 阳性细胞 > 10/HPF

2．垂体磁共振　鞍区肿块或垂体柄增厚

3．活检证明其他器官受累 其他器官存在 IgG4 相关性病变

4．血清 IgG4 升高（> 140 mg/dl）

5．对糖皮质激素治疗反应好，用药后垂体肿块变小，症状改善

当满足以下条件时，诊断成立：

标准 1

标准 2 和 3

标准 2、4 和 5

（引自：2001 年《Autoimmune Reviews》医学参考报 2012.07.12.A5）

七、IgG4 相关性肺疾病

呼吸系统受累也是某些 IgG4 相关性疾病的一种表现。可累及：

1．胸膜：胸膜结节、胸腔积液（部分为乳糜性胸腔积液）

2．肺门和（或）纵隔淋巴结肿大、部分为纤维化性纵隔炎

3．肺实质：表现为间质性肺炎，结节状实变；支气管血管束增厚和（或）小叶间隔增厚；双下肺弥漫性网格影伴牵张性支气管扩张；多发圆形磨玻璃阴影性

4．气管/支气管：表现为哮喘、气管/支气管扭曲、变形和狭窄

病理改变：明显的纤维组织增生（纤维化）、淋巴浆细胞增生及闭塞性脉管炎。

【诊断】

1．高度可能的诊断　符合上述病理表现中的至少两条以及浆细胞中 IgG4$^+$：IgG4 > 40%

2．可能的诊断　符合上述病理表现中的一条加以下一条：

（1）有其他器官 IgG4 相关性疾病的证据；或

（2）血清 IgG4 > 135 mg/dl

其他为非 IgG4 相关性肺部疾病。

【IgG4 相关性肺疾病影像学模式】

1．伴蜂窝样改变、支气管扩张和弥漫性磨玻璃影改变的肺泡间质型

2．支气管血管束和小叶间间隔增厚型

3．实性结节或团块样损害型

4．以多发圆形磨玻璃影为特征的圆形磨玻璃影型

（任立敏）

第十四节　结缔组织病相关肺动脉高压

结缔组织病（connective tissue disease，CTD）相关肺动脉高压（Pulmonary Artery Hypertension，PAH）是临床常见的一种病理生理综合征，几乎所有明确诊断的 CTD 都可合并 PAH，如 SSc、MCTD、PM/DM、SLE、RA、SS 等，它也是影响 CTD 预后的一个非常重要的因素。

不同 CTD 并发 PAH 的概率不完全相同。国外流行病学调查显示：PAH 的预后很差，特发性肺动脉高压诊断后的平均存活期为

2.5～3.4年，而硬皮病相关肺动脉高压，60%的患者在确诊后2年内死亡。CTD相关肺动脉高压的1年病死率为25%，5年病死率则升至70%。CTD相关肺动脉高压病情严重，预后差。其特征是肺动脉阻力进行性升高，最终导致右心衰竭。

肺动脉高压（PAH）是指肺血管阻力进行性增高，并导致右心衰竭，肺静脉压力正常，同时肺毛细血管嵌顿压正常的一种特殊的病理状态。

患者在静息状态下，右心导管测量：肺动脉压（mPAP）≥ 25 mmHg，或活动时 > 30 mmHg，肺毛细血管楔压（PCWP）或左心室舒张末压 < 15 mmHg 即为肺动脉高压（PAH）。

肺动脉高压的严重程度可根据静息 mPAP 的水平分为三度：

轻度（26～35 mmHg）

中度（36～45 mmHg）

重度（> 45 mmHg）

一、分级

见表9-21。

表9-21　肺动脉高压功能分期（1998年WHO根据NYHA制定）

NYHA 的功能分级	
Ⅰ级	体力活动未受限，日常活动不会导致不正常的呼吸困难、疲乏、胸痛或近乎晕厥。
Ⅱ级	轻度活动受限，静息时无症状，日常活动即可导致不正常的呼吸困难、疲乏、胸痛或近乎晕厥。
Ⅲ级	明显活动受限，静息时无症状，轻微活动即可导致不正常的呼吸困难、疲乏、胸痛或近乎晕厥。
Ⅳ级	患者在任何体力活动下，均会出现症状，患者有右心衰竭表现，呼吸困难和（或）疲倦，甚至在静息状态下出现任何活动均会增加不适程度。

* NYHA：纽约心脏协会

（引自：徐凯峰．肺动脉高压与风湿病．// 蒋明，David Yu，林孝文等，等．中国风湿病学．北京：华夏出版社，2004：624．）

二、分类

【2003年威尼斯会议肺高压临床诊断分类】

1. 肺动脉高压

特发性肺动脉高压（IPAH）

继发性肺动脉高压

相关因素所致

胶原血管病

先天性体 - 肺分流性心脏病

门静脉高压

药物和毒物

其他：甲状腺疾病、糖原累积症、戈谢病（Gaucher 病）、

遗传性出血性毛细血管扩张症、血红蛋白病、

骨髓增生性疾病、脾切除

因肺静脉或毛细血管疾病导致的肺动脉高压

肺静脉闭塞病

肺毛细血管瘤

新生儿持续性肺动脉高压

2．左心疾病相关的肺动脉高压

主要累及左心房或左心室的心脏疾病

左心瓣膜病

3．与呼吸系统疾病或缺氧相关的肺动脉高压

慢性阻塞性肺疾病

间质性肺病

睡眠呼吸障碍

肺泡低通气综合征

慢性高原病

肺泡 - 毛细血管发育不良

4．慢性血栓和（或）栓塞性肺高压

血栓栓塞近端肺动脉

血栓栓塞远端肺动脉

非血栓性肺栓塞［肿瘤、虫卵和（或）寄生虫，外源性物质］

5．混合性肺动脉高压

类肉瘤样病、组织细胞增多症、淋巴血管瘤病、肺血管压迫

（腺瘤、肿瘤、纤维性纵隔炎）

（引自：BMJ Chinese Edition，2008，11：99-104.）

【2009 年肺动脉高压新分类】

欧洲心脏病学会（ESC）、欧洲呼吸病学会（ERS）、国际心脏与肺移植学会（ISHLT）

1．肺小动脉炎高压（PAH）

特发性

遗传性

BMPR2；

ALK-1，endoglin（有或没有遗传性出血性毛细血管扩张）

原因不明

药物或毒物所致

相关性疾病（APAH）

结缔组织病

HIV 感染

门静脉高压

充血性心脏病

血吸虫病

慢性溶血性贫血

新生儿持续性肺动脉高压

肺静脉闭塞病和（或）肺毛细血管出血

2．左心室疾病所致肺动脉高压

3．肺疾病和（或）低氧血症所致肺动脉高压

慢性阻塞性肺疾病

间质性肺病

限制性及阻塞性肺病共存的肺部疾病

睡眠障碍性呼吸

肺泡换气不足

长期暴露于高原

发育异常

4．慢性血栓栓塞性肺动脉高压

5．原因不明和（或）多因素机制所致肺动脉高压

血液学异常：骨髓增殖异常、脾切除术

系统性疾病：肉状瘤病、肺 Langerhans 细胞增多、淋巴管肌瘤病

代谢异常：糖原贮积病、Gaucher 病、甲状腺疾病

其他：肿瘤阻塞、纤维性纵隔炎、慢性肾衰竭透析治疗

注：ALK-1：活化素受体样激酶 1 基因；APAH：与小动脉高压相关；BMPR2：

2 型骨形态蛋白受体；HIV：人类免疫缺陷病毒；PAH：肺小动脉高压

（引自：医学参考报，2009.10.15 A8）

三、诊断

【诊断标准】

1. 劳累性呼吸困难
2. 胸骨左缘的收缩期搏动
3. 肺动脉第二音亢进
4. X 线胸片示肺动脉段扩张
5. EKG 示右心室肥厚
6. UKG 示右心室肥大

具有上述 6 条标准中 4 条或 4 条以上者，可诊断为肺动脉高压症。敏感性为 92%，特异性为 100%。

四、PAH 诊断流程

如何早期诊断 PAH 见图 9-2，PAH 的诊断流程见图 9-3。

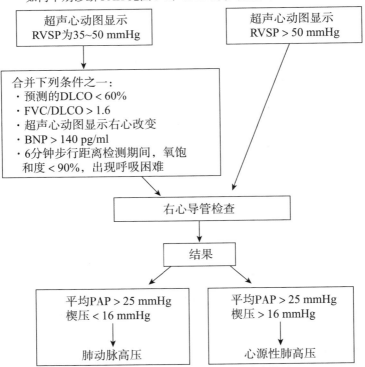

注：RVSP=右室收缩压；DLCO=一氧化碳弥散量；
　　FVC=用力肺活量；PAP=肺动脉压

图 9-2　PAH 诊断流程

（引自：徐希奇，荆志成. 中国医学论坛报，2010.5.10.）

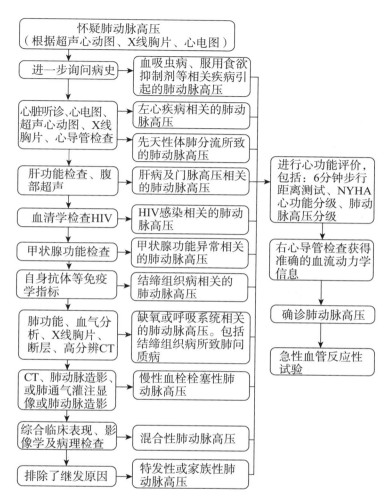

图 9-3　肺动脉高压的诊断流程图

五、肺动脉高压的治疗

PAH 治疗流程见图 9-4。

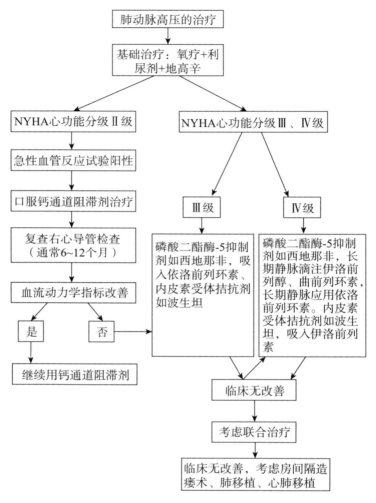

图 9-4　肺动脉高压治疗流程图

（李　茹　孙　瑛）

第十五节　结缔组织病相关肺间质病变

肺间质病变（Interstitial Lung Disease，ILD）是一组以肺泡炎症和间质纤维化为基本病变的异质性肺部疾病的总称，病变主要侵犯周边肺组织，弥漫性分布，又称弥漫性实质性肺疾病。ILD 几乎见于所有的 CTD，在不同的 CTD 中发病率有所不同，以系统性硬化（硬皮病）合并 ILD 的发病率最高，有报道可达 45%。其次是多发性肌炎 / 皮肌炎、类风湿关节炎、干燥综合征，而系统性红斑狼疮合并 ILD 的发病率较低。大部分结缔组织病相关肺间质病变（Connective Tissue Disease-associated Interstitial Lung Disease，CTD-ILD）病情平稳，进展缓慢，仅有一小部分进展快速，短期内（平均 2 ~ 3 年）可威胁患者生命。

目前诊断 CTD-ILD 尚无统一的标准，首先诊断应以基础病（CDT）为主，其次可依靠胸部高分辨 CT（HRCT）、肺功能、支气管肺泡灌洗，必要时可进行肺活检确诊，肺组织病理是诊断 ILD 的"金标准"。

一、病理分型（呼吸科 / 胸科分类标准）

1. 寻常型间质性肺炎（UIP）
2. 非特异性间质性肺炎（NSIP）
3. 隐原性机化性肺炎（COP）
4. 急性间质性肺炎（AIP）
5. 呼吸性细支气管炎性间质性肺病（RB-ILD）
6. 脱屑性间质性肺炎（DIP）
7. 淋巴细胞型间质性肺炎（LIP）

CTD-ILD 以 NSIP 和 UIP 较多见。不同的 CTD 合并 ILD 的病理类型不同，每种 CTD 有相对"典型"的病理类型，有时也可有多种病理类型共存。因不同的病理类型对药物的反应不同，NSIP 的预后较好，而 UIP 的预后则相对较差。

二、分类

美国胸科学会 / 欧洲呼吸学会临床—影像—病理分类（2002）见表 9-22。

表9-22　临床—影像—病理分类（**2002年美国胸科学会/欧洲呼吸学会**）

组织学分类	临床—影像—病理（CRP）分类
1. 寻常型间质性肺炎（UIP）	1. 特发性肺纤维化（UIP/IPF）/ 隐原性致纤维化性肺泡炎（CFA）
2. 非特异性间质性肺炎（NSIP）	2. 非特异性间质性肺炎（NSIP）
3. 机化性肺炎（OP）	3. 隐原性机化性肺炎（COP）
4. 弥漫性肺泡损伤（DAD）	4. 急性间质性肺炎（AIP）

表9-22　临床—影像—病理分类（**2002年美国胸科学会/欧洲呼吸学会**）

（续表）

组织学分类	临床—影像—病理（CRP）分类
5．呼吸性细支气管炎（RB）	5．呼吸性细支气管炎伴间质性肺病（RB-ILD）
6．脱屑性间质性肺炎（DIP）	6．脱屑性间质性肺炎（DIP）
7．淋巴细胞性间质性肺炎（LIP）	7．淋巴细胞性间质性肺炎（LIP）

〔引自：Pov'sil C. Histopathological classification of idiopathic interstitial pneumonias. Cesk Patol，2010，46（1）：3-7.〕

【**特发性间质性肺炎（IIP）分类**】 2013 年

主要 IIP

● 慢性

寻常型间质性肺炎（Idiopathic pulmonary fibrosis，UIP）

非特异性间质性肺炎（Idiopathic nonspecific interstitial pneumonia，NSIP）

● 吸烟相关

呼吸性细支气管炎伴间质性肺炎（Respiratory bronchiolitis–interstitial lung disease，RB-ILD）

脱屑性间质性肺炎（Desquamative interstitial pneumonia，DIP）

● 急性或亚急性

急性间质性肺炎（Acute interstitial pneumonia，AIP）

隐源性机化性肺（Cryptogenic organizing pneumonia，COP）

● 罕见 IIP

特发性淋巴细胞间质性肺炎（Idiopathic Lymphoid Interstitial Pneumonia，LIP）

特发性胸膜肺实质弹力纤维增生症（Idiopathic Pleuroparenchymal Fibroelastosis，PPFE）

不能分类 IIP

【**特发性间质性肺炎的病理分类**】

特发性间质性肺炎的病理分类见图 9-5。

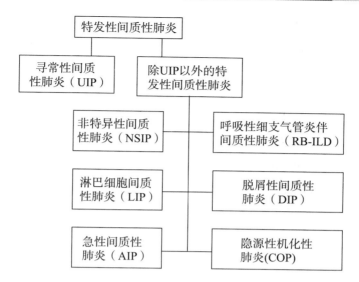

图9-5　特发性间质性肺炎的病理分类

三、诊断标准

【HRCT诊断标准】 2000年美国胸科协会/欧洲呼吸协会（ATS/ERS）提出

1. 病变主要位于胸膜下和肺基底部；

2. 病变呈网格状；

3. 蜂窝状改变，伴或不伴牵扯性支气管扩张；

4. 无7种不符合寻常型间质性肺炎（UIP）表现的任何1条：

（1）病变主要分布于上、中肺；

（2）病变主要沿支气管血管束分布；

（3）广泛的磨玻璃样影（病变范围超过网格影）；

（4）大量微结节（双侧，上肺分布为主）；

（5）散在的囊泡影（多发、双侧，远离蜂窝肺区域）；

（6）弥漫性马赛克征/气体陷闭（双侧、三叶或多肺叶受累）；

（7）支气管肺段/肺叶实变。

需除外：

（1）其他肺部疾病，包括肺炎、肺结核、支气管哮喘、支气管扩张、慢性阻塞性肺疾病及肺癌；

（2）其他因素引起的ILD；

（3）长期吸烟和使用激素及免疫抑制剂者。

［摘自：American Thoracic Society.Idiopathc pulmonary fibrosis：diagnosis and treatment.Intenational consensus statement.Ameerican thoracic Society（ATS），and the European Respiratory Society（ERS）. Am J Respir Crit Care Med，2000，161：646-664.

中华风湿病学杂志，2013，（17）9：624-626.]

【UIP 型 HRCT 的分级诊断标准】（见表9-23）

表9-23　UIP型HRCT的分级诊断标准

典型 UIP（符合以下 4 项）	UIP 可能（符合以下 3 项）	不符合 UIP（具备以下 7 项中任何一项）
• 病灶以胸膜下，基底部为主 • 异常网状影 • 蜂窝肺伴或不伴牵张性支气管扩张 • 缺少第三级中任何一项（不符合 UIP 条件）	• 病灶以胸膜下，基底部为主 • 异常网状影 • 缺少第三级中任何一项（不符合 UIP 条件）	• 病灶以中上肺为主 • 病灶以支气管周围为主 • 广泛的毛玻璃影（程度超过网状影） • 多量的小结节（两侧分布，上肺占优势） • 囊状病变（两侧多发，远离蜂窝肺区域） • 弥漫性马赛克征/气体陷闭（两侧分布，3 叶以上或更多肺叶受累） • 支气管肺段/叶实变

（摘自：Raghu G，Collard HR，Egan JJ，et al. An Official ATS/ERS/JRS/ALAT Statement：Idiopathic Pulmonary Fibrosis：Evidence-based Guidelines for Diagnosis and Management. Am J Respir Crit Care Med，183：788-824.）

2011 年来自美国胸科学会（ATS）、欧洲呼吸学会（ERS）、日本呼吸学会（JRS）和拉丁美洲胸科学会（ALAT）的间质性肺疾病（ILD）、特发性间质性肺炎（IIP）和 IPF 领域的著名专家，系统回顾了 2010 年 5 月前有关 IPF 的文献，共同制定了第一部以循证为基础的 IPF 诊断和治疗指南（简称 2011 指南）。

（孙　瑛）

第十六节　脂膜炎

脂膜即皮下脂肪层，由脂肪细胞所构成的小叶及小叶间的结缔组织间隔所组成。脂膜炎（panniculitis）是指皮下脂肪层的炎症。脂膜炎病因较复杂，与感染、药物、创伤、胰腺疾病、系统性疾病（如结节病）、自身免疫病（如红斑狼疮、皮肌炎、硬皮病、结节病、贝赫切特病等）和肿瘤等有关，也可以是特发性的。

根据病理改变脂膜炎分为两型：以脂肪小叶炎症为主者称小叶性脂膜炎；以脂肪间隔炎症为主者称间隔性脂膜炎。最常见的脂膜炎是结节性脂膜炎，或称为回归性发热性非化脓性脂膜炎、Weber-Christian 病，或特发性脂膜炎伴多系统受累，临床表现有发热、关节痛、腹痛、肝脾大、贫血等。皮下结节是本病的主要症状，本病好发于 30～60 岁女性，男女比例 1：2.5。

一、结节性脂膜炎

结节性脂膜炎是一种原发于脂肪小叶，表现为复发性和非化脓性炎症的自身免疫病。病因不明，可发生于任何年龄，多见于 30～60 岁女性，无种族差异。1892 年，Pfeifer 首次报道本病。又称为复发性发热性非化脓性脂膜炎、Weber-Christian 综合征或特发性小叶性脂膜炎。以反复发作的皮下脂肪痛性结节或斑块和发热为临床特征。

【临床表现】

临床呈急性或亚急性经过，以反复全身不适、关节痛、发热、皮下结节为特征。结节性脂膜炎根据受累部位，可分为皮肤型和系统型。

1. 皮肤型　病变只侵犯皮下脂肪组织，而不累及内脏，临床上以皮下结节为主，结节大小不等，直径一般 1～4 cm，亦可大至 10 cm 以上。在几周到几个月的时间内成群出现，对称分布，好发于股部与小腿，上肢少见，偶见于躯干和面部。皮肤表面呈暗红色，带有水肿，亦可呈正常皮肤色，皮下结节略高于皮面，质地较坚实，有自发痛或触痛。结节位于皮下深部时，能轻度移动，位置较浅时与皮肤粘连，活动性很小。结节反复发作，间歇期长短不一。结节消退后，局部皮肤出现程度不等的凹陷（脂肪萎缩，纤维化而残留的萎缩性瘢痕）和色素沉着。有的结节可自行破溃，流出黄色油样液体，称为"液化性脂膜炎"（Liquefying panniculitis）。多发生于股部和下腹部，小腿伸侧少见。愈后形成不规则的瘢痕。

半数以上的皮肤型患者伴有发热，为低热、中度或高热，热型多为间歇热或不规则热，少数为弛张热。发热常在结节出现数日后开始，持续时间不定，多在 1～2 周后逐渐下降。可伴有乏力、肌肉酸痛、食欲减退，部分患者可伴有关节疼痛，以膝、踝关节多见，呈对称性、持续性或反复性，关节局部可出现红肿，不遗留关节畸形。多数患者可在 3～5 年内逐渐缓解，预后良好

2．系统型　患者除具有皮肤型表现外，还伴有内脏受累。内脏损害可与皮肤损害同时或先后出现。各种脏器均可受累，如肝、小肠、肠系膜、大网膜、腹膜后脂肪组织、骨髓、肺、胸膜、心肌、心包、脾、肾和肾上腺等。消化系统受累较为常见，累及肝时表现为黄疸、肝功能异常等；累及大网膜、肠系膜或腹膜后脂肪组织时表现为肠梗阻、腹部包块或消化道出血等；血液系统受累表现为全血细胞减少；肾受累表现为一过性肾功能不全；呼吸系统受累时可出现胸腔积液、胸膜炎、肺门阴影和肺内一过性肿块等。中枢神经系统受累时可导致精神异常或神志障碍。患者发热常与皮疹出现相平行，表现为弛张热热型。较为特殊，皮疹出现后温度逐渐上升

【组织病理】

脂膜炎的病理改变主要是脂肪细胞的变性和坏死，可分为三期：

1．第一期（急性炎症期）：小叶内脂肪组织变性坏死，有中性粒细胞、淋巴细胞和组织细胞浸润，部分伴有血管炎改变。无脓肿形成。

2．第二期（肉芽肿期）：在变性坏死的脂肪组织中有大量巨噬细胞浸润，吞噬变性的脂肪细胞，形成具有特征性的"泡沫细胞"（噬脂性巨细胞）

3．第三期（纤维化期）：泡沫细胞大量减少或消失，炎症反应被纤维母细胞取代，形成纤维化

皮肤结节的组织病理学改变是诊断的主要依据，病理活检的阳性率取决于活检的时机和深度。如果皮肤活检部位不够深，未达到皮下脂肪层，则可能出现假阴性，造成漏诊；取活检的时机亦很重要，如果在第三期取材，不可能真实反映病情，则需重新取材。

【临床特点】

1．好发于青壮年女性

2．以反复发作与成批出现的皮下结节为特征，结节消退后局部皮肤出现程度不等的凹陷和色素沉着

3．常伴发热、关节痛与肌痛等全身症状

4．当病变侵犯内脏脂肪组织，视受累部位不同，出现不同临床表现。内脏广泛受累者，可出现多脏器功能衰竭、大出血或并发感染。预后差

【诊断依据】

结节性脂膜炎无明确的诊断标准，其诊断赖于病史、查体及病理检查。

1. 中青年女性

2. 发热，伴痛性皮下结节或有明显触痛的皮下结节

3. 伴有多系统受累，如消化系统、肺、心血管、肾、眼等

4. 皮下结节病理检查为典型噬脂性肉芽肿改变

二、亚急性结节性游走性脂膜炎

亚急性结节性游走性脂膜炎为少见的一类脂膜炎，亦称为结节性游走性脂膜炎。常发于小腿下部，皮损呈淡黄或淡红色皮下结节，互相融合，质硬如木板，中心消退，呈离心状向四周游走。病程迁延，可达数月或数年之久。多见于女性，皮损多为单发或多发结节、斑块、肿块，好发于肢体，尤以双下肢多见。

【临床表现】

皮损初为直径1～3 cm大小的无痛性坚实结节，可数个互相融合或成为大片，不规则形的硬块，硬似木板，有称为硬皮病样脂膜炎者，边缘鲜红，中央淡红或淡黄色，随病程发展，中心消退，呈离心性向四周扩展。新疹不断发生，病程可迁延数月或数年不等。好发于成年妇女，初发多在内踝部位，继延至小腿侧面和胫前，常单侧受累，缺乏自觉症状及全身反应。新的结节可不断发生，无全身症状，结节消退后有浅黄色色素沉着。其组织病理变化为间隔型脂膜炎，皮下脂肪小叶间有炎症细胞浸润，包括组织细胞、异物巨细胞、浆细胞和淋巴细胞，但不见异形细胞。亦无特殊的免疫表型和分子遗传学方面的特征。

【诊断要点】

1. 成年妇女多见

2. 皮下结节多为单发或多发，淡黄或淡红色，质硬如木板，中心消退，呈离心状向四周游走，多见于双下肢小腿下部

3. 病程可迁延数月或数年不等

4. 结节可反复出现，缺乏自觉症状，无全身症状，结节消退后有浅黄色色素沉着

5. 组织病理为间隔型脂膜炎，皮下脂肪小叶间有炎症细胞浸润（组织细胞、异物巨细胞、浆细胞和淋巴细胞），未见异形细胞

6. 无特殊的免疫表型和分子遗传学特征

三、类固醇后脂膜炎

类固醇后脂膜炎多系应用大剂量类固醇激素后而突然停止，或过快减量所致皮下结节性脂膜炎。又称为类固醇激素后脂膜炎。1956年，由 Smith 和 Good 首次报道，是减量或停用类固醇激素的一类罕见并发症。

【临床表现】

通常停用类固醇激素（曾接受过总量 2000mg 的泼尼松或类似药物治疗）后 2 周～1 个月左右出现大小不等的皮下结节、质硬、境界清楚，有压痛，伴痒感，皮损表面颜色正常或潮红。多见于儿童，成人少见，皮损常于皮下脂肪贮积最多的部位，如臀部、躯干、四肢近端等处。本病有自愈倾向，经历数周或数月后可自然消退。全身症状缺如，有时可有发热、关节疼痛，重者可有心脏、肠道脂肪贮积，甚而可引起心力衰竭或胃肠症状，危及生命。对于严重病例，需要将激素加回原量治疗，之后再缓慢减量。疾病缓解后可有色素沉着，通常无皮损或瘢痕残留。

【病理表现】

脂肪细胞间的炎性浸润，早期见到中性粒细胞、多形核白细胞，之后为泡沫细胞、组织细胞、淋巴细胞和异物巨细胞等浸润。脂肪细胞有针状裂隙，类似新生儿皮下坏死中脂肪细胞的表现。

【诊断要点】

1．有长期大量使用皮质类固醇激素，突然停服或骤然减药后发生的病史

2．发生于任何年龄，以儿童多见

3．皮下结节多见于面颊、肩背部及臀部，表面皮肤潮红，亦可有正常皮色

4．新的结节可不断发生，无自觉症状及全身反应。无全身症状，皮损可自行消退而无瘢痕，结节消退后有浅黄色色素沉着

5．无需特殊治疗，如激素加量或停用后再度适量服用皮质类固醇激素后，结节即可慢慢消退

6．组织病理示，在脂肪小叶有泡沫细胞、组织细胞和异物巨细胞浸润及变性的脂肪细胞出现，并见针形裂隙

7．需与结节性发热性非化脓性脂膜炎、类风湿结节及结节红斑鉴别

四、狼疮性脂膜炎

狼疮性脂膜炎（lupus panniculitis）又称深部红斑狼疮（lupus eryhematosus profundus），可见于 2% ～ 3% 的 SLE 患者，可在其他系统症状出现前数年发生。诊断主要依靠典型的临床特点、实验室检查及病理表现。病变早期并不特异，随着病情发展，皮肤病理表现具有诊断意义。

【临床特点】

1．多见于女性

2．好发于面部、上肢（尤其三角肌部位）和臀部

3．皮损为境界清楚的皮下结节或斑块，表面皮肤正常或暗紫红色，极少破溃，可单发或多发

4．病程长，皮损消退后可形成凹陷性瘢痕

5．实验室检查：一般无阳性发现，但抗核抗体可出现阳性，抗双链 DNA 抗体阳性更为少见，梅毒血清学检测可为假阳性。还可出现淋巴细胞减少、贫血、C4 水平下降和类风湿因子阳性

【病理诊断标准】　Peters 等提出

1．重要标准［诊断必要条件（1）～（4）］

（1）淋巴细胞呈滤泡样浸润

（2）脂肪坏死

（3）小叶性或伴有间隔性脂膜炎

（4）出现钙化

2．次要标准［诊断非必要条件（1）～（6）］

（1）表皮呈 DLE 样改变

（2）淋巴细胞性血管炎

（3）表皮下出现带状玻璃样变性

（4）黏蛋白沉积

（5）组织细胞可呈肉芽肿样改变

（6）浆细胞或嗜酸性粒细胞浸润

五、组织细胞性细胞吞噬性脂膜炎

组织细胞性细胞吞噬性脂膜炎（cytophagic histiocytic panniculitis）较罕见，1980 年 Winklman 首先提出，继有报道。特征为全身触痛性多发性皮下结节及网状内皮系统的组织细胞增生。

【临床特点】

1．反复发作的皮下结节　1 ～ 3 cm 大小、棕黄色或暗红色之结

节、中等硬度，有压痛，有时表面可有瘀斑，有时结节可破溃。偶可累及上肢或躯干。伴有口腔黏膜、肛周和外阴糜烂或溃疡

2．全身症状　如发热、乏力、关节痛。继有全血细胞减少和肝、脾肿大，后期出现浆膜炎、进行性肝功能异常、黄疸、出血倾向、肝功能衰竭。一般病情危重，进行性加剧，最终死于出血（消化道或呼吸道）

3．组织病理学　为脂肪小叶脂膜炎，伴脂肪坏死和出血。可见具有特征性的"豆袋细胞"，由组织细胞吞噬红细胞、淋巴细胞、血小板和核碎片而形成。病变外围毛细血管增生或纤维细胞、淋巴细胞和浆细胞浸润

近年来多数学者认为，本病可发展为 T 细胞淋巴瘤。

六、寒冷性脂膜炎

是一种由寒冷直接损伤脂肪组织引起的物理性脂膜炎，本病好发于冬季，受冷数小时或 3 天后，于暴露部位出现皮下结节性的损害，直径 2 ～ 3 cm，紫绀色的皮下结节或斑块，增大或融合成斑块，质硬、有触痛，可逐渐自行消退而不留痕迹。好发于大腿、臀部及面颊部。多发生于婴幼儿，成人则多见于冻疮患者或紧身衣裤所致的血循环不良者。主要病理变化为急性脂肪坏死。

【诊断要点】

1．冬季或寒冷低温环境中，受冷数小时或更长时间

2．暴露部位，如面颊部和四肢、臀部紫色的皮下结节或斑块

3．多发生于婴幼儿，成人则多见于寒冷低温作业中冻疮患者或穿紧身衣裤引起的血循环不良者

4．结节自行消退而不留痕迹

5．组织病理　急性脂肪坏死，血管周围及局部有中性粒细胞、淋巴细胞、组织细胞浸润，继有脂肪细胞破裂融合成囊状结构

七、外伤性脂膜炎

外伤后引起皮下脂肪坏死，导致炎症反应，造成局部红肿，硬结斑块，好发于较为肥胖的妇女及儿童。局部理疗可促进炎症吸收，组织修复。

八、液化性脂膜炎

本病为类似结节性脂膜炎的一种皮下脂膜炎，可伴有 α_1 抗胰蛋

白酶缺乏。各年龄均可发病（包括儿童及老年）。皮肤损害早期似蜂窝织炎。好发于躯干和四肢近端，类似结节性脂膜炎。小腿伸侧少见。有 10%～15% 的患者无热，仅出现皮下结节组织损害，有的结节会液化变性，脓肿形成和排出坏死物。有黄棕色油状液体流出，此时称为液化性脂膜炎（Liquefying panniculitis），被认为是 Weber-Christian 病的一种变异型。

伴有系统损害，常见胸腔积液、肺栓塞、肺气肿、肝硬化、血管炎和血管神经性水肿。

有严重的脂膜炎和自发性溃疡，血清或血性液体排出，组织病理显示为脂膜炎，血清 α_1 抗胰蛋白酶水平低下或缺乏，表型测定为 MS 或 ZZ 型即可诊断。

九、皮下脂质肉芽肿病

即 Rothmann-Makai 综合征，1894 年由 Rothmann 首次报道。1928 年 Makai 命名为皮下脂质肉芽肿病（lipogranulomatosis subcutanea）。本病比较罕见，好发于儿童及肥胖的中年女性。是一种特异性局限性脂膜炎，儿童的非发热性结节性脂膜炎。

皮肤损害：结节或斑块，0.5～3 cm，大者可达 10～15 cm，质较硬，表面皮肤呈淡红色或正常皮色，轻压痛，结节散在分布于面部、躯干和四肢，以大腿内侧常见，可持续 0.5～1 年后逐渐消退，且不留萎缩和凹陷。无发热等全身症状，整个病程 6～12 个月，有自愈倾向。

早期的病理改变为脂肪小叶的急性炎症，有脂肪细胞变性坏死，中性粒细胞、组织细胞和淋巴细胞浸润，晚期发生纤维化。组织内出现大小不一的囊腔（脂肪细胞坏死所致），囊壁为结缔组织，内有钙盐沉着。

脂膜炎根据临床表现及组织病理学特点即可以作出诊断，但需与以下几种疾病，如结节性红斑、硬红斑、结节性多动脉炎、恶性组织细胞病等鉴别。

脂膜炎的诊断流程见图 9-6。

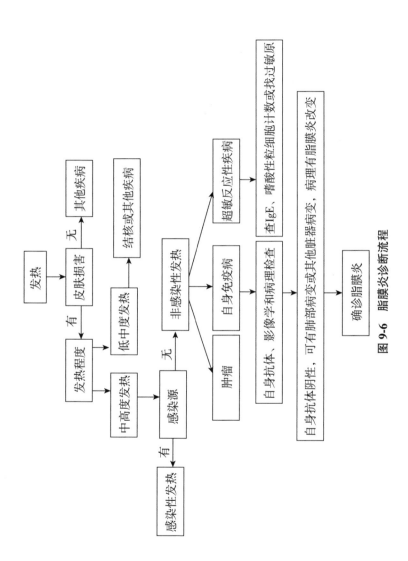

图 9-6　脂膜炎诊断流程

（姚中强　徐　婧）

第十七节　消化道安全性评估标准

非甾体类抗炎药（NSAID）引起消化道的严重不良反应中下消化道占33%～50%。CSULGIE是一种针对NSAID导致消化道不良反应的评估方法。它不仅能反映上消化道损伤情况，也能评估对下消化道的影响。尤其是对大肠、小肠出血，梗阻等的判断，在药物安全使用中具有重要意义。

【消化道安全性新评估标准（Clinically signifcat upper and lower GL events，CSULGIE）】 Chan FKL 等

1．有消化道损伤

（1）胃十二指肠（GD）出血：内镜检查可见GD溃疡或糜烂或其他致病性损伤，以及近期有出血表现

（2）胃幽门梗阻：临床表现、外科检查、内镜或影像学证据提示梗阻

（3）GD、小肠、大肠穿孔：临床表现、外科检查、内镜或影像学证据提示穿孔

（4）小肠出血：黑便或直肠后出血且小肠检查异常

（5）大肠出血：黑便或直肠后出血，食管、GD镜检（EGD）未见异常，而结肠镜检异常；痔疮出血导致贫血，则需纳入考虑

（6）小肠梗阻：恶心、呕吐≥24h，内镜、影像学或外科检查可见小肠梗阻，除外结肠癌、憩室炎或术后粘连等下消化道部位病变所致梗阻

（7）消化道起源的贫血：贫血定义为红细胞压积降低≥10%和（或）血红蛋白浓度降低≥20g/L。无急性消化道出血的临床表现，贫血且结肠镜检或EGD（或小肠检查）异常，同时贫血不是非消化道起源，若RA患者病情应稳定

（8）溃疡征象：不符合溃疡并发症的标准，但内镜可见GD溃疡，同时经GI事件委员会认定

2．无消化道损伤

（1）原因不明的消化道出血，包括疑似小肠出血；呕吐、黑便或直肠后出血，EGD或结肠镜（或小肠检查）未见异常

（2）推测为隐匿性消化道（包括疑似小肠出血所致）起源的贫血无明显急性消化道出血的临床表现，贫血但EGD或结肠镜（或小肠检查）未见异常，同时贫血不是非消化道起源，若RA患者病

情应稳定

（医学参考报风湿免疫频道. 2010.02.11.A7）

（刘　栩）

第十八节　自身炎症性疾病

自身炎症性疾病（autoinflammatory disease/disorder，AIDs），又名"自身炎症发热综合征"（auto-inflammatoryfever syndromes）、遗传性周期发热综合征（hereditary periodic fever syndrome），是一组遗传性复发性非侵袭性炎症性疾病，绝大多数患者表现为突发周期性发热，皮疹、浆膜炎、淋巴结肿大和关节炎等，并伴急性期反应物升高（如中性粒细胞增多、ESR 增快、CRP 增高等）。而在发作间期症状可以完全消失，患者健康、生长发育均如同正常人，急性期反应物也完全正常。AIDs 没有特殊的抗原、高滴度的自身抗体存在或特异性 T 淋巴细胞异常活化。

自身炎症性疾病由于基因突变使其编码蛋白发生改变，导致固有免疫失调而引起全身性炎症。由于其遗传性特点，大多数发病较早，从出生后数小时到十多岁青少年期均可发病，少数患者成年后发病。

自身炎症性疾病既包括单基因遗传病（发病有家族史、有遗传性），也包括多基因疾病（发病并不是与某一种特定基因相关，而是受多个基因、多种外界因素影响）。绝大多数自身炎症性疾病中是单基因遗传病。

自身炎症性疾病由于其症状涉及多系统，多种临床表现并不特异，患者常常因为不明原因发热、皮疹或者关节炎等症状往返于各个科室，如感染科、皮肤科、免疫科、血液科等。更由于本病的诊断手段缺乏，临床医生认识不足，易于长期误诊或者漏诊。

一、分类

自身炎症性疾病的分类见表 9-24。

表9-24　自身炎性疾病分类

（一）非特异性斑丘疹伴周期性发热和腹痛（经典的周期性发热综合征）

1．短期的反复发热（＜7天）

FMF：家族性地中海热

HIDS：甲羟戊酸激酶缺乏／高IgD伴周期性发热综合征

2．长期的反复发热（＞7天）

TNF受体相关性周期性发热综合征

（二）中性粒细胞荨麻疹（卟淋病）

1．短期反复发热（经典性＜24小时）

CAPS/FCAS：家族性寒冷性自身炎性综合征

CAPS/MWS：穆克勒-维尔斯综合征

2．长期低热

CAPS/NOMID：新生儿起病的多系统炎性疾病／慢性婴儿神经皮肤关节综合征

（三）肉芽肿性皮损伴低热

Blau综合征／儿童肉芽肿性关节炎

（四）脓疱疹和周期性发热

1．伴炎性骨病

DIRA：IL-1受体抗体缺乏

Majeed综合征

2．伴化脓性关节炎

PAPA：化脓性无菌性关节炎伴脓皮病性坏死和痤疮

3．伴炎症性肠病

早期起病的炎症性肠病

4．无其他器官受累

DITRA：IL-36受体抗体缺乏

CAMPS：CARD14介导的皮疹

（五）非典型的中性粒细胞皮疹伴组织细胞浸润

蛋白酶体相关的自身炎症反应综合征

（六）自身炎性疾病伴免疫缺陷综合征

1．PLAID：PLCγ2相关的抗体缺乏伴免疫失调

2．APLAID：自身炎性反应伴PLCγ2相关的抗体缺乏及免疫失调

3．HOIL-1缺乏

【自身炎症性疾病包括4组疾病】

1．周期性发热　该类自身炎症性疾病包括三种单基因疾病：

（1）家族性地中海热（Familial Mediterranean fever，FMF）

（2）甲羟戊酸激酶缺乏症（mevalonate-kinase deficiency，MKD）

（3）肿瘤坏死因子受体相关周期性综合征（tumour necrosis factor receptor-associated periodic syndrome，TRAPS）

2．cryopyrin 相关周期性综合征（cryopyrin-associated periodic syndromes，CAPS）此类疾病属于常染色体显性遗传病。包括：

（1）家族性冷自身炎症综合征（familial cold autoinflammatory syndrome，FCAS）

（2）Muckle-Wells 综合征（Muckle-Wells syndrome，MWS）

（3）慢性婴儿神经皮肤关节综合征（chronic infantile neurological cutaneous and articular syndrome，CINCA）

3．肉芽肿性疾病　主要指 Blau 综合征

4．化脓性疾病　是一组罕见的以无菌性化脓性脓肿为主要表现，累及皮肤、关节和骨骼的疾病，包括：

（1）化脓性无菌性关节炎 - 坏疽性脓皮病 - 痤疮（pyogenic sterile arthritis，pyoderma gangrenosum and acne，PAPA 综合征）

（2）Majeed 综合征

（3）白介素 -1 受体拮抗剂缺乏症（deficiency of the interleukin-1 receptor antagonist，DIRA）

【按遗传方式分类】

AIDs 的发生都有基因突变的遗传背景，有些学者按照遗传方式不同将 AIDs 分为单基因 AIDs（monojimic AIDs）和多基因 AIDs（polgfenic AIDs）二大类（表 9-25）。

表9-25　自身炎症性疾病分类（按照遗传方式分类）

单基因自身免疫性疾病	多基因自身免疫性疾病
FMF	Still 病
TRAPS	sJTA
CAPS	痛风
FCAS	白塞病
MWS	克罗恩病
NOMJD/CINCA	
HIDS	
PAPAS	
CRMO	
Blau 综合征	
DIRA	
DITRA	
NNS	
JMP 综合征	
CANDLE 综合征	

CAPS：冷炎素相关周期热综合征；HIDS：高 IgD 综合征；NNS：中条 - 西村综合

征；JMP综合征：关节挛缩、肌肉萎缩、小细胞性贫血和脂膜炎相关肌营养不良综合征；sJIA：幼年型特发性关节炎全身型

（引自：Zen M，Gatto M，Domeneghetti M，et al.Clinical guidelines and definitions of autoinflammatory disease：contrasts and comparisons with autoimmunity-a comprehensive review. Clin Rev Allergy Immunol，2013，45：227-235.）

【按炎症信号通路分类】

根据不同炎症信号通路将 AIDs 分为炎症小体疾病（inflammasomopathies）、受体拮抗剂缺陷病（receptor antagonist deficiencies）和蛋白酶体缺陷综合征（proteasome disability syndromes）三大类（表9-26）。

表9–26　自身炎症性疾病分类（按照炎症信号通路分类）

炎症信号通路类型	疾病名称	
炎症小体疾病	内源性	CAPS（FCAS，MWS，NOMJD/CJNCA）
	外源性	FMF
		HJDS
		PAPAS
	获得性	痛风
		假性痛风
		2型糖尿病
		Schnilzler 综合征
受体拮抗剂缺陷病		DJRA
		DJTRA
蛋白酶体缺陷综合征		NNS
		JMP 综合征
		CANDLE综合征

（引自：Kanazawa N.Rare hereditary autoinflammatory disorders：towards an understanding of critical in vivo inflammatory pathways.J Dermatol Sci，2012.66：183-189.）

【按临床表现分类】

根据 AIDs 周期性或持续性发作的特点和不同受累器官，而将 AIDs 按临床表现分为 6 种类型（表9-27）。

此方法可通过患者的临床特征来区分不同的 AIDs。

二、自身炎症性疾病的临床特点

见表9-28。

表9-27　自身炎症性疾病分类（按照临床表现分类）

临床表现	疾病
周期性发作，多系统受累	FMF
	TAAPS
	MKD
	MWS，FCAS
	PFAPA
周期性发作，关节受累	痛风
	假性痛风
周期性发作，骨骼受累	CAMO
系统性发作，多系统受累	CMCA/MOHID
	sJIA
	Still 病
	Schenizler 综合征
	蛋白受体缺陷综合征
	系统性 HLH
	白塞病
	克罗恩病
	Blau 综合征
	PAPA
	SAPHO
	DIRA
系统性发作，皮肤受累	DITRA
	Sweet 综合征
	中性粒细胞脂膜炎
	炎性肢端皮炎
	迟发性压力型荨麻疹
系统性发作，消化道受害	早期起病的炎症性肠病

PFAPA：周期热、口腔溃疡、口腔炎、咽炎、腺炎；HLH：噬血细胞性淋巴组织细胞增多症；PAPA：化脓性关节炎脓皮病痤疮综合征；SAPHO：滑膜炎、痤疮、脓疱病、骨质增生性骨炎

（引自：Grateu G，Hentgen V，Stojanovic KS，et al. How should we approach classification of autoinflammatory disease?Nat Rew Rheumatol，2013，9：624-629.）

表9-28 自身炎症性疾病的临床特点

临床特点	TRAPS	FMF	HIDS	BS	FCAS	MWS	NOMID	PAPAS	CRMO
遗传方式	常显	常隐	常隐	常显	常显	常显	常显	常显	常隐
发病年龄	2周~53岁	2/3患者10岁前	中位年龄0.5岁	幼儿	1岁以前	儿童	生后即发病	儿童	多在5岁前
发作周期	5~6周	1周~数月	4~8周, 随年龄增长周期延长	4~8周, 随年龄增长	遇冷后10min~8h内出现	不固定	病情发展, 无明显周期	无, 不固定	3~8周
发作持续时间	平均21d	1~3d	3~7d	4d	1d	1~2d	终生不愈	持续	3~6d
发热	中高热	中高热	高热	发热	弛张热	低热	弛张热	高热	高热
皮肤	离心性痛性移行红斑, 行红斑, 离心性痛区重叠	丹毒性红斑, 多见, 红肿热痛	红色斑疹	鱼鳞病样皮疹	皮疹	荨麻疹	荨麻疹样皮疹无瘙痒	囊肿性痤疮, 化脓性坏疽	炎症性皮肤病, 银屑病等
关节肌肉	滑膜炎, 深部肌肉痉挛性肌痛, 触痛, 离心性分布	单发下肢大关节炎多见, 10%肌肉疼痛, 轻度, 下肢远端	多关节痛, 大关节	伴有典型的坏死性滑膜炎的对称性多发性关节炎	关节痛	膝关节痛	轻度关节炎痛, 大关节毁损性关节病	化脓性无菌性关节炎	反复发作的多发性骨, 关节肿痛, 关节活动受限, 关节痉挛

表9-28　自身炎症性疾病的临床特点（续表）

临床特点	TRAPS	FMF	HIDS	BS	FCAS	MWS	NOMID	PAPAS	CRMO
腹部症状	92%	90%，全腹痛，股紧张，反跳痛，常伴呕吐或腹泻	72%腹痛，80%腹泻	+		周期性腹痛	肝炎，肝脾大		轻微腹痛
眼	结膜炎，眶周肿痛		白内障	葡萄膜炎，白内障，继发性青光眼	结膜炎	结膜炎	视网膜血管炎，视乳头水肿		
淀粉样变	+	未经治疗，长期大量蛋白尿的患者	罕见		重症患者	25%	少数		
其他征象	睾丸痛，阴囊痛，淋巴结病	心包炎，睾丸鞘膜炎，皮肤过敏性紫癜	淋巴结病，口腔、外阴痛性溃疡，生长不足，高血清IgD，甲羟戊酸激酶活性低	口腔炎		感觉性耳聋	足月小样儿（前额突出，眼外突），中枢神经系统受累，感觉性耳聋		红细胞生成不良性贫血（小细胞）生长不足

［引自：苟丽频，赵岩，张文. 自身炎症性疾病. 中华临床免疫和变态反应杂志，2010，4（2）：131-136.］

三、诊断标准

【自身炎症性疾病的诊断标准】

1. 不明原因的周期性或持续性发热（T > 38℃），发作间期急性期反应物在正常水平

2. 发热时至少伴有两个或两个以上下列症状：全身淋巴结肿大，脾肿大，胃肠道症状，胸痛，黏膜、皮肤或眼部表现，关节症状等

3. 排除其他可能引起发热的原因：周期性发热（反复感染、自身免疫性疾病、肿瘤等）

（一）冷吡啉相关的周期性发热综合征

冷吡啉相关的周期性发热综合征（Cryopyrin-Cssociated Periodic fever Syndrome，CAPS）是一组罕见的常染色体显性遗传的自身炎症性疾病，由 NLRP3 基因突变所致。发病与位于 1q44 上的 CIAS1 基因突变有关。

CAPS 是一组临床相似的疾病，特点是反复发热、荨麻疹和中枢神经系统炎症反应。婴幼儿期发病少见，成人发病，临床表现不典型。CAPS 包括家族性寒冷性自身炎症综合征（FCAS）、穆克勒 - 韦尔斯综合征（MWS）及慢性婴儿神经皮肤关节综合征（CINCA）三种临床类型。病情从轻至重，依次为 FCAS、MWS 和 CINCA。

1. 家族性寒冷性自身炎症综合征（familiar cold autoinflammatory syndrome，FCAS）

患者多于生后 6 个月内发病，症状发生于暴露寒冷环境后数小时内，主要临床症状有发热、荨麻疹或荨麻疹样皮疹、多关节痛、腿痛、结膜炎，视物模糊、头痛、恶心、出汗、嗜睡、极其口渴、肌肉酸痛、乏力等全身非特异性症状。重症患者可出现肾淀粉样变，常为致死原因。症状通常在 24 小时内自行缓解，次日复发，持续终生。实验室检查有白细胞增多、ESR 增快和 CRP 升高等。皮肤病理无特异性。

【诊断标准】 Hoffman 等提出

（1）暴露于寒冷环境后出现反复间歇性发热、皮疹

（2）遗传特性为常染色体显性遗传

（3）发病年龄为生后 6 个月内

（4）症状大多在 24 小时内自行缓解

（5）症状发生时有结膜炎表现

（6）无耳聋、眶周水肿、淋巴结肿大和浆膜炎症状

2．穆克勒 - 韦尔斯综合征（Muckle-Well syndrome，MWS）

1962 年被首次报道，发病特点是发热、肢体疼痛、皮疹和结膜炎，约 2/3 患者出现渐进性神经性听力减退，约 1/4 患者出现淀粉样变性。

【临床特点】

（1）婴幼儿期起病，首发症状为周期发作性非瘙痒性荨麻疹，皮疹可由寒冷诱发，常伴低热、关节痛、结膜炎、头痛、无菌性脑膜炎、乏力和腹痛等症状

（2）青少年期患者，可出现进行性感音神经性耳聋症状

（3）成年期患者，可继发系统性淀粉样变，如累及肾时预后不佳

（4）其他常见临床表现：口腔、外阴溃疡、胱氨酸尿症、鱼鳞病和显微镜下血尿

（5）部分患者可有特殊面容，表现为凸额、鞍鼻，身材矮小和弓形足

（6）发作期出现白细胞增多，ESR 增快和 CRP 明显升高，免疫球蛋白升高，血浆淀粉样蛋白 A 增加

（7）皮肤组织病理示非特异性炎症改变

3．慢性婴儿神经皮肤关节综合征（chronic infantile neurologic ccutaneous and articular syndrome，CINCA）

又称新生儿期起病多系统炎性疾病（neonatal onset multisystem inflammatory disease，NOMID），1981 年首次被描述。CINCA 是一种罕见的以皮肤、关节、神经系统病变为特点的综合征。本病患儿出生后即可开始出现症状。约 50% 患儿为足月小样儿。皮疹、关节病和神经系统症状是本病的典型三联症。

【临床特点】

（1）皮疹：所有患者均可见，多在出生时出现，为无瘙痒移行性荨麻疹样皮疹，皮疹在一昼夜内就可变形

（2）关节受累突出：关节痛 / 肿胀、关节积液，多见膝、手足小关节。严重时可出现明显关节畸形。病理表现为软骨增生，慢性多关节炎伴有骨侵蚀

（3）中枢神经系统：表现为头痛、癫痫、短暂偏瘫、腿部肌肉痉挛，可出现慢性脑（脊髓）膜炎、脑室扩张、脑萎缩、脑积水、感音神经性耳聋，随着病程延长部分患者可有智商下降

（4）眼部受累：慢性视乳头水肿伴视神经萎缩和进行性视力下降，严重者可出现失明

（5）患儿常有前额凸出、鞍鼻样特殊面容，面中部发育不良。身材矮小和声音嘶哑

（6）肝、脾大和淋巴结肿大。少数患者可出现继发淀粉样变

（7）实验室检查：白细胞和血小板升高、低色素性贫血。发作期急性炎症反应物升高（ESR、CRP）

（8）影像学检查：头颅可见有脑室扩张、脑沟变浅、脑萎缩

【诊断依据】

（1）CAPS 典型的临床表现

（2）确诊需行基因学检测

（二）家族性地中海热

家族性地中海热（Familial Mediterranean fever，FMF）于 1945 年由 Siegal 首先报道，曾被称为良性阵发性腹膜炎。本病是一种常染色体隐性遗传性疾病，由 *FMF* 基因（MEFV）突变所致。（致病基因定位于 16p13 的 *MEFV* 基因，大多在外显子 10，最常见的突变为 M694V 和 V726A。）主要患者是地中海裔。发病年龄 5～15 岁，80% 患者在 10 岁以前发病，约 25% 患者 20 岁以后发病。临床表现复杂多样，以反复发作的高热伴浆膜炎为特征。

【临床特点】

1．发热　复发性高热 ≥ 3 年；体温 ≥ 38℃；持续数小时或 3～4 天，可以自行缓解。复发周期无规律，发作的频率从每周一次到数周（月、年）不等。间歇期完全无症状，无热间歇期为 1 周～4 个月或更长

2．急性浆膜炎　腹膜炎（96%）、胸膜炎（45%）、阴囊炎（5%）、心包炎（1%）相对少见

腹膜炎与高热同时伴发，80% 为首发症状，伴有呕吐、腹泻、全腹痛、腹胀、肌紧张，易误诊为急腹症；30% 误行阑尾切除术。6～12 小时症状减轻，24～48 小时可完全缓解

胸膜炎（单侧）、胸腔积液；胸痛剧烈；类似于肺栓塞

3．关节滑膜炎　表现为非外伤性单关节炎（70%），通常侵犯膝、髋和踝关节炎。关节痛/关节炎

特点为可突然急性发作；持续时间短：3～7 天；24～48 小时达高峰，大量关节积液，可完全缓解。或慢性破坏性关节炎。约 6% 的患者关节炎症可持续 1 个月以上。HLA B_{27} 阴性。

4．皮疹　丹毒样红斑是皮肤损害的特征性表现，为红、肿胀、触痛、边界清楚的皮疹，多在下肢，位于膝关节和踝关节之间。红

斑与关节症状同时出现，常被误诊为"蜂窝织炎"，2～3 天后自行缓解

5．肌痛　症状轻，下肢远端，多在劳累或长期站立后发生，持续数小时～1 天，休息或服用非甾类抗炎药（NSAIDs）之后可缓解

6．并发症　约 60% 的患者并发淀粉样变，可引起慢性肾衰竭，是死亡的主要原因

7．发作时 CRP、纤维蛋白原和血清淀粉样蛋白质 A（SSA）升高，蛋白尿提示肾淀粉样变

【诊断依据】

1．FMF 好发地区　依据临床表现，如家族史阳性，秋水仙碱诊断治疗有效，可支持诊断

2．非 FMF 好发地区　家族史阴性时诊断较困难，需行 *MEFV* 基因测序明确诊断

【诊断标准之一】　1997 年 Arthritis & Rheumatism

1．主要标准：

（1）腹膜炎（弥漫性）

（2）胸膜炎（单侧）、心包炎

（3）单关节炎（髋、膝、踝）

（4）发热

2．次要标准

（1）不完全发作

（2）累及一个或多个以下其他部位：腹部；胸部；关节；劳力性腿痛；对秋水仙碱治疗反应良好

*不完全发作指：（1）直肠温度 < 38℃；（2）持续时间 < 6h 或 > 72h；（3）存在胸痛，但缺乏胸膜炎征象；（4）腹痛局限于某些象限；（5）关节累及部位非膝、髋、踝。

3. 支持标准

（1）FMF 家族史

（2）易患 FMF 种族

（3）发病年龄 < 20 岁

（4）严重（需要卧床）

（5）自行缓解

（6）间歇期无症状

（7）发作特点：一过性炎性反应，存在 1 项或以上实验室异常

包括：白细胞计数、ESR、SAA 和（或）纤维蛋白原

（8）发作性蛋白尿 / 血尿

（9）剖腹探查手术或阑尾切除术无阳性发现

（10）父母为近亲结婚

注：可诊断 FMF：

（1）2 条主要标准

（2）1 条主要标准加 2 次要标准

（3）1 条次要标准加 5 条以上支持标准

（4）1 条次要标准加支持标准前 5 条中的 4 条以上

【诊断标准之二】 Tel Hashomer 标准

1．主要标准

（1）复发性发热伴有浆膜炎

（2）SAA 淀粉样变性

（3）秋水仙碱治疗反应良好

2．次要标准：

（1）复发性发热不伴有浆膜炎

（2）丹毒样红斑

注：肯定诊断：2 条主要标准或 1 条主要标准加 2 条次要标准。

可能诊断：1 条主要标准加 1 次要标准。

（三）甲羟戊酸激酶相关的周期性发热综合征

甲羟戊酸激酶相关的周期性发热综合征（mevalonate kinase associated periodic fever syndrome，MAPS），1984 年被首次报道，重型 MAPS 被称为甲羟戊酸尿症（MA），轻型 MAPS 被称为高 IgD 周期性发热综合征（HIDS）。

高 IgD 周 期 性 发 热 综 合 征（Hyperimmunoglobulinemia D and periodic fever syndrome，HIDS）是常染色体隐性遗传性疾病。1999 年证实 HIDS 是位于染色体 12q24 上的甲羟戊酸激酶（mevalonate kinase，MVK）基因突变所致。最常见突变基因位点位于 V377 I，此处的缬氨酸被异亮氨酸替代，其次为 I268T 突变。因 IgD 升高的敏感性和特异性都很低，目前不再被称为高 IgD 综合征，而以 MKD 代之。

MA 是甲羟戊酸激酶完全缺乏导致的一组严重疾病，除炎症症状外，临床特点是精神运动迟缓、共济失调、白内障、特殊面容，通常难以成活至成年。

【临床特点】

1. 婴儿起病，70% 在 2 岁之内发病，几乎所有患者均在 10 岁

内发病

2．反复发热、突然出现寒颤、头痛和腹痛、腹泻、呕吐，发热持续 3～7 天，无热间歇期无规律（4～8 周）

3．皮疹　皮疹的特点是斑丘疹或瘀斑和紫癜；斑丘状皮疹。荨麻疹样红斑

4．肝脾大、淋巴结肿大

5．关节受累　关节痛，非破坏性关节炎，主要累及大关节，80% 为对称性多关节炎，少关节炎型少见

6．个别患者的口腔或阴道内出现疼痛性溃疡

7．本病发作时急性时相反应物明显升高

【诊断要点】

1．典型的临床表现

2．血清 IgD 水平升高（持续的高 IgD 血症），IgD > 100×10^3IU/L 有助于临床诊断。至少在 1 个月内必须重复测定 1 次。IgD 的浓度与疾病的活动度无关

80% 伴有 IgA 升高，甚至只有 IgA 升高而 IgD 正常者。约 1/4 病例 IgG 也升高

3．急性期血清 TNF-α 升高。发热时尿甲羟戊酸排泄升高，MVK 活性降低

4．确诊需测定 MVK 活性和 *MVK* 基因分析

（四）肿瘤坏死因子受体相关周期性发热综合征

肿瘤坏死因子受体相关周期性发热综合征（TNF receptor associated periodic syndrome，TRAPS）于 1982 年首先在一个爱尔兰/苏格兰家族中被发现，是一种常染色体显性遗传性疾病，因 P55TNF 受体（或称 TNFRSF1A）突变所致。本病大多在婴儿期后、20 岁前发病。发热可伴有皮肤、关节、腹部和眼部表现，发病可无明显诱因或仅有轻微诱因即可促发，如局部损伤、轻度感染、应激、运动或激素水平变化。

【临床特点】

1．婴儿至成人各阶段均可发病

2．发热　持续发热 1 周左右或数周，平均 1～3 周，反复出现，体温 ≥ 38℃，最高可达 41℃。复发间歇期不定

3．肌痛　见于所有的 TRAPS 患者，发作时有隐匿的深部肌肉痉挛或肌痛，1～3 天内逐渐加重，高峰持续 3 天或更长。典型表现是累及某一个肌群，触痛，呈离心性分布，发作过程中症状时轻时重

4．关节受累　滑膜炎和关节渗出液，伴有受累肢体的短暂挛缩

5．皮肤表现　最常见和显著的是离心性移行红斑，与肌痛受累区重叠。皮疹大小不一（1～28 cm）、压之褪色、有触痛，皮温高。虽然大多数都发生在1个区域，但是偶尔也可累及2个区域。荨麻疹和广泛的红色斑块和斑点为不特异的皮肤表现

6．胸、腹疼痛

（1）腹痛（92%）：示有腹腔内或腹壁肌肉的炎症。伴或不伴肠梗阻。呕吐和腹泻常见

（2）胸痛（57%）：可能为骨骼肌肉或胸膜受累所致。发作时偶有睾丸痛和阴囊痛

7．眼　发作时有结膜炎（占82%），眶周水肿或眶周疼痛

8．实验室检查　发作时中性粒细胞和 CRP 增高，结合珠蛋白、纤维蛋白原升高，以 IgA 为主的高免疫球蛋白血症

9．病理检查　肌肉活检示单核细胞浸润性筋膜炎；皮肤活检示表皮和深部血管周围及间质的淋巴细胞和单核细胞浸润，无肉芽肿形成。血管炎区域有巨噬细胞或嗜酸性粒细胞浸润

【诊断】

1．典型的临床表现（症状）

2．血清中可溶性 1-TNF 受体水平下降

即可诊断为 TRAPS。

*如并发肾淀粉样变性，血清 1-TNF 受体值可升高。需用 TRAPS 相关性突变的分子遗传学检查来证实。

【如有下列情况应考虑 TRAPS 的可能】

1．一组炎性症状周期性出现，持续5天以上

2．肌痛区与红色皮疹出现的区域重叠，病程中表现为一种离心性的移行，出现在肢体或躯干

3．发作时有眼部受累症状

4．对糖皮质激素治疗有效，秋水仙碱无效

5．为常染色体显性遗传，无家族聚集性

【预后】

TRAPS 病程为良性过程，如并发脏器的淀粉样变性（肾、肝），严重时发展为肝、肾衰竭，预后不佳。

（五）BLAU 综合征

BLAU 综合征属于 AUID 中的肉芽肿性疾病，也称家族性幼年性系统性肉芽肿，即儿童肉芽肿性关节炎（granulomatous arthritis），

以肉芽肿性多关节炎、眼葡萄膜炎和皮疹三联征为特点的早期发病的慢性自身炎症性疾病。

1985 年，Edward Blau 首先报道了本病。以家族形式发病者命名为 Blau 综合征（Blau syndrome，BS），散发病例命名为早发性结节病（early onset sarcoidosis，EOS）。儿童肉芽肿性关节炎是一种单基因常染色体显性遗传性疾病，无论 BS 还是 EOS，发病均与半胱天冬酶募集域基因 15（caspase-recruitment domain 15，CARD15），即核苷酸寡聚域基因 2（nucleotide-binding oligomerization，NOD2）突变有关。

【临床特点】

1. 皮疹　一般于生后数月出现，皮疹多种多样，表现为躯干和四肢背面覆有鳞屑的紫红色或黄褐色的丘疹性红斑。皮疹是本病早期最突出的临床表现

2. 关节炎　多在 10 岁之前起病，为多关节伴有囊样改变的对称性滑膜炎，常累及大、中、小关节，如双肘关节、双腕关节、双膝关节和双踝关节。近端指间关节早期受累可导致小指僵直，甚至畸形。关节炎是最常见的临床表现

3. 眼部受累　眼睛的肉芽肿性病变大多是双侧的全眼葡萄膜炎，临床表现多样，包括白内障、青光眼、视网膜剥离、带状睫状体病等。眼部受累可侵犯结膜、泪腺、视网膜和视神经等。表现有眼痛、畏光和视物模糊。肉芽肿性色素膜炎，常为双侧受累，可发展为白内障和带状角膜变性，常常需要手术干预。还有玻璃体炎、肉芽肿性视乳头炎、双侧弥漫性脉络膜视网膜病变，周围伴有视网膜出血和视网膜下纤维化；眼底改变有时类似于结节病样色素膜炎

4. 其他　可有多发性大动脉炎、间质性肉芽肿性肾炎、肝脾肉芽肿病变等全身多个脏器受累。近年国外也有中枢神经系统受累的报道

5. 实验室检查　有轻度贫血、ESR 增快和血管紧张素转化酶升高

6. 影像学　胸部 X 线平片检查无肺门淋巴结肿大；关节 X 线平片显示骨质疏松，骨质破坏和关节间隙狭窄少见

【诊断依据】

本病需要通过皮肤、滑液或结膜活组织检查以及基因检测来确诊。

1. 临床表现　典型的三联症：多关节炎 + 色素膜炎 + 肉芽肿性

皮炎

2．组织病理学　非干酪样类上皮巨细胞肉芽肿

3．基因检测　NOD2基因变异

（六）化脓性疾病

1．化脓性无菌性关节炎伴脓皮病性坏死和痤疮（PAPAS综合征）

化脓性无菌性关节炎伴脓皮病性坏死和痤疮（pyogenic arthritis, pyoderma gangrenosum and acne syndrome，PAPAS），属于常染色体显性遗传性疾病，由位于15q22-24的PSTPIP1（脯氨酸/丝氨酸/苏氨酸磷脂酶反应蛋白1），即CD2BP1基因突变所致。

1997年首次被描述，化脓性无菌性关节炎和化脓性坏疽是本病常见的临床表现。关节炎通常在儿童期出现，常累及1～3个关节，反复发生，脓性和嗜中性物质可在受累关节大量聚集，最终导致不可逆的滑膜和软骨破坏。皮肤表现多在10～20岁时出现，为间断、反复发作的消耗性、侵袭性和溃疡性皮肤损害，多累及下肢皮肤。但这些患者皮肤和关节组织的培养都是无菌的。本病确诊需行基因检测。

【临床特点】

（1）婴幼儿常见寡关节炎，反复发作。化脓性无菌性关节炎，伴脓疱性皮肤疾病包括囊性、瘢痕痤疮、坏疽性脓皮病。关节病变常先于皮肤损害，关节炎常累及肘、膝、踝等关节，关节明显肿胀，关节积液呈浆液脓性或血性，细菌培养阴性。关节炎反复发作可致关节腔狭窄及骨赘形成

（2）皮肤损害：特征为周期性、复发性、进展性、下肢多见。溃疡性皮肤损害（坏疽性脓皮病），严重的瘢痕囊性痤疮可以从儿童期持续到成年期

2．慢性复发性多灶性骨髓炎（Majeed综合征）

慢性复发性多灶性骨髓炎（chronic recurrent multifocal osteomyelitis, CRMO），即Majeed综合征，属于常染色体隐性遗传性疾病。本病由LPIN2（脂质2）基因突变所致。

Majeed综合征是以慢性复发性多灶性骨髓炎（CRMO）、先天性红细胞生成性贫血和中性粒细胞性皮肤病为特征，与位于染色体18P上的LPIN2基因突变相关。

本病于1989年被首次提出，不同于孤立的CRMO，除慢性复发性多灶性骨髓炎外，还有先天性红细胞生成不良性贫血和炎症性皮肤病。此外与CRMO相比，Majeed综合征的骨骼异常出现的年龄更

早，发作频率更频繁、缓解间期更短，而且更可能持续终生。先天性红细胞生成不良性贫血的特点是，无论在外周血还是骨髓中红细胞体积都偏小，治疗上需要反复输血。炎症性皮肤病从 Sweet 综合征到慢性脓疱病的皮肤表现均可出现。反复间断的发热和生长发育迟缓。

本病确诊除临床表现外，需行基因学检测。非甾体类抗炎药有一定作用，短期口服皮质类固醇激素可快速控制疾病发作。TNF 抑制剂和 IL-1 抑制剂对本病可能有一定的疗效。

3．白介素 1（IL-1）受体拮抗剂缺乏症

白介素 1（IL-1）受体拮抗剂缺乏症（deficiency of the interleukin-1 receptor antagonist，DIRA）是近年被发现的一种常染色体隐性遗传性疾病，因 IL-1RN 基因突变致 IL-1 受体拮抗剂缺乏、IL-1 活化释放所致。DIRA 出生后即发病，表现为多灶性骨髓炎、骨膜炎和脓疱病。

【临床特点】

（1）婴儿患病

（2）骨骼：溶骨性病变伴硬化性边缘，长骨远端和近端多发骨骺气球样变，肋骨和锁骨增宽、异位骨化或股骨干骺端近端骨膜隐形，以及骨干骨膜抬高

（3）皮肤：小脓疱聚集或泛发型脓疱病

（4）急性反应物持续升高

自身炎症性疾病是一大类与遗传相关的疾病，常为单基因突变所致，基因突变导致和炎症相关的蛋白质表达异常。常在婴幼儿期或儿童期起病。此类疾病临床主要表现为发热、皮疹、骨骼 / 关节炎症、眼耳鼻五官受累及中枢神经系统等多脏器受累。治疗用 IL-1、TNF 拮抗剂，或传统的抗炎药物。预后取决于重要脏器受累情况（眼、耳、CNS，淀粉样变），早期诊断、适当治疗可以明显改善预后。

由于基因检测尚不能广泛推广应用，诊断仍需依赖临床表现，对疑似患者需多系统评估，除外感染、肿瘤和其他风湿性疾病，必要时采用诊断性治疗（糖皮质激素、秋水仙碱、生物制剂），以便早期诊断、治疗。

【诊断流程】

见图 9-7。

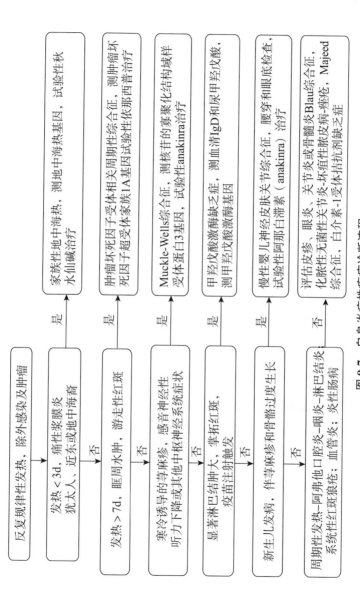

图9-7 自身炎症性疾病诊断流程

反复规律性发热，除外感染及肿瘤

发热<3d，痛性浆膜炎近东或地中海裔 —是→ 家族性地中海热，测地中海热基因，试验性秋水仙碱治疗

↓否

发热>7d，眶周水肿，游走性红斑 —是→ 肿瘤坏死因子受体相关周期性综合征，测肿瘤坏死因子超受体家族1A基因试验性依那西普治疗

↓否

寒冷诱导的荨麻疹，感音神经性听力下降或其他中枢神经系统症状 —是→ Muckle-Wells综合征，测核苷酸寡聚化结构域样受体蛋白3基因，试验性anakinra治疗

↓否

显著淋巴结肿大，掌拓红斑，疫苗注射触发 —是→ 甲羟戊酸激酶缺乏症，测血清IgD和尿甲羟戊酸，测甲羟戊酸激酶基因

↓否

新生儿发病，伴骨骺和骨骺过度生长 —是→ 慢性婴儿神经皮肤关节综合征，关节炎或骨髓炎-Blau综合征，腰穿和眼底检查，试验性阿那白滞素（anakinra）治疗

↓否

周期性发热-阿弗他口腔疾-咽炎-淋巴结炎综合征；炎性肠病 —否→ 评估皮疹、眼炎、关节炎或骨髓炎-坏疽性脓皮病-痤疮，化脓性无菌性关节炎-坏疽性脓皮病-痤疮，Majeed综合征，白介素-1受体拮抗剂缺乏症

系统性红斑狼疮；血管炎；炎性肠病

[引自：沈敏. 自身炎症性疾病诊治. 中华临床免疫和变态反应杂志, 2013, 7（3）: 269.]

（李彩凤）

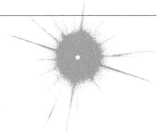

第 10 章
儿童风湿病

儿童风湿病是由某些原因致使体内免疫功能紊乱而引起的自身免疫性疾病，包括幼年类风湿关节炎、幼年强直性脊柱炎、系统性红斑狼疮、皮肌炎、过敏性紫癜、硬皮病、结节性多动脉炎、大动脉炎、渗出性多形性红斑、川崎病、混合性结缔组织病等。

第一节　幼年特发性关节炎

一、旧名称

慢性关节炎是儿童常见的一种关节疾病，一般认为儿童出现持续 6 周以上的 1 个或 1 个以上关节的炎症，并除外其他原因（如感染或外伤等）称为儿童（幼年）关节炎。

1. 幼年型慢性关节炎（JCA}　此病在英国及欧洲称为儿童（幼年型）慢性关节炎（juvenile chronic arthritis，JCA）。该病的分类见表 10-1。

表10-1　幼年型慢性关节炎分类（Ansell，1977）

分类	%
1. Still 病	70
全身型	
多关节炎型	
少关节炎型，合并或不合并虹膜睫状体炎	
2. 多发性关节炎合并骶髂关节炎	12
3. RA（IgM-RF+）	11
4. 银屑病关节炎	5
5. 关节炎伴随局限性小肠炎或溃疡性结肠炎	2
6. 关节炎伴随其他疾病（如 SLE，家族性地中海热等）	7

2. 幼年类风湿关节炎　在美国则将儿童时期的关节炎不管其类风湿因子阳性与否，均称为幼年类风湿关节炎。而且不包括强直性

脊柱炎等疾病。其分类如下：

（1）多关节型：受累关节在 5 个或 5 个以上

（2）少关节型：受累关节在 4 个或 4 个以下

（3）全身型：间歇发热、类风湿皮疹、关节炎、肝脾及淋巴结肿大

美国与欧洲的分类比较见表 10-2。

表10-2 JRA（美国）和JCA（欧洲）分类比较

JRA	JCA
一个或一个以上关节炎	一个或一个以上关节炎
关节炎持续 6 周以上	关节炎持续 3 个月以上
不包括强直性脊柱炎、炎性肠病、银屑病关节炎	包括强直性脊柱炎、炎性肠病、银屑病关节炎

3．1995 年我国第四届全国儿科免疫学术会议结缔组织病小组的诊断标准 诊断内容基本同美国标准。

二、幼年性特发性关节炎

为了便于国际间协作组对这类疾病的免疫遗传学、流行病学、转归和治疗方案实施等方面进行研究，国际风湿病学联盟儿科常委专家组（Classification Taskforce of Pediatric Standing Committee of International League of Associations for Rheumatology，ILAR）经过多次讨论（1994 年智利圣地亚哥，1997 年南非德班和 2001 年加拿大埃德蒙顿），将儿童时期不明原因关节肿胀持续 6 周以上的这类关节炎，统一定名为幼年特发性关节炎（Juvenile Idiopathic Arthritis，JIA），从而取代了美国命名的幼年类风湿关节炎（JRA）和欧洲命名的幼年型慢性关节炎（JCA）这两个分类标准（表 10-3）。

幼年特发性关节炎是儿童时期常见的以慢性关节炎为主要特征，伴发全身多系统受累的结缔组织病，也是造成儿童致残和失明的主要原因。它们起病的方式，病程和转归都各不相同，推测病因不同，发病原因也不清楚。

JIA 是一组异质性疾病，指 16 岁以前起病，持续 6 周或 6 周以上的单关节炎或多关节炎，并除外其他疾病所致。有关节肿胀/积液，或存在下列体征中的两项或两项以上：①活动受限；②关节触痛；③关节活动时疼痛；④关节表面皮温增高时称之为关节炎。每一类

型的 JIA 都需要除外其他可能的疾病。

（一）分类标准

表10-3　幼年特发性关节炎与美国和欧洲分类的比较

美国风湿病学会（ACR）	欧洲风湿病联盟（EULAR）	国际风湿病联盟（ILAR）
幼年类风湿关节炎（JRA）	幼年慢性关节炎（JCA）	幼年特发性关节炎（JIA）
全身型	全身型	全身型
多关节炎型	多关节炎型 幼年类风湿关节炎	多关节炎型（RF 阴性） 多关节炎型（RF 阳性）
少关节炎型	少关节型	少关节炎型 持续型 扩展型
	银屑病性关节炎（JpsA） 幼年强直性脊柱炎（JAS）	银屑病性关节炎 与附着点炎症相关的关节炎 其他关节炎

【分类标准】　2001 年国际抗风湿病联盟 JIA 分类标准（ILAR，Edmonton）（表 10-4）

【ILAR 建立儿童特发性关节炎分类标准的建议】

1. 全身型

肯定：①每日弛张发热达 2 周以上；②短暂的、非固定的红斑疹；③关节炎

很可能：无关节炎时，具有上述第 1 项及第 2 项标准，及有下列任何两项时：①全身淋巴结肿大；②肝或脾大；③浆膜炎

应描述：①发病年龄；②关节炎模式：少关节炎、多关节炎、无持久的关节炎；③病程（可能因治疗而受影响）：一次发作后缓解至少 2 年；持续性关节炎，无全身症状超过 6 个月；持续性关节炎，持续性全身症状达 6 个月以上；儿童时期反复发病（16 岁以前）；成年期反复发病（16 岁以后）；其他；④抗核抗体；⑤类风湿因子

特别要排除：① IgD 过多、FAPA（发热、口腔溃疡、咽炎及腺病，尤指淋巴结肿大）综合征；②血液病；③药物过敏

2. 多关节炎 类风湿因子阴性，患病最初 6 个月内波及 5 个以上关节

应描述：①发病年龄；②关节炎模式：对称性；不对称性；③抗核抗体

特别要排除：类风湿因子阳性

表10-4　JIA的国际抗风湿病联盟分类标准 (ILAR, Edmonton 2001)

分类	定义	剔除标准
全身型 JIA	关节炎, 发热至少 2 周 (弛张高热)[1] 伴有以下一项或以上的症状 1. 间断出现的 (非固定性的) 红斑样皮疹[2] 2. 全身淋巴结肿大 3. 肝和 (或) 脾大 4. 浆膜炎[3]	A. 银屑病或患儿或一级亲属有银屑病病史 B. > 6 岁, HLA-B27 阳性的男性脊柱关节炎患者 C. 患强直性脊柱炎, 附着点炎症相关的关节炎, 伴炎症性肠病的骶髂关节炎, 赖特综合征或急性前葡萄膜炎, 或一级亲属中有上述疾病之一 D. 至少两次类风湿因子 IgM 阳性, 两次间隔至少 3 个月
少关节型 JIA	发病最初 6 个月 1 ~ 4 个关节受累。分为两个亚型: 1. 持续性少关节型: 整个疾病过程中受累关节数 ≤ 4 个 2. 扩展性少关节型: 病程 6 个月后受累关节数 > 4 个	上述 A, B, C, D, +E E. 有全身型 JIA 的表现
多关节型 JIA (RF 阴性)	发病最初 6 个月, 受累关节 ≥ 5 个, RF 阴性	A, B, C, D, E
多关节型 JIA (RF 阳性)	发病最初 6 个月受累关节 ≥ 5 个, 在疾病前 6 个月 RF 阳性 2 次, 两次间隔至少 3 个月	A, B, C, E
银屑病性关节炎	关节炎合并银屑病, 或关节炎合并以下至少 2 项 1. 指 (趾) 炎[4] 2. 指甲凹陷或指甲脱离[5] 3. 一级亲属患银屑病	B, C, D, E

表10—4　JIA的国际抗风湿病联盟分类标准（ILAR，Edmonton 2001）（续表）

分类	定义	剔除标准
与附着点炎症相关的关节炎	关节炎和附着点炎症[c]，或关节炎或附着点炎症伴有以下至少2项 1. 骶髂关节压痛或炎症性腰骶部疼痛[7]或既往有上述疾病 2. HLA-B27阳性 3. 6岁以后发病的男性关节炎患者 4. 急性（症状性）前葡萄膜炎 5. 一级亲属中有强直性脊柱炎、与附着点炎症相关的关节炎、伴炎症性肠病的骶髂关节炎、赖特综合征或急性前葡萄膜炎病史	A, D, E
未分化关节炎	不符合上述任何一项或符合上述两类以上的关节炎	

注：1. 池张热定义为一天中体温峰值可达39℃，两个峰值之间体温可下降至37℃

2. 皮疹特点为热出疹出，热退疹退

3. 浆膜炎包括心包炎，胸膜炎、腹膜炎或同时具备3者

4. 指（趾）炎指至少1个指（趾）肿胀，常呈非对称性分布，并可延伸至指（趾）端

5. 任何时候出现1个或以上指甲至少2处凹陷

6. 附着点炎症指肌腱、韧带、关节囊或骨筋膜附着处压痛

7. 炎症性腰骶部疼痛指腰骶部疼痛伴有晨僵，活动后减轻

3. 多关节炎　类风湿因子阳性，病初 6 个月关节炎波及 5 个以上关节，伴有类风湿因子阳性（至少两次阳性，间隔 3 个月）

应描述：①发病年龄；②关节炎模式：对称性；不对称性；③抗核抗体

特别要排除：有银屑病家族史

4. 少关节炎　病初 6 个月，影响 1 ~ 4 个关节

应描述：①发病年龄；②关节炎模式：仅限于大关节，仅限于小关节，大及小关节；主要影响上肢，大及小关节；主要影响下肢；③抗核抗体

特别要排除：①有银屑病家族史；②有脊柱关节病家族史；③类风湿因子阳性

5. 扩展性少关节炎　病初 6 个月关节炎，影响 1 ~ 4 个关节，6 个月后扩展到 5 个以上关节（积累数目）

应描述：①发病年龄；②关节炎模式：仅大关节，仅小关节，大及小关节；主要影响上肢，大及小关节；主要影响下肢，大及小关节；无特殊表现优势；③关节炎对称性；④抗核抗体

特别要排除：①有银屑病家族史；②类风湿因子阳性

6. 附着点炎有关的关节炎

①关节炎及附着点炎；②关节炎及至少伴有以下两项：骶髂关节压痛；炎性脊柱痛；HLA-B$_{27}$，有下述家族史（1 或 2 级亲属中有至少以下一项：前眼色素层炎伴疼痛、发红及畏光；由风湿病科医生验证为脊柱关节病；炎性肠病）；前眼色素层炎常伴有疼痛、发红及畏光

应描述：①发病年龄；②关节炎模式：仅大关节，仅小关节，大及小关节；主要影响上肢：大及小关节；主要影响下肢：大及小关节；无特殊表现优势；牵连脊柱；③关节炎的对称性；④病程：少关节炎或多关节炎

特别排除：类风湿因子阳性或抗核抗体阳性

7. 银屑病关节炎

①关节炎及银屑病。②关节炎及家族中双亲或兄弟姊妹有银屑病史，有指（趾）炎或指（趾）甲不正常（凹入或甲脱离）

应描述：①发病年龄；②关节炎模式：仅大关节，仅小关节，大及小关节；主要影响上肢：大及小关节；主要影响下肢：大及小关节；无特殊表现优势；牵连脊柱。③关节炎对称性。④病程：少关节炎或多关节炎。⑤抗核抗体

特别要排除：类风湿因子阳性。

（二）幼年特发性关节炎的缓解标准

经过治疗的幼年特发性关节炎是一个活动期、非活动期交替，同时也是用药、停药的连续过程。

【非活动期诊断标准】 2003 年

1．无活动性关节炎 [指伴有关节肿胀或无关节肿胀，但伴有因活动疼痛和（或）压痛引起的活动受限]

2．无发热皮疹、浆膜炎、脾大或 JIA 引起的全身淋巴结肿大

3．无活动性虹膜睫状体炎

4．ESR、CRP 正常（2 项均正常）

5．医师对疾病活动的整体评价为无活动性

【用药临床缓解期（CRM）诊断标准】

CRM 是指用药情况下非疾病活动期至少持续 6 个月；患儿服用或停用药物的时间长短并不预示非活动期的时间长短。

【停药临床缓解期（CR）诊断标准】

CR 是指停用治疗关节炎药物情况下，疾病至少持续 12 个月处于非疾病活动期。

（摘自：医学参考报风湿免疫频道. 2010.05.13.A，A6）

第二节　巨噬细胞活化综合征

巨噬细胞活化综合征（macrophage activation syndrome，MAS）是风湿性疾病常见的一种并发症。潜在发生，病情严重、常危及生命，是风湿性疾病的危险因素。病死率可达 20% ~ 60%。各种风湿性疾病均可发生，最常见于 SOJIA。原因不清，可能与机体免疫细胞功能紊乱有关。MAS 目前尚无明确的诊断标准，可参考 Ravelli 2002 年和 2005 年的初步诊疗方案。

【诊断要点】见表 10-5。

表10-5　**SOJIA合并MAS的参考诊断指标（2005年Ravelli）**

临床标准

　　1. CNS功能障碍（易激惹、定向力障碍、嗜睡、头痛、抽搐、昏迷）

　　2. 出血表现（紫癜、易出血、黏膜出血）

　　3. 肝脾大（肋缘下 ≥ 3 cm）

实验室标准

　　1. 血小板 ≤ 262 × 10^9/L

　　2. 谷草转氨酶 > 59U/L

　　3. 白细胞 ≤ 4.0 × 10^9/L

　　4. 纤维蛋白原降低（≤ 2.5g/L）

组织学标准

骨穿示有巨噬细胞吞噬血细胞的证据

诊断原则：需要任何2个或以上的实验室标准，或2个以上的临床和（或）实验室标准。骨髓中发现吞噬血细胞，仅对可疑病例才必须具备

建议：　　上述诊断指标仅用于活动性 SOJIA 合并 MAS，实验室检查值仅作为参考

第三节　侵犯脊柱的幼年性关节炎

　　临床上包括：幼年特发性中的与附着点相关的关节炎（ERA）及银屑病关节炎、赖特综合征（Reiter syndrome，RS）和炎症性肠病性关节炎。由于这些疾病的症状陆续或较晚出现，往往在儿童期仅出现了某些症状而疑似脊柱关节病。如果出现脊柱症状，则诊断依据见幼年特发性关节炎分类中的第五、六项。（此类疾病不单独下诊断）

第四节　赖特综合征

　　泌尿生殖道或肠道感染后的一种反应性关节炎。儿童时期的赖特综合征（Reiter Syndrome，RS）在幼儿中少见，多见于 8 岁以上男性患儿。常发生于志贺菌、耶尔森菌、空肠弯曲菌和衣原体感染后。主要症状包括无菌性尿道炎、关节炎和结膜炎，还有发热、皮

疹和胃肠炎。关节炎多呈少关节型，以大关节受累为主，骶髂关节炎、跟腱炎和附着处炎症也很常见。大多 HLA-B$_{27}$ 阳性。大部分预后良好，少数可发展为强直性脊柱炎；部分患者可有反复发作的外周关节炎或结膜炎及尿道炎。

一、临床特点

1. 男女之比为 4 : 1，而成人 RS 的男女之比为 10 : 1

2. 大部分儿童 RS 发生在痢疾等肠道感染之后，而泌尿生殖道感染在青少年或受性虐待的儿童也可成为 RS 的原发病

3. 前驱症感染后 2 ~ 4 周即可出现急性结膜炎和肌肉骨骼症状，发热和多关节受累的表现很像 JRA，但主要为负重的大关节受累、并伴有附着点炎

4. 无泌尿道症状，仅在尿检时发现脓尿或菌尿，可伴有轻度排尿困难

5. 皮肤、黏膜症状较成人少见，可有口腔溃疡和溢脓性皮肤角化病

以上症状轻微或因不同时出现而被忽视。

二、诊断标准

见第 2 章第四节 "Reiter 综合征"

第五节　儿童系统性红斑狼疮

系统性红斑狼疮（systemic lupus erythematosus，SLE）是一多系统、多脏器受累的自身免疫性疾病。血清中可检测出以抗核抗体为代表的多种自身抗体。临床表现多种多样，常先后或同时累及泌尿、神经、心血管、血液、呼吸等系统。15% ~ 20% 的系统性红斑狼疮患者可在儿童期发病，平均发病年龄 12 ~ 14 岁，女性多，男女之比 1 : 4.3。相对成人而言，儿童患者临床表现、脏器损害、预后均比成人严重。

一、诊断

【分类标准】 1997 年 ACR 分类标准，见表 10-6。

表10-6　美国风湿病学会推荐的SLE分类标准（1997年）

项目	临床表现
1. 颊部红斑	固定红斑，扁平或隆起，两颧突出部位
2. 盘状红斑	片状隆起于皮肤的红斑，黏附有角质脱屑和毛囊栓；陈旧病变可发生萎缩性瘢痕
3. 光敏感	对日光有明显的反应，引起皮疹，从病史中得知或医师观察到
4. 口腔溃疡	经医师观察到口腔或鼻咽部溃疡，一般为无痛性
5. 关节炎	非侵蚀性关节炎，累及 2 个或更多的外周关节，有压痛、肿胀或积液
6. 浆膜炎	胸膜炎或心包炎
7. 肾病变	尿蛋白 > 0.5 g/24h 或（+++），或管型（红细胞、血红蛋白、颗粒或混合管型）
8. 神经病变	癫痫发作或精神病变，除外药物或已知的代谢紊乱
9. 血液学疾病	溶血性贫血，或白细胞减少，或淋巴细胞减少，或血小板减少
10. 免疫学异常	抗 ds-DNA 抗体阳性，或抗 Sm 抗体阳性，或抗磷脂抗体阳性（包括抗心磷脂抗体），或狼疮抗凝物阳性，或至少 6 个月的梅毒血清试验假阳性的三者中具备一项阳性)
11. 抗核抗体	在任何时候和未用药物诱发"药物性狼疮"的情况下，抗核抗体滴度异常

　　诊断：上述 11 项标准的中，符合 4 项或 4 项以上者，除外感染、肿瘤和其他结缔组织病后，可诊断为 SLE。敏感性和特异性均 > 90%。

二、病情活动性及轻重程度的评估

　　1. SLE 病情活动性评估

　　各种 SLE 的临床症状，尤其是新近出现的症状，均可提示与疾病的活动。

　　SLE 活动的临床表现：中枢神经系统受累（癫痫、精神病、器质性脑病、视觉异常、颅神经病变、狼疮性头痛、脑血管意外等，但需排除中枢神经系统感染）；肾受累（管型尿、血尿、蛋白尿、脓尿）；血管炎；关节炎；肌炎；皮肤黏膜表现（新发红斑、脱发、黏膜溃疡）；胸膜炎；心包炎；低补体血症。

　　与 SLE 相关的多数实验室指标与疾病活动有关：抗 ANA 抗体、抗 ds-DNA 抗体滴度增高，红细胞沉降率增快；不明原因的发热，外周血三系细胞减少（需除外药物所致的骨髓抑制）等。

2．疾病活动度的评价

【**SLE 疾病活动性评分**】（systemic lupus erythematosus disease activity idex，SLEDAI），对评估儿童 SLE 的活动性有较高的敏感性（见表 10-7）。

表10-7 临床SLEDAI评分表

积分	临床表现
8	癫痫发作：最近开始发作的，除外代谢、感染、药物所致
8	精神症状：严重紊乱，干扰正常活动。除外尿毒症、药物影响
8	器质性脑病：智力的改变伴定向力、记忆力或其他智力功能的损害，并出现反复不定的临床症状，至少同时有以下 2 项：感觉紊乱、不连贯的松散语言、失眠或白天瞌睡、精神运动性活动↑或↓。除外代谢、感染、药物所致
8	视觉障碍：SLE 视网膜病变，除外高血压、感染、药物所致
8	颅神经病变：累及颅神经的新出现的感染、运动神经病变
8	狼疮性头痛：严重持续性头痛，麻醉性止痛药无效
8	脑血管意外：新出现的脑血管意外，应除外动脉硬化
8	脉管炎：溃疡、坏疽、有触痛的手指小关节、甲周碎片状梗死、出血或经活检、血管造影证实
4	关节炎：2 个以上关节痛和炎性体征（压痛、肿胀、渗出）
4	肌炎：近端肌痛或无力伴 CPK 增高，或肌电图改变或活检证实
4	管型尿：HB、颗粒管型或 RBC 管型
4	血尿：RBC > 5/HP，除外结石、感染和其他原因
4	蛋白尿：> 0.5g/24h，新出现或近期增加
4	脓尿：WBC > 5/HP，除外感染
2	脱发：新出现或复发的异常斑片或弥散性脱发
2	新出现皮疹：新出现或复发的炎症性皮疹
2	黏膜溃疡：新出现或复发的口腔或鼻黏膜溃疡
2	胸膜炎：胸膜炎性胸痛伴胸膜摩擦音、渗出或胸膜肥厚
2	心包炎：心包痛及心包摩擦音或积液（心电图或超声心动检查证实）
2	低补体：CH50、C3、C4 低于正常范围的最低值
2	抗 ds-DNA 抗体：滴度增高
1	发热：> 38℃
1	血小板下降：低于正常范围的最低值
1	白细胞下降：< 3×10^9/L

注：SLEDAI 的理论总积分为 105 分，0 ～ 4 分基本无活动；5 ～ 9 分轻度活动；10 ～ 14 分中度活动；≥ 15 分重度活动

3．病情轻重程度的评估

轻型 SLE：诊断明确或高度怀疑，病情稳定，所累及的靶器官（肾、血液系统、心、肺、中枢神经系统、皮肤、关节）功能正常或稳定，无明显的药物毒副作用。

重型 SLE：重要脏器（肾、血液系统、心、肺、中枢神经系统）被累及，并影响其功能。

狼疮危象：急性的危及生命的重型 SLE，包括：急进性狼疮性肾炎、严重的中枢神经系统损害、溶血性贫血、血小板减少性紫癜、粒细胞缺乏症、严重的狼疮性肺炎、严重的狼疮性肝炎、严重的血管炎等。

【BILAG 评估】 2004 年不列颠群岛狼疮评估小组（BILAG）修订评估（表 10-8）

表10-8 狼疮疾病活动性修订评估（BILAG）

总体情况	无	改善	持续	恶化	新发	初发时间
1．发热（有记录的）						
2．体重降低 - 非意向性＞5%						
3．淋巴结病 / 脾大						
4．疲劳 / 不适 / 嗜睡						
5．食欲减退 / 恶心 / 呕吐						

皮肤黏膜	无	改善	持续	恶化	新发	初发时间
6．皮疹 - 重度，活动性（盘状 / 大疱状）						
7．皮疹 - 轻度						
8．血管性水肿 - 重度						
9．血管性水肿 - 轻度						
10．黏膜溃疡 - 重度						
11．黏膜溃疡 - 轻度						
12．脂膜炎 - 重度						
13．脂膜炎 - 轻度						
14．皮肤血管炎 / 血栓						
15．指端坏死 / 结节性血管炎						
16．脱发 - 重度						
17．脱发 - 轻度						
18．甲周红斑 / 冻疮						
19．碎裂出血						

神经精神	无	改善	持续	恶化	新发	初发时间
20．无菌性脑膜炎						

表10-8 狼疮疾病活动性修订评估（BILAG）（续表）

21. 脑血管炎
22. 脱髓鞘综合征
23. 脊髓病变
24. 谵妄 / 急性精神错乱状态
25. 精神病
26. 急性脱髓鞘性多发神经根病
27. 单神经病（单发 / 多发）
28. 颅神经病
29. 神经丛病
30. 多神经病
31. 癫痫
32. 癫痫持续状态
33. 脑血管病
34. 认知障碍
35. 运动障碍
36. 自主神经失调
37. 小脑共济失调
38. 头痛 - 严重，不间断
39. 偏头痛 / 丛集性头痛 / 紧张性
    头痛
40. 高血压性头痛
41. 情感障碍（抑郁 / 躁狂）
42. 焦虑障碍

肌肉骨骼	无	改善	持续	恶化	新发	初发时间
43. 确定性肌炎（Bohan 和 Peter 诊断标准）						
44. 肌炎（不完全符合标准）						
45. 重度多关节炎						
46. 关节炎 / 肌腱炎						
47. 关节痛 / 肌痛						

心脏呼吸	无	改善	持续	恶化	新发	初发时间
48. 心肌炎－轻度						
49. 心力衰竭						
50. 心律失常						
51. 瓣膜功能障碍						

表10-8　狼疮疾病活动性修订评估（**BILAG**）（续表）

心脏	无	改善	持续	恶化	新发	初发时间
52. 浆膜炎（胸膜 / 心包性疼痛）-轻度						
53. 心包压塞						
54. 胸腔积液伴呼吸困难						
55. 肺出血 / 肺血管炎						
56. 间质性肺泡炎 / 间质性肺炎						
57. 肺皱缩综合征						
58. 主动脉炎						
59. 冠状动脉炎						

胃肠道	无	改善	持续	恶化	新发	初发时间
60. 腹膜炎						
61. 腹腔积液						
62. 狼疮性肠炎 / 结肠炎						
63. 吸收不良						
64. 蛋白质丢失性肠病						
65. 假性肠梗阻						
66. 肝炎						
67. 急性胆囊炎						
68. 急性胰腺炎						

眼科	无	改善	持续	恶化	新发	初发时间
69. 眼眶炎症伴肌炎和（或）眼外肌肿胀和（或）眼球突出						
70. 角膜炎 - 重度						
71. 角膜炎 - 轻度						
72. 前色素膜炎						
73. 后色素膜炎 / 视网膜炎 - 重度						
74. 后色素膜炎 / 视网膜炎 - 轻度						
75. 巩膜外层炎						
76. 巩膜炎 - 重度						
77. 巩膜炎 - 轻度						
78. 视网膜 / 脉络膜血管阻塞性病变						
79. 孤立性棉絮状斑（细胞样体）						
80. 视神经炎						

表10-8　狼疮疾病活动性修订评估（BILAG）（续表）

81. 前部缺血性视神经病

肾	数值	是	否	注明是否其他原因所致
82. 收缩压（mmHg）				
83. 舒张压（mmHg）				
84. 急进性高血压				
85. 尿蛋白（0=阴性，1=+，2=++，3=+++）				
86. 尿白蛋白/肌酐（mg/mmol）				
87. 尿蛋白/肌酐（mg/mmol）				
88. 24小时尿蛋白（g）				
89. 肾病综合征				
90. 血肌酐（μmol/l）				
91. 肾小球滤过率–计算（ml/min）				
92. 活动性尿沉渣				
93. 活动性肾炎的病理证据（3个月以内）				

血液	数值	是	否	注明是否其他原因所致
94. 血红蛋白（g/L）				
95. 血球容量				
96. 白细胞（×10^9/L）				
97. 中性粒细胞（×10^9/L）				
98. 淋巴细胞（×10^9/L）				
99. 血小板（×10^9/L）				

	无	改善	持续	恶化	新发	初发时间
100. TTP						

	数值	是	否	注明是否其他原因所致
101. 活动性溶血	–			
102. Coombs试验阳性	ND			

三、狼疮肾炎

狼疮肾炎（lupus nephritis，LN）是儿童SLE最常见和严重危及生命的主要原因之一，与成人相比，儿童更易发生肾损害。临床出现肾受累者占50%～80%，其中约22%可发展为肾衰竭。见表10-9 2003年国际肾病学会/肾病理学会狼疮肾炎分型。

【狼疮肾炎的病理分型】

表10-9 国际肾病学会/肾病理学会狼疮肾炎（LN）分型（2003年）

分型	病理表现
I	轻微系膜性 LN（光镜下正常，免疫荧光和电镜可见系膜区免疫复合物沉积）
II	系膜增殖性 LN
III	局灶性 LN（＜50% 的小球受累。应列出活动性、硬化性病变及其程度）
IV	弥漫节段性（IV-S）或弥漫性球性（IV-G）LN（≥50% 的小球受累。应列出纤维素样坏死，新月体及其程度）
V	膜性 LN（如合并 III 型 IV 型 LN，应予分别诊断）
VI	晚期的硬化性 LN（≥90% 的小球表现为球性硬化，且不伴残余的活动性病变）

狼疮肾炎的病理分型对估计预后和指导治疗有积极的意义：

I 型和 II 型预后较好，IV 型和 VI 型预后较差。各型间可互相转换。肾病理可提供 LN 活动性的指标，如肾小球细胞增殖性改变、纤维素样坏死、核碎裂、细胞性新月体、透明栓子、金属环、炎性细胞浸润、肾小管间质的炎症等均提示 LN 活动；肾小球硬化、纤维性新月体、肾小管萎缩和间质纤维化则是 LN 的慢性指标。

狼疮肾炎的临床表现可以是无症状的蛋白尿和（或）血尿（I、II 型）、急性肾炎综合征及急进型肾炎（IV 型）、慢性进展性肾炎（III 型）、肾病综合征（V 型）和终末期肾病（ESRD）（VI 型）。其中以 VI 型临床症状最为严重。

狼疮肾炎患者一旦出现持续的氮质血症、血肌酐 ≥ 88.7 μmol/L（发病 2 个月内）、内生肌酐清除率明显下降、大量蛋白尿、红细胞管型和蜡样管型或有持续性高血压（舒张压 ＞ 90mmHg，＞ 4 个月），均提示肾损害严重，预后不良。

判定临床是否转型的依据：临床症状和体征加重，出现严重的蛋白尿、血尿、肾功能减低和高血压（由 II 型向 III 型或 IV 型的转变）。

四、狼疮危象（lupus crisis）

急性的危及生命的重型 SLE 是由广泛急性血管炎所致急剧发生的全身性疾病，常易危及生命，儿童较成人更易发生。

【临床表现】

1．持续高热，抗生素治疗无效

2．暴发或急性发作，出现以下表现之一者：

严重的血管炎；全身极度衰竭伴有剧烈头痛；剧烈腹痛，常类似急腹症

指尖的指甲下或指甲周围出现出血斑；严重的口腔溃疡。溶血性贫血、粒细胞缺少症、血小板减少性紫癜

3．急进性狼疮性肾炎、肾功能进行性下降，伴高血压

4．狼疮肺炎或肺出血

5．严重的中枢神经系统损害严重神经精神狼疮的表现

第六节　幼年特发性炎性肌病

幼年特发性炎性肌病（juvenile idiopathic inflammatory myositis，JIIM）是一种儿童少见、严重的全身性自身免疫性疾病，主要包括幼年型皮肌炎（juvenile dermatomyositis，JDM）、幼年多发性肌炎（juvenile polymyositis，JPM）、幼年包涵体肌炎（juvenile inclusion body myositis，JIBM）。皮肌炎和多发性肌炎是儿童较常见的风湿病，以特殊的皮疹及近端肌无力为其临床特点，也可累及其他器官。

幼年型皮肌炎是一种少见的严重自身免疫病，以多发小血管炎为主要组织学特点，临床可见累及皮肤、肠道、肺、心脏及其他内脏器官。是以横纹肌、皮肤和胃肠道等部位的急性和慢性非化脓性炎症为特征的多系统受累的自身免疫病。JDM 是幼年肌病中最常见的亚型，占幼年特发性炎性肌病的 85%。各年龄段的儿童均可发病，发病高峰年龄为 10 ~ 14 岁，2 岁以前发病者少见。女孩发病较男孩多，男女之比为 1 ： 2。组织学特点为多发小血管炎。与成人皮肌炎相比，JDM 更易合并钙质沉着、血管炎、脂肪营养障碍。约有 40%的 JDM 患儿可合并钙质沉着症。

一、分类

1975 年，Bohan 和 Peter 将多发性肌炎 / 皮肌炎分为 5 类：①多发性肌炎（PM）；②皮肌炎（DM）；③ PM/DM 合并肿瘤；④儿童 PM 或 DM；⑤ PM 或 DM 伴发器官结缔组织病（重叠综合征）。

1982 年 Witaker 在此分类基础上增加了 2 类，即包涵体肌炎和其他肌炎（结节性、局灶性及眶周性肌炎，嗜酸性肌炎，肉芽肿性肌炎和增生性肌炎）。

二、诊断

【临床特点】

1．皮肌炎多见，多发性肌炎相对少见

2．病理检查突出表现为血管炎

3．胃肠道受累多见，严重时可出现穿孔而危及生命

4．肌肉萎缩及关节挛缩较成人多见

5．钙质沉着发生率高，可致残

6．雷诺现象少见

7．并发肿瘤少见

8．预后较成人好

【诊断依据】

关节伸面特异性皮疹（Gottrons 征）、近端肌无力，多数患儿以全身症状为主要表现，如发热食欲缺乏、体重下降、烦躁、腹痛等。

1975 年，Bohan 和 Peler 制定，包括患儿具备至少 1 周特征性皮疹，同时具备以下特征中的 3 条者即可确诊。

1．多部位近端肌无力表现

2．肌酶升高（CK、AST、LDH、醛缩酶）

3．肌电图或肌活检异常

（摘自：医学参考报风湿免疫频道．2010.05.13.A6）

【诊断标准】

同成人特发性炎性肌病诊断标准，见第三章第五节。

三、疾病活动的判定标准

【病情活动的判定标准之一】

1．肌无力、皮疹进行性加重或治疗后无缓解

2．毛细血管扩张明显，甚至出现局部破溃、创面形成

3．钙质沉着明显

4．全身非特异性临床表现重，如乏力、贫血、发热、肌肉酸痛等

5．炎性指标、血清肌酶增高，肌电图异常

【疾病活动判定标准之二】 见表 10-10。

表10-10 IMACS、PRINTO对JDM疾病活动性的判断标准

	IMACS (国际肌炎专家协会)	PRINTO (国际儿童风湿病研究组织)
应用范围	所有 IIM，包括 JDM	JDM
医师判定	VAS 或 Likert 量表	VAS 或 Likert 量表
患者及家长判定	VAS 或 Likert 量表	VAS 或 Likert 量表
肌力	MMT	MMT、CMAS
功能判定	CHAQ 或 CMAS	CHAQ
实验室指标	至少以下 2 种肌酶升高：CK、LDH、醛缩酶、ALT、AST	未被最终纳入疾病活动评分，但涉及 CK、LDH、醛缩酶、ALT、AST 升高
疾病活动性标准	无	DAS 或 MDAAT
肌外病变活动程度评价	MDAAT	无
健康相关性 QOL	无	CHAQ

注：IIM：自身免疫性肌炎；VAS：医师视觉模拟评分；MMT：徒手肌力检查法；CMA：儿童肌炎评估积分；CHAQ：儿童健康评估调查问卷；DAS：疾病活动性积分；MDAAT：肌炎疾病活动性评估方法；CHQ：儿童健康调查问卷

（摘自：医学参考报风湿免疫频道 2010.05.13.A6）

【病情缓解的判定标准】

全身症状及一般情况好转，肌无力症状减轻，皮肤毛细血管炎及特征性皮疹减轻或消退，炎性指标及肌酶下降。

第七节　儿童混合性结缔组织病

儿童混合性结缔组织病（mixed connective tissue disease，MCTD）是一种以系统性红斑狼疮、系统性硬化症、多发性肌炎 / 皮肌炎及类风湿关节炎等多种疾病的症状相重叠的临床综合征，血清中有极高滴度的斑点型抗核抗体（ANAs）和抗 U₁ RNP 抗体，目前越来越多的研究表明：混合性结缔组织病是某种结缔组织病的亚型或中间过程。

MCTD 发病年龄从 4 ～ 80 岁，大多数患者在 30 ～ 40 岁出现症状，女性多见，约占 80%。

一、诊断

【临床特征】

1. 雷诺现象

2. 腊肠样手指或手指有局灶性硬化现象

3. 肾病变轻微或缺如

4. 高滴度抗 RNP 抗体（强阳性）

5. 伴有多发性关节炎、面部红斑、胸膜炎、心肌炎、心包炎和肌炎等

结合其他检查，如抗 Sm 抗体及抗 DNA 抗体阴性即可诊断本病

【诊断标准】

1986 年东京 MCTD 会议，Sharp 提出的成人 MCTD 分类标准可作为儿童 MCTDy 诊断的参考（表 10-11）

表10-11　Sharp诊断标准

主要标准	次要标准
1. 严重肌炎	脱发
2. 肺部受累 ①一氧化碳弥散功能＜ 70% 和（或） ②肺动脉高压和（或） ③肺活检显示增生性血管病变	白细胞减少 贫血 胸膜炎 心包炎
3. 雷诺现象或食管蠕动功能减低	关节炎
4. 手指肿胀或手指硬化	三叉神经病变
5. 抗 ENA ≥ 1：10000（血凝法） 抗 U_1RNP 阳性、抗 Sm 阴性	颊部红斑 血小板减少 轻度肌炎 手肿胀

注：确定诊断：符合 4 条主要标准，U_1RNP 滴度≥ 1：4000（血凝法）及抗 Sm 抗体阴性

可能诊断：符合 3 条主要标准及抗 Sm 抗体阴性；或 2 条主要标准及 2 条次要标准，抗 U_1RNP 滴度＞ 1：1000（血凝法）

疑似诊断：符合 3 条主要标准，抗 U_1 RNP 阴性；或 2 条主要标准，加抗 U_1 RNP ≥ 1：100；或 1 条主要标准和 3 条次要标准，抗 U_1 RNP ≥ 1：100

二、鉴别诊断

早期诊断困难，需与 SLE、系统性硬化症（SSC）、PM/DM、幼年特发性关节炎（JIA）、病毒性心肌炎、特发性血小板减少性紫癜及各种原因的发热性疾病等相鉴别（表 10-12）。

表10-12　混合结缔组织病的相关鉴别要点

症状与实验室检查	MCTD	SLE	SSc	DM/PM
雷诺现象	++++	+	++++	+
手肿胀	+++	罕见	+++	罕见
食管运动障碍	+++	+	+++	+
肺部病变	+++	+	++	+
肌炎	+++	罕见	+	++++
多关节痛或关节炎	++++	+++	+	+
白细胞减少	++	++	罕见	罕见
严重肾病	+	+++	++	罕见
严重中枢神经病变	+	+++	罕见	罕见
弥漫性硬皮病	+	罕见	++++	+
高球蛋白血症	++++	+++	+	+
高滴度 RNP 抗体	++++	+++	罕见	-
dsDNA 抗体	+	++++	+	罕见
Sm 抗体	-	+++	-	-
低补体血症	+	+++	+	罕见

第八节　儿童血管炎

【分类标准】　2006 年 EULAR 儿童血管炎的分类标准

大血管性血管炎：

　　大动脉炎（Takayasu）

中等血管性血管炎：

　　儿童结节性多动脉炎

　　皮肤的多动脉炎

　　川崎病

小血管炎：

　　肉芽肿病

　　韦格纳肉芽肿

　　变应性肉芽肿性血管炎（CSS）

　　非肉芽肿病

　　过敏性紫癜

显微镜下多血管炎

低补体血症性荨麻疹性血管炎

其他血管炎

白塞病

感染后血管炎（包括与乙型肝炎相关的结节性多动脉炎、肿瘤和药物，包括过敏性血管炎）

与 CTD 相关的血管炎，

中枢神经孤立性血管炎

Cogan 综合征

未分类

第九节　结节性多动脉炎

结节性多动脉炎（polyarteritis nodosa，PAN）是累及中、小肌性动脉的炎症性疾病，儿童少见。主要病变呈局灶性、节段性分布，即正常动脉与严重受累的动脉并存，或一根动脉部分节段受累，或动脉周径中仅部分受累。

【临床特点】

发热、痛性皮下结节（或青斑、溃疡、坏疽）、肌痛及肌触痛、肾病变（坏死性肾小球炎、肾血管病变）、心脏病变（心肌炎、冠状动脉病变），其他各系统均可受累。

【诊断标准】

同成人结节性多动脉炎诊断标准，见第三章第四节。

第十节　皮肤黏膜淋巴结综合征（川崎病）

川崎病（Kawasaki disease）是以全身血管炎性病变为主的急性发热性出疹性疾病，是儿童时期特有的全身性血管疾病，表现为发热、黏膜充血、皮肤黏膜出疹、淋巴结肿大、多发性动脉炎。多发生在婴儿及 5 岁以下儿童，男孩较多。一年四季均可发病，与多种病毒（EB 病毒、轮状病毒、逆转录病毒）、细菌（链球菌、丙酸杆菌）和其他微生物（立克次体、支原体）感染及其引起的免疫反应有关。

一、诊断

【诊断要点】

持继发热超过 5 天，加以下 5 条中的 4 条：

1．多形性皮疹

2．双侧结膜充血

3．一个以上的下列黏膜病变：口腔和咽部黏膜弥漫性充血；红斑或唇裂纹；草莓舌

4．急性非化脓性颈淋巴结炎（其中 1 个淋巴结＞ 1.5 cm）

5．1 个以上的下列肢端病变：掌或跖部红斑手或足硬性水肿，指尖膜状脱皮

【诊断标准之一】　1988 年日本第三届国际川崎病研讨会

1．发热至少 5 天以上

2．以下 5 项症状中存在 4 项者

（1）双侧结膜充血

（2）口咽黏膜改变：口腔黏膜及咽部弥漫充血；口唇殷红、皲裂；草莓舌

（3）四肢末端改变：手足硬肿、潮红；始于甲周的脱皮

（4）皮疹主要分布于躯干，呈多形性，但无水疱

（5）颈淋巴结肿大

3．除外其他疾病　各种出疹性传染病，尤其是猩红热；各种结缔组织病，尤其是幼年类风湿病，渗出性多形红斑；婴儿型结节性多动脉炎等

除发热 5 天以上为必备条件外，其余 5 项临床表现中具备 4 项即可诊断本病；如经影像学检查证实有冠状动脉扩张或动脉瘤存在，则仅具备 3 项即可诊断本病。

为争取及早正确治疗，也有专家提出如有典型的临床表现，发热不足 5 天时，也可能诊断本病（不典型川崎病的诊断流程见图10-1）。

【诊断标准之二】

1．发热≥ 5 天

2．双眼结膜充血（无渗出物）

3．唇、口腔黏膜改变　口唇绛红、皲裂；杨梅舌；口腔黏膜及咽部弥漫充血

4．皮肤改变　多形性红斑、皮疹

5．肢体改变　急性期手掌、足底及指（趾）端潮红、硬肿，恢复期指（趾）端移行处皮肤膜样脱皮

6．颈部非化脓性淋巴结肿大，单侧，直径＞ 1.5 cm

注：符合 5 条者即可诊断。

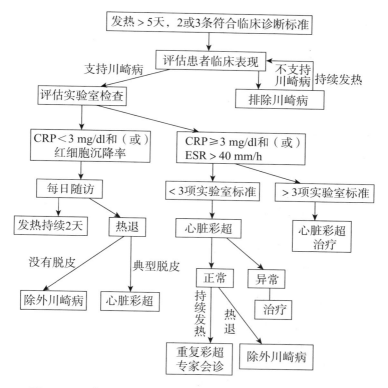

图 10-1　不典型川崎病的诊断（治）流程（美国心脏病协会）

（引自：医学参考报. 风湿免疫频道. 2010.05.13.A9）

［摘自：Ayusawa M，Sonobe T，Uemura S，et al. Revision of diagnostic guidelines for Kawasaki disease（the 5th revised edition）Pediatr Int，2005，47：232-234.

中华风湿病学杂志，2013，9:596-600.］

不完全川崎病（incomplete Kawasaki disease,IKD）临床特征少于川崎病，冠状动脉损害高于川崎病。

【诊断标准之三】

不明原因发热 ≥ 5 天，伴有其他诊断标准 5 项中的 2 项或 3 项，加超声心动图异常（冠状动脉扩张、冠状动脉瘤、冠状动脉回声增强、冠状动脉腔不规则、左心室功能下降、心包积液、二尖瓣反流等），并除外其他疾病，如猩红热、药物过敏综合征、Stevens-Johnson 综合征、病毒感染（EB 病毒、腺病毒）等出疹性疾病，排除败血症、伤寒、幼年特发性关节炎，渗出性结膜炎、咽炎，散发性口腔疾病，大泡性或囊性皮肤病及非特异性淋巴腺病等，则诊断IKD。

（摘自：Newburger JW, Takahashi M, Cerber MA, et al. Diagnosis, treatment, and long-tem management of Kawasaki disease: a statement for health professionals from the committee on rheumatic fever, endocarditis and Kawasaki disease, council on cardiovascular disease in the young. American Heart Association. Circulation, 2004,110:2747-2771.

中华风湿病学杂志，2013，9:596-600.）

如患儿有较长时间的发热、口唇皲裂、手足红肿、脱皮等，尽管不能满足诊断标准，也应尽早作超声心动图检查。

此病应与各种出疹性疾病、淋巴结炎、结缔组织病，尤其是幼年类风湿关节炎的全身型鉴别。

二、冠状动脉造影的适应证

1. 有心肌缺血症状
2. 心脏瓣膜病变
3. X线平片示：冠状动脉硬化
4. 超声检查示：持久的冠状动脉瘤

（何晓琥）

参考文献

1. 郑毅. 成人斯蒂尔病. // 吴东海，王国春. 临床风湿病学. 北京：人民卫生出版社，2008：245-259.

2. Weening JJ, D'Agati VD, Schwartz MM, et al. The classification of glomerulonephritis in systemic lupus erythematosus revisited. J Am Soc Nephrol, 2004, 15：241-250.

3. ACR Ad Hoc Committee on Neuropsychiatric Lupus Nomenclature. The American College of Rheumatology nomenclature and case definitions for neuropsychiatric lupus syndromes. Arthritis Rheum, 1999, 42：599-608.

4. Troyanov Y, Targoff IN, Tremblay JL, et al. Novel classification of idiopathic inflammatory myopathies based on overlap syndrome features and autoamtibodies：Analysis of 100 French Canadian patients. Medicine (Baltimore), 2005, 84：231-249.

5. 王国春. 特发性炎性肌病. // 吴东海，王国春. 临床风湿病学. 北京：人民卫生出版社，2008：370-395.

6. Viali C, Bombardiere S, Jonsson R, et al. Classificasion criteria for sjögrens syndrome：A revised version of the European criteria proposed by the American-European Consensun Group. Ann Rheum Dis, 2002, 61：554-558.

7. Alarcon-Segovia D, Cardiel MH. Comparison between 3 diagnostic criteria for mixed connective tissue disease：Study of 593 patients.J Rheumatol, 1989, 16：328-334.

8. Kahn MF, Appelboom T：Syndrom de sharp.In Kahn MF, Peltier AP, Meyer O, Piette JC（eds）：Les maladies systemiques, 3rd ed.Paris, Flammarion, 1991：545-556.

9. Asherson RA, Cervera R, de Groot PG, et al. Catastrophic antiphospholipid syndrome：International consensus statement on classification criteria and treatment guidelines. Lupus, 2003, 12：530-534.

10. Sieper J, Rudwaleit M, Baraliakos X, et al.The Assessment of SpondyloArthritis international Society（ASAS）handbook：a guide to assess spondyloarthritis. Ann Rheum Dis, 2009, 68（Suppl 2）：ii1-44.

11. Rudwaleit M, Metter A, Listing J, et al. Inflammatory back pain in ankylosing spondylitis：A reassessment of the clinical history for application as classification and diagnostic criteria. Arthritis Rheum, 2006, 65：569-578.

12. Taylor W, Gladman D, Helliwell P, et al. Classification criteria for psoriatic arthritis：Development of new criteria from a large internation study. Arthritis Rheum, 2006, 54：2665-2673.

13. Van der linden SJ, Valkenburg HA, Cads A. Evaluation of diagnmtic criteria for ankylosing spondylitis: a proposM for modification of the New York criteria. Arthritis Rheum, 1984, 27: 361.

14. Rudwaleit M, et al. Easy assessment of axial SpA (early AS) at the bedside. Ann Rheum Dis, 2006; 65: 1251-1252.

15. Braun J, Pham T, Sieper, et al. International ASAS consensus statement for the use of anti-tumour necrosis factor agents in patients with ankylosing spondylitis. Ann Rheum Dis, 2003, 62: 817-824.

16. Luqmani RA, Bacon PA, Moots RJ, et al. Birmingham vasculitis activity score (BVAS) in systemic necrotizing vasculitis. Q J Med, 1994, 87: 671-678.

17. Arend WP, Michel BA, Bloch DA, et al. The American College of Rheumatology 1990 criteria for the classification of Takayasu arteritis. Arthritis Rheum, 1990, 33: 1129-1134.

18. Hellmann DB. Takayasu arteritis. In imboden JB, Hellmann DB, Stone JH(eds). Current Rheumatology Diagnosis and Treatment. New York: Lange Medical Books/McGraw-Hill, 2004: 245.

19. Hunder GG, Bloch DA, Michel BA, et al. The Americal College of Rheumatology 1990 criteria for the classification of giant cell arteritis. Arthritis Rheum, 1990, 33: 1125-1129.

20. Mills JA, Michel BA, Bloch DA, et al. The Amirican College of Rheumatology 1990 criteria for the classification of Henoch-Schönlein purpura. Arthritis Rheum, 1990, 33: 1114-1121.

21. Calabrese LH, Michel BA, Bloch DA, et al. American College of Rheumatology 1990 criteria for the classification of hypersensitivity vasculitis. Arthritis Rheum, 1999, 33: 1108-1113.

22. Olin JW. Thromboangiitis obliterans (Buerger's disease). N Engl J Med, 2000, 343: 864-869.

23. Richardson B. Methotrexate therapy for hearing loss in Cogan's syndrome. Arthritis Rheum, 1994, 37: 1559-1561.

24. International Study Group for Behcet disease. Criteria for the diagnosis of Behcet's disease. Lancet, 1990, 335: 1078-1080.

25. Zhang W, Doherty M, Peat G, et al. EULAR evidence-based recommendations for the diagnosis of knee osteoarthritis. Ann Rheum Dis, 2010, 69: 483-489.

26. Altman R, Asch E, Bloch D, et al. Development of criteria for the classification and reporting of osteoarthritis: Classification of osteoarthritis of the knee. Arthritis rheum, 1986, 29: 1039-1049.

27. Dreier RL, Maheu E, Guillou GB. Sensitivity to change of the functional index for hand osteoarthritis. Osteoarthritis Cartilage, 2000, 8 (Suppl A): 525-528.

28. Lindor KD, Gershmn ME, Poupon R, et al. Primary biliary cir rhosis.

Hepatology，2009，50：291-308.

29. 陈兴，林泽英译. 链球菌感染后关节炎和风湿热. // 栗占国，唐福林主译. 凯利风湿病学. 8 版. 北京：北京大学医学出版社，2011：1883-1884.

30. Wolfe F，Smy HA，Yunus MB，et al. The American College of Rheumatologe 1990 criteria for the classification of fibromyalgia.Arthritis Rheum，1990，33：160-172.

31. 孙玮，董凌莉，高荣芬，等. IgG4 相关性疾病. 中华风湿病学杂志，2012，16（12）：835-838.

32. 全国儿童风湿病协作组. 儿童风湿病诊断及治疗专家共识（一）. 临床儿科杂志，2010，28（10）：984-991.

33. 全国儿童风湿病协作组. 儿童风湿病诊断及治疗专家共识（二）. 临床儿科杂志，2010，28（11）：1089-1094.

34. 全国儿童风湿病协作组. 儿童风湿病诊断及治疗专家共识（三）. 临床儿科杂志，2010，28（12）：1194-1198.